阿胶历史文化通典

◎ 彭庆涛　郭云鹏　柴海强　主编

東阿縣西南逾東阿縣故城北采北二十八里原本

故衡邑也應仲瑗曰有西故稱東魏封曹植公王園

大城北門內西側皋上有大井其巨若輪深六七丈

歲甞煮膠以貢天府本草所謂阿膠也故世俗有阿

井之名縣出佳繒兼故史記云秦昭王服太阿之劍

阿縞之衣也又東北逕端邑縣與蔣渠合又北逕往

平縣東臨邑縣故城西北流入于河河水又東北流

逕四瀆津宋此三十九字原本津西側岸隄河有四

山东人民出版社·济南

国家一级出版社　全国百佳图书出版单位

图书在版编目（CIP）数据

阿胶历史文化通典 / 彭庆涛，郭云鹏，柴海强主编
. -- 济南：山东人民出版社，2023.3
ISBN 978-7-209-13731-7

Ⅰ.①阿… Ⅱ.①彭… ②郭… ③柴… Ⅲ.①阿胶—
文化史—中国 Ⅳ.① R282.74

中国国家版本馆 CIP 数据核字 (2023) 第 038078 号

阿胶历史文化通典

EJIAO LISHI WENHUA TONGDIAN

彭庆涛 郭云鹏 柴海强 主编

主管单位 山东出版传媒股份有限公司
出版发行 山东人民出版社
出 版 人 胡长青
社　　址 济南市市中区舜耕路 517 号
邮　　编 250003
电　　话 总编室 (0531) 82098914
　　　　　市场部 (0531) 82098027
网　　址 http://www.sd-book.com.cn
印　　装 济宁华兴印务有限责任公司
经　　销 新华书店

规　　格 16 开 (170mm×240mm)
印　　张 22.25
字　　数 350 千字
版　　次 2023 年 3 月第 1 版
印　　次 2023 年 3 月第 1 次
ISBN　 978-7-209-13731-7
定　　价 80.00 元

如有印装质量问题，请与出版社总编室联系调换。

《阿胶历史文化通典》课题组

顾　问

孟祥才　杨朝明　孙永选　高尚举　刘　岩　孟继新

主　编

彭庆涛　郭云鹏　柴海强

主　撰

郭云鹏　张兆成　尚树志　张民仆

参与撰文

刘　璐　李懂浩　谷　骋　薛兆恒　朱雅斤　孙加兵

金之昊　宋志轩　张　博　杨　光　李瑞利　陈阳光

龚　瑾　孔　波　许三涛　李春芳

《中医药发展战略规划纲要(2016—2030年)》
(摘录)

　　繁荣发展中医药文化。大力倡导"大医精诚"理念，强化职业道德建设，形成良好行业风尚。实施中医药健康文化素养提升工程，加强中医药文物设施保护和非物质文化遗产传承，推动更多非药物中医诊疗技术列入联合国教科文组织非物质文化遗产名录和国家级非物质文化遗产目录，使更多古代中医典籍进入世界记忆名录。推动中医药文化国际传播，展示中华文化独特魅力，提升我国文化软实力。

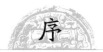

序

　　中国古人在物质文化方面创造的丰厚成就，是人类文明史的重要组成部分。阿胶兼具滋补食品和道地中药双重性质，其历史绵延之长、文化意涵之广，足可视为中国古代物质文化中具有独特价值的瑰宝。史传神农尝百草，其时中医药已经开始出现，而"胶"在医药领域的应用，最早可追溯到马王堆汉墓中出土的《五十二病方》。周秦之际，阴阳学问盛行，宇宙间一切事物都可在取象比类思维的作用下被列入到阴阳五行的框架中去，这一认知倾向自然也影响到当时的医药家。经过大量的临床实践，优质的"胶"之所以能够入药，正是因为其具有补血、滋阴润燥之功效。现代医学研究证明，阿胶富含蛋白质、氨基酸，可以改善血液循环，促进红细胞的生成，这也恰好应和了中医药关于阿胶补血的论断。现在回头去看，今人很难想象古人是如何创造了用驴皮熬胶，并用胶来治病的办法。当然，在惊叹之余，从历史和文化的角度对这一独特物质资料进行细究考察也就是情理中事了。以彭庆涛为主导的研究群体在东阿阿胶股份有限公司的委托下，推出了这部《阿胶历史文化通典》。细读之后，觉得有以下几点可以说一说。

　　首先，这部书反映了史学界近年来的一种研究走向，即深入到文化史中的一个细节或现象进行深挖，从选题上将触角深入到之前宏大叙事所不能抵达之处。长期以来，阿胶只是医药学领域的研究对象，很少被历史学及其他学科所关注。在西方新文化史研究范式的推动下，原本处于史学研究视域边缘而不受重视的内容开始进入研究者和大众的视野。阿胶能够成为专门史的研究对象，正因为有这样一股史学动力在助推。从这一点来看，编者较好地把握到了学术脉搏。其实，这中间也透显出研究者试图进入古人日常生活的领域。衣食住行本来就是人生最基本的东西，医药更是不可或缺，对这些内容的关注既是对过往政治史叙事的超越，同时也是一种生活史和文化史的回归。这样的研究整体上看起来可能比较琐碎，但其中并非没有大关怀。例如，学者对火药在欧洲使用影响的研究，就可以揭示出国王的军队为何逐渐强大，最终国王能与教皇相对抗。我们看到，以某一具体事物为对象的研究，可能还将拓展到整个行业的全过程文化。近来，新出版的《中华醋典》受到社会关注，其中涉及生产者、销售者、消费者，更关乎技艺、掌故、民俗等等。同样地，阿胶也不只是一块胶那么简单，其背后关涉历史演进、医药认知、古法技艺、产地变迁、礼俗传统、商业操作、文物古迹、文学典故、名人轶事、现代传承等一系列文化现象。无论是从社会群体看，还是从文化专题看，阿胶蕴含的意义与价值都是深厚的。

其次，作史不易，作典志更难。这部书能仿杜佑《通典》之意，杂以方志体例，且有所创见，实为大功。典志体可追至《周官》，后有《史记》"八书"，至杜佑《通典》始定其例，后有称之为会典、会要等名者，总之都是一家。一般人看来，这种书不过是辑录整理，甚至不如类书费工夫，此实为误见。其一，通典难在"通"，非有足够文献基础者不能为之，非有高屋建瓴之贯通思维者不能为之，否则写出来也只能是断壁残垣、难以通览。其二，通典难在"典"，也就是如何做好分门别类的工作，这一点最能于篇目安排上见真地。它要求编者必得熟知各门类之错综复杂的关系，并从中理出一个通道来。我曾经主持编写《新编三迁志》，当时在处理历史资料的纵横关系上就花了不少心思。现在看这部《阿胶历史文化通典》，觉得作者们的思路很清晰，做到了他们所提出的"纵不断线，横不乱类"。同时，书中所列子目有出于新意者，有些卷的内部还兼采了其他的史书体例，这便难能可贵了。

再次，这部书的立项方式、调研途径和团队协作也值得说明。阿胶出自东阿，出于对这一国家级非物质文化遗产的保护和传承，东阿阿胶股份有限公司出资组织编写此书。这一行动既彰显了企业的文化责任意识，同时也将推动企业文化、地方文化与历史文化传承的双向良性互动。据我所知，本书课题组老中青相结合，团队成员呈阶梯状组织，协作模式独特而高效。他们为了写好这部书，先后查阅大量典籍，并集体到东阿、平阴、阳谷等地走访调查，做足了文献搜罗、田野考察以及口述史的功夫，培养了新人，也为创作打下了坚实基础。仅就名物厘定一项而言，就破除了之前一些不确切的说法，实有正本清源之效。

　　有鉴于以上所述，我特向全社会尤其是相关群体推荐这部著作，希望这部书能够引起大家的关注，更希望它能带领不同的读者追寻一条阿胶历史文化之旅。

孟祥才于山东大学

2022 年 10 月

凡例

一、本书以典志体例通察阿胶之历史文化，故名《阿胶历史文化通典》。全书分为史志、医药、产地、工艺、商业、礼俗、古迹、艺文、人物、发展等十典，类目大多沿用旧制，亦有根据实际资料和学科发展而新增之内容。

二、全书以卷统目，每典一卷，共计十卷，各卷之下分列子目，提示正文各则内容。各卷内部基本以时间为序，或根据内容有所调整。各子目之间，以空行相区别。

三、本书所言东阿为历史地理概念，与现今东阿县有所区别。本书所言东阿阿胶，存在药材与品牌两种情况，具体意涵可随文甄辨。

四、本书着重发掘古籍记载，始自先秦，讫于明清，辑录梳理，以为贯通。正文所参引之古籍，主要来自史书、方志与医药典籍。相关重要引文，尽量引全，独立成段，楷书字体，有必要精简者，删减处以省略号表示。

五、本书正文所引古籍或碑文等文献，尽皆原文转录。原文献未点校者，由本书作者自行点校。凡原本缺字无可考者，以□表示。不同文献记载抵牾者，由作者考证核查后择用。凡今人研究中引古籍记载者，必核对原典而用。

六、本书所引内容之出处一般采用文中直接注明方式，或在引文后用括号夹注说明，并见书末附主要参考文献。

目录

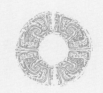

绪论 ◎ 阿胶历史文化综述

梁启超《中国历史研究法》言："以史为人类活态之再现，而非其僵迹之展览；为全社会之业影，而非一人一家之谱录。"又言："史者何？记述人类社会赓续活动之体相，校其总成绩，求得其因果关系，以为现代一般人活动之资鉴者也。"梁任公所言，意为史著并非帝王家谱，而应当着力于对全社会活动的描画，且阐明其来龙去脉及前因后果。以此而言，阿胶之历史文化实为可以充分挖掘的宝藏。

其一，阿胶有悠久的发展历史：上自先秦，下至于今。其二，阿胶之生产、使用、销售涉及诸多人群：工匠、医家、官僚、文人、商人等等。其三，阿胶关涉诸多学科：医药学、历史学、民俗学、文学、文献学、地理学等等。总而言之，阿胶历史绵延之长、文化牵涉范围之广，遍寻中医典籍而少有出乎其右者。在漫长的历史演进过程中，阿胶已不单单是一味中药，它的义项在大大拓宽，逐渐上升成为具有丰富内涵的文化符号。在这种意义上，阿胶正是中国社会各人群共同造就的文化瑰宝，东阿阿胶的发展演进正是中国社会发展之一"业影"。正因东阿阿胶的历史文化塑造受到多类人群的作用、与多个学科知识相关，是中国社会各群体共同产出的结晶，故不可不为之细考。

杜君卿述"通典"之义，云："必参今古之宜，穷始终之要，始可以度其古，终可以行于今，问而辨之，端如贯珠，举而行之，审如中鹄。"今拟其例，以考究阿胶之历史文化，力求纵不断线、横不乱类，勒成十卷，即史志典、医药典、产地典、工艺典、商业典、礼俗典、古迹典、艺文典、人物典、发展典。凡二十余万言，具见于后，且号之曰《阿胶历史文化通典》。

所谓阿胶历史文化，即从历史与文化两个层面去研究阿胶，历史与文化本各有其源流，然又相融相成，故合而论之则有双美。《说文解字》载："史，记事者也。从又持中。中，正也。凡史之属皆从史。"历史者，追本溯源，细数其变，去伪存真，通于古今，是求真实之学，故本书有史志、工艺诸典，以为事实之记载。阿胶作为一种物质，既有其产生发展之历史，亦有历史孕育之阿胶文化，这种物质文化本于名物而发乎其义，由物而成义项，故设礼俗、艺文诸典，以为文化之探讨。历史事实是客观的，而文化是主观之于客观的产物。通过本书的梳理，我们可以发现，古人以阿胶为中心，将其历史、工艺、功效与相关的史事、古迹、人物、制度等不断糅合加工，赋予了阿胶丰富的文化内涵，使阿胶成为文人墨客咏叹的对象。东阿地区的人们还逐渐演绎出了一系列传说故事，并将阿胶文化渗透到日常的生产生活和精神信仰当中。在一定史实基础上产生的文化现象极为真实，也深刻反映了民众的社会文化心理等一系列深层问题。由此，围绕阿胶产生了历史之文化与文化之历史，二者相互交融，为我们展现了不一样的阿胶，因有本书十典之卷目。在此，先将各卷分目与大致内容做一说明，以综察阿胶历史文化之纵横。

欲察一物，须先确其名，辨其实，然后方能察其始末。卷一史志典主要辑录史志典籍中关于阿胶的记载，以求从历史的角度了解阿胶，大致呈现阿胶历史文化之脉络。史志典卷下分"名物""通纪"两目。"名物"一目剖析"胶—阿胶—东阿阿胶"的概念演变过程，其中涉及阿胶的道地药材属性和制作材料等问题。"通纪"一目整理了先秦至明清时期史志典籍中关于阿胶的记载，从中可以总结出阿胶相关史料的三个趋向：阿胶相关记载越来越丰富、笔记和方志逐渐取代典志体史书成为记载阿胶的主要史籍、有关阿胶生产工艺以及药用效果的信息越来越详细。

阿胶作为驰名中外的一味中药，其医药属性当予以充分关注。卷二医药典内容基于阿胶在中医经典古籍中的相关记载，辑录阿胶在中医中药学中的相关论述，以发掘阿胶的医药价值。医药典分"功效""应用""药理""保健"四目。"功效"一目陈述历代医书对阿胶疗效相关记载的变化，表明随着阿胶应用范围的不断拓展，历代医家对阿胶功效的了解逐渐深入。"应用"一目梳理医书中所记载的阿胶主治症状和应用方法，详细阐述了阿胶的应用情境。"药理"一目介绍了阿胶的化学成分和药理作用。"保健"一目收录有阿胶的药食应用。

东阿阿胶作为一种道地药材，其道地属性的来源不可不究。卷三产地典着重挖掘东阿阿胶产地的特殊优势，解释东阿地区何以产好胶。产地典分为"东阿治所概述""东阿县""东阿水"三目。"东阿治所概述"一目勾勒东阿县治所自先秦至现代的迁移历史，表明各个时期的东阿县都并未脱离"大东阿地区"的范围，并介绍了原县治所在地阿城镇与东阿镇阿胶生产概况，分析其生产利弊。"东阿县"一目主要介绍现今阿胶企业的龙头——东阿阿胶股份有限公司。"东阿水"一目先从历史地理的角度解释"大东阿地区"这一历史地理概念，从山川地理形势角度指出古东阿地区水质与众不同的原因，再结合最新水质勘探报告简要分析东阿地下水的优势。

既然将阿胶文化视为中国社会各人群共同造就的文化瑰宝，就不能不关注工匠的活动，就不能不谈及东阿阿胶的制作工艺。卷四工艺典通过还原阿胶古法制备的全过程，探寻制作工艺中的宝贵历史文化。工艺典分为"原料""器用""古法""炮制"四目。"原料"一目介绍制作阿胶时驴皮、水、辅料的选取标准和应用方法，其中又涉及历史上的阿胶所用动物毛皮经历了"杂用诸皮—牛皮—牛皮与驴皮并列—驴皮"的演变过程。"器用"一目介绍刮皮工具、熬胶工具、切胶用具、其他工具以及金锅、银铲、铜瓢等工具的形制与作用。"古法"一目通过爬梳《齐民要术》《本草纲目》等书中阿胶古法相关记载以及"九九炼胶法"相关资料，并在此基础上整理出阿胶生产的"泡皮—刮皮—煮皮—煎煮取汁—过滤澄清—打沫—浓缩—凝胶—切胶—晾胶—擦胶—印字—包装"的流程，表明阿胶制作古法的工序逐渐完备，且衍生出一套独特的工艺文化。"炮制"一目主要介绍中药炮制的定义以及阿胶炮制的方法。

东阿阿胶享誉中外的原因除了东阿阿胶本身的过硬质量，还在于东阿阿胶的相关商业运作。卷五商业典分为"生产""经营销售""宣传推广""商号堂口"四目。"生产"一目的内容不同于工艺典介绍的阿胶制作、炮制流程，而是侧重描述历史上不同时期、不同地域阿胶生产的规模与产量，以明晰阿胶销售的货源情况。"经营销售"一目探讨阿胶在历史上不同时期的售价和各个堂号的获利产值、阿胶的销售渠道和阿胶销售网点的经营模式。"宣传推广"一目主要介绍晚清民国时期各阿胶厂店在包装与宣传方面的举措。"商号堂口"一目概述了东阿镇、岳家庄、济南东流水等地销售阿胶的主要商号堂口的发展历史，体现了阿胶销路不断拓宽的趋势。

随着阿胶应用范围的拓宽、制作技艺的完善，阿胶文化内涵不断丰富，其中一个表现即为东阿地区阿胶相关礼仪、习俗逐渐定型。卷六礼俗典从礼俗角度出发，探寻阿胶在古代社会中引发的风俗习惯、礼仪活动，剖析其礼俗所蕴含的独特文化内涵。礼俗典分为"祭阿井""祭灶神""婚俗用胶"三目。冬至取水炼胶仪式为祭祀阿井之礼，在长期的实践过程中，形成了与礼人员、陈设礼器、祭祀仪程等方面的详细规范。灶神信仰在中国较普遍，而东阿地区的祭灶习俗除与其他地区的祭灶习俗有许多共性之外，又发展出与制炼阿胶相关的独特习俗。除药用外，阿胶还作为纳采礼品使用。阿胶相关礼俗的产生与定型，正体现阿胶不断走进人们的生产生活，发展成为"百姓日用"之文化符号。

在阿胶文化的长期影响下，东阿县产生了大量与阿胶生产有关的"标识物"，为人们所重视，这些"标识物"经岁月洗礼而成为"古迹"。《辞海》介绍古迹为"古代的遗迹，多指古代流传下来的建筑物或具有研究、纪念意义的地方"。因此，本书卷七古迹典介绍的"古迹"并不只是建筑物，举凡与阿胶相关的、社会人群活动产生的"标识物"俱视为"古迹"。古迹典囊括中国阿胶博物馆、中国毛驴博物馆、古阿井等，介绍东阿地区与阿胶相关的建筑、遗址、河流、文物及其附属"标识物"，以反映阿胶历史文化的深厚人文底蕴。

阿胶的奇妙效用与生产制备引人浮想联翩，成为文人骚客和民间百姓的文学创作对象，由此涌现出大量与阿胶相关的文学作品。卷八艺文典辑录有关阿胶的文学作品，共分为三目：诗词、传说、文摘。艺文典以时间先后为顺序，介绍了历史上与阿胶有联系的文学作品和文学理论，挖掘文学作品的创作背景，从文学评论的角度对于阿胶在文学史及中国传统文化发展史中的重要意义做出一定的解读。"文摘"特别摘录了徐运北所写的《我给毛主席送阿胶》一文，以为阿胶之红色见证。

欲深入了解阿胶历史文化的内涵，体悟阿胶历史文化的人文精神，则须了解参与塑造阿胶文化的人群活动。卷九人物典的内容类于人物传记，分为"医家""名人""工匠"三目。"医家"一目介绍了与阿胶临床应用相关的名医，着重叙述诸名医的主要生平事迹、医学贡献及对阿胶临床应用的研究成果。"名人"一目介绍与阿胶相关的皇家人物、官员、文人、商人，除叙述其生平事迹外，还特别阐述因传主而产生的阿胶相关典故。"工匠"一目介绍东阿阿胶建厂以来的几位工匠代表，以表阿胶匠心之传承。

回顾阿胶产业产生与成长的过程，探讨其影响，然后方能展望现代阿胶发展的未来、阿胶文化进步的走向。卷十发展典分为"大事年表""产业集群""继往开来"三目。"大事年表"一目以编年体史书的形式呈现了自 1952 年东阿县阿胶厂成立以来至 2021 年东阿阿胶公司经历的重大历史事件，梳理了东阿阿胶公司发展的大致路径。"产业集群"一目介绍东阿阿胶公司的主要产品与产业体系，显示出东阿阿胶公司从战略高度审视、布局未来发展，确立主业导向型的单焦点多品牌发展战略及纵向一体化发展模式。继往开来一目回顾了东阿阿胶公司取得的荣誉，介绍了东阿阿胶公司的未来战略。

阿胶是中国古代社会各群体造就的文化结晶。从济世医人的珍贵药材到百姓日用的社会礼俗，从凝聚工匠智慧的炼制工艺到集合商人奇思的经营销售，从自然、人文条件得天独厚的东阿产地到承载阿胶千百年历史底蕴的东阿古迹，无不显示出阿胶历史文化内涵丰富、包罗万象。本书各典分别从不同的角度阐释阿胶历史文化诸面，正是为了描画出阿胶历史文化之大体全貌，以期在中华优秀传统文化"创造性转化、创新性发展"的历史潮流中彰显出中医国药的独特价值。

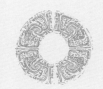

卷一 ◎ 史志典

　　"史志典"主要辑录史志典籍中关于阿胶的记载，以求从历史的角度了解阿胶，初显阿胶历史文化之脉络。然欲察一物，须先确其名，辨其实，然后方能察其始末。故而本卷先言名物，再述通纪。

　　"名物"一目是从名物角度阐释"胶""阿胶"与"东阿阿胶"，阐明不同名称与内涵的演变过程，明确阿胶相关的基本概念。从"胶"到"阿胶"，就在于东汉时期东阿出好胶。早期的阿胶并非驴皮胶，而是用马皮、牛皮等为原料制作。北魏贾思勰的《齐民要术》"煮胶法"中已经有取驴皮制胶论。到宋代，以牛皮为主转变为全部用驴皮煎煮之胶称"阿胶"，牛皮煎煮之胶则称为"黄明胶"。清代，黑驴皮已经被确定为阿胶的唯一原料。也就是说，在广义上，阿胶的内涵实际上是随着阿胶原料的变化而变的，它由最初动物胶的泛称逐渐演变为驴皮胶的代名词。另外，从阿胶演变的历史来看，阿胶之名不仅在于用料的差别，而且也存在地域区别的问题。作为道地药材的阿胶自然出自东阿，而有些古籍所载的"阿胶"一般不具有地域之别，连番邦小国也有产阿胶的。在这种情况下，东阿之胶以其为名物之始、品中最优，自然不同于一般阿胶。可以说，东阿阿胶成为狭义上的阿胶，即道地阿胶、正宗阿胶。古人在古籍中为了突出东阿阿胶的道地属性，通常会采用明言产地、并提阿井、直言真假、俗谓贡胶等记叙方式。东阿所产的阿胶逐渐成为真阿胶的代名词，历代对于真阿胶的界定标准也随着阿胶生产工艺的演变而愈加详细。在医药典籍之中，阿胶还另有异名"傅致胶、盆覆胶、驴皮胶、传致胶"等。

　　"通纪"一目是以通纪的形式梳理先秦至明清时期史志典籍中关于阿胶的记载。整体而言，自秦汉至于明清，史志典籍中关于阿胶的记载越来越丰富详细。唐宋金元时期，关于阿胶的记载主要集中于典志书籍、地理总志等处，文人笔记史料中提到阿胶的不过《唐国史补》《梦溪笔谈》等寥寥数处。至明清时期，相关记载已经不再局限于志书之中，文人士大夫对阿胶的关注度越来越高，在一些文集笔记中出现了较多关于阿胶的记载，有的还详记其生产过程。随着阿胶走向市场，知识分子对于阿胶有了更多的了解，为今人留下了丰富的文献资料。通过对史志中相关记载的梳理，我们可以看到，阿胶自《水经注》记其上贡之后，备受历代王朝的关注，一直是东阿地方上贡朝廷的重要特产。文人不仅关注阿胶，而且开始探讨东阿的水质，记载阿胶的生产工艺，并且以阿胶入诗词，这使得阿胶具有了超越滋补药品这一属性之外的文化内涵。东阿作为一个北方小邑，物产无多，唯有阿胶为世人所知，可以说，阿胶以东阿命名，而东阿以阿胶出名，当地民众也因此有了谋生之凭依，直到如今，阿胶产业仍然是当地的经济支柱。

名 物

胶

关于"胶"字，汉代《说文解字》载："膠，昵也。作之以皮。从肉翏声。"清代段玉裁注曰："皮近肉，故字从肉。"古代的胶是用动物皮煮成，故从"肉"。《辞海》中对"胶"的解释是："黏性物质，用动物的皮、角或树脂制成。如：牛皮胶；鱼肚胶；鳔胶；树胶。特指制成胶质的药品。如：阿胶；龟板胶；鹿角胶。"

中国古代制用胶的历史很早，但是，其最初作为一种黏性物质，主要用于制作弓弩。《周礼·考工记》记曰："胶也者，以为和也……凡相胶，欲朱色而昔。昔也者，深瑕而泽，紾而抟廉。鹿胶青白，马胶赤白，

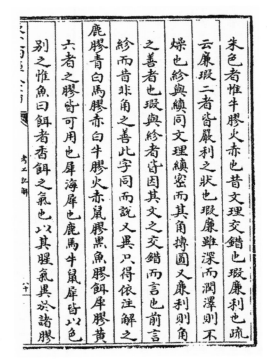

《考工记》书影

牛胶火赤，鼠胶黑，鱼胶饵，犀胶黄。"这说明当时用来熬制胶的原料较为多样，小至鼠，大至犀牛，其皮均可做胶。但是，当时还没有驴皮煮胶的记载。

关于胶的药用记载，始见于 1973 年湖南长沙马王堆汉墓出土的《五十二病方》。《五十二病方》一书是研究者以出土的帛书医简整理而成的，书名由整理者根据内容取定。其比中医经典古籍《黄帝内经》成书年代更早，是中国最早的方剂古籍。据专家考证，《五十二病方》抄写不晚于秦汉，其成书应该在战国甚至更早。《五十二病方》中始见"胶"的记载。虽内容残缺，但字里行间可以看出"胶"已经从战国时期开始应用。在涉及"胶"的制作及使用方法时，原书有言："……煮胶……令药已成而发之……涂（塗）冥（幂）以布……县（悬）之阴燥所……以清煮胶，以涂（塗）之。"全书中所有的"胶"并未明确指出是何种胶，这表明自先秦到西汉初年仍然用杂皮煮胶。

值得关注的是《五十二病方》中关于"胶"的使用多以"涂"等外用法为主，这与后世的烊化口服法不同。所谓"烊化"是指一种中药加入汤剂的方法，将胶类药物放入水或黄酒中溶化，再加入已煎好的药液混匀使用。后世使用阿胶时先用黄酒烊化入药液，再口服入腹。关于制胶法，《五十二病方》一书也有提及："……煮胶，广□□□□□□，燔段（煅）□□□□。火而焠酒中，沸尽而去之，以酒饮病者，□□□□□□□饮之，令□□□……"此制胶法涉及"酒"的使用，这与现代中药"烊化"使用不谋而合。

《五十二病方》因年代久远，地下储存环境较差，已有残缺，但从已整理的相关文字记载不难看出"胶"在很早以前就已经进入人们的视野，《五十二病方》也是目前已知的最早记载"胶"的古代医籍。在朝代更迭、岁月流逝中，胶的故事内容不断丰富充实。

阿胶

阿胶，又名"驴皮胶"，是用去毛后的驴皮加清水熬制而成的胶质块。

阿胶为传统中药，具有滋阴补血等功用，可治血虚、虚劳咳嗽、吐血、便血、妇女月经不调等。山东东阿所产驴皮胶最负盛名。历史上，由于阿胶的原料、工艺等不断革新发展，其广义与狭义的内涵也有一个变化的过程。从原料上来看，阿胶从最初的动物胶的泛称逐渐演化为以东阿之水煎煮驴皮制成的阿胶的专属称谓；从产地上来看，阿胶指东阿县所产的胶，东阿县境多次迁变，贡胶生产亦随县治而不断迁转。这两个意义上的阿胶内涵是相为补充、相伴相随的，所以，古籍特别是医药典籍中提到阿胶都有相应的补充阐释以为明晰。我们要辨明这一问题就要回到阿胶之名出现之始，到古籍中去探寻。

古籍中的阿胶

"阿胶"一名始载于《神农本草经》（以下简称《本经》），《本经》是目前已知最早的中药学著作。原书"序录"中将所有药物分为"上品""中品""下品"。对于"上品"药物，其书写到"主养命以应天，无毒，久服不伤人"，而阿胶正归于此类。古时医贤既然将阿胶划分到"上品"，说明阿胶对于当时人们的健康起到十分重要的作用。与"阿胶"同时记载于《本经》的还有"白胶"。白胶是以梅花鹿或马鹿的角煎熬成的胶块（后世称为"鹿角胶"）。其书记"阿胶"曰："气味甘，平，无毒。主治心腹内崩，劳极洒洒如疟状，腰腹痛，四肢酸疼，女子下血，安胎。久服轻身益气，一名傅致胶。"其前者，论述阿胶性味、主治症，其味甘性平，甘可补，平则无寒热之偏，具有平补之效，与人参大补元气之功效不同。其末者，对阿胶的别名进行阐述。其中着重论述的是阿胶的功效与作用。《本经》中对各味中药的论述均是言简意赅，所谓大道至简，寥寥数语引起后世医家的无限思考。这也使得历代医者对《本经》的注解不胜枚举。阿胶一药在中医药学中的研究是以《本经》为源，历代不断丰富阿胶内涵，阐发阿胶药用价值。与《本经》密切相关的《名医别录》（以下简称《别录》）和《本草经集注》（以下简称《集注》）则在阐发阿胶药用价值的基础上都进一步明确了阿胶出于东阿。

约成书于汉末的《别录》是秦汉医家在《本经》的基础上撰写的又一

本草著作，原著早佚，历代史志对此有记载，其内容经历代本草书转载于《证类本草》。近年来，药学界对该书书名、卷数、作者等问题多有争鸣，孰是孰非，难有定论。尚志钧先生早年辑复并付梓了《别录》，为本书研究提供了文献支撑。尚志钧先生辑复的《别录》记阿胶曰："微温，无毒。主丈夫小腹痛，虚劳羸瘦，阴气不足，脚酸不能久立，养肝气。生东平郡，煮牛皮作之。出东阿。（恶大黄，得火良。）"《别录》在《本经》的基础上对阿胶的功效进行了充实，在本草相关著作中较早论述了阿胶的产地——东阿，明确阿胶与其产地的关系，说明了《本经》中"阿胶"一名"阿"的来源。当时，"道地药材"的概念还没有正式形成，但是人们潜意识中已经形成了这一认识，而明确"东阿"与"阿胶"逻辑关系的医籍是《集注》。

与《别录》诸多方面相类似的"姊妹篇"《集注》是由南朝梁代医家陶弘景所著，《集注》几乎包含了《别录》的全部内容，并且还有陶氏较为详细的注文。陶氏将《别录》《本经》两部经典合编，采用红、黑双色分别书写《本经》与《别录》内容。《集注》中关于阿胶的记载用字颇多，大体载如下：

> 味甘，平、微温，无毒。主治心腹内崩，劳极洒洒如疟状，腰腹痛，四肢酸疼，女子下血，安胎。丈夫少腹痛，虚劳羸瘦，阴气不足，脚酸不能久立，养肝气。久服轻身益气。一名傅致胶。生东平郡，煮牛皮作之。（出东阿。恶大黄，得火良。）出东阿，故曰阿胶。

陶氏详细载录了《本经》《别录》中关于阿胶的记载，并对其内容进行了归类调整，在《别录》的基础上，明确了"阿胶"的"阿"字确从东阿县引来。陶氏言"煮牛皮作之"，说明此时阿胶以牛皮为原料，而非现在的驴皮。另有争议的一点是"阿胶"一名是否真正首出于《本经》。清代黄奭和孙星衍在辑《本经》时言："案：二胶《本经》不著所出，疑《本经》但作'胶'，《名医》增'白''阿'字，分为两条。"《本经》亡佚已久，原文不得而知。陶氏在《集注》序文中详述整理《本经》缘由：

今之所存，有此四卷，是其本经所出郡县，乃后汉所制，疑仲景元化所记。又有桐君《采药录》，说其华叶形色。《药对》四卷，论其佐使相须。魏晋以来，吴普、李当之等更复损益，或五百九十五，或四百三十一，或三百一十九。或三品混糅，冷热舛错，草石亦分，虫兽无辨，且所主治，互有多少，医家不能备见，则识智有浅深，今辙苞综诸经、研括烦省，以神农本经三品合三百六十五为主，又选名医副品亦三百六十五种，合七百三十种。

结合前文所言，《本经》辑复本繁多且书品优劣掺杂，陶弘景"研括烦省"，于纷繁复杂中集萃形成《集注》，尽可能保留了《本经》原文。因此，笔者推测陶氏必定见过确有记载"白胶""阿胶"的辑复本，因此沿袭记载于《集注》。

阿胶之异名

阿胶另有异名傅致胶、盆覆胶、驴皮胶、传致胶等。在《本经》中，首次出现"傅致胶"的异名，明代卢之颐的本草著作《本草乘雅半偈》卷三中针对"傅致胶"一名进行了释疑：

取义在水，仍存井名。胶者，已成之质也。一名傅致，如言傅会致使。会之始至也或云济水所注，盖济为楚，隐则伏流，显则正出，正出者涌出也。与阿水质之清重，性之下

《本草乘雅半偈》书影

趋，似不相符，难考其所从来矣。驴力在胪。胪，腹前也。亦黑也，皮也。顾力在胪，色专者黑，精专者皮耳。缘水性之下趋，协皮革之外卫，藉火力以成土化，从下者上，从外者内矣。虽转甘平，仍含本有咸寒，故走血以主内崩，此卫不将营，营将安傅乎。乃至形藏失其濡润，遂成藏之五劳，形之六极，以及四肢经隧，或洞或污，酸且痛也。阴不足，则阳下陷。阳不足，则阴上乘。上乘下陷，故洒淅恶寒，辄复发热如疟状。下血即血崩，血濡则胎固，专言心腹腰腹者，驴力在胪故也。

经云：阴者藏精而起亟，阳者卫外而为固，阿胶两得之矣。

卢氏基于《本经》《黄帝内经》的内容，从阿胶之名、阿胶之性、阿胶之用等方面进行了论述。其中"一名傅致，如言傅会致使……"说明阿胶之名可能源于纪念傅氏发明致胶工艺并传于后人，文中"致"通"制"，当取"制造"之意。

"盆覆胶"一名初见于《集注》："今都下能作之，用皮亦有老少，胶则有清浊。凡三种：清薄者，书画用；浓而清者，名为盆覆胶，作药用之，用之皆火炙，丸散须极燥，入汤微炙尔；浊黑者，可……"陶氏以清浊不同将阿胶归纳为三种用途：色清稀淡薄的可用以书画；色深而浓稠可作药用，用时应以火烤炙，如果入丸散则需要十分干燥，应当过度烤炙；入汤则微微烤炙即可。陶氏对阿胶的记载拓展了阿胶的功效，丰富了阿胶的别称"盆覆胶"，也进一步明确了阿胶的来源。《齐民要术》对于"盆覆胶"一名及制作方法、优劣评价有详细记载，文曰："……胶盆向满，异着空静处屋中，仰头令凝……近盆末下，名为笨胶，可以建车。近盆末上，即是胶清，可以杂用。最上胶皮如粥膜者，胶中之上，第一黏好。"

"驴皮胶"名称始见于《广济方》，可由宋代《本草图经》得出证据，"阿胶，出东平郡……《广济方》疗摊缓风及诸风手脚不遂，腰脚无力者，驴皮胶炙令微起……"。而"传致胶"一名可见于《本草经解》："阿胶，一名传致胶。本经阿胶，煮牛皮作之。""传致胶"之名少见于诸代医籍，且无命名依据，疑清代医家叶桂将"傅"字误作为"传（傳）"字。

东阿阿胶

根据《别录》《集注》等典籍的记载，我们已经明确从"胶"到"阿胶"的转变就在于东阿出好胶。历代医药学家和本草典籍对于"阿胶"都有明确的道地标准，其或因时代而有所变化，但核心就是明确产地——东阿，东阿之外的产品一般称为"驴皮胶"，不敢妄称"阿胶"。但是，由于一些古人不知药学，不了解阿胶原料变化，对阿胶的概念存在认知偏差，以至于他们认为东阿之外的胶也能称阿胶。在一些史书和文人笔记中，阿胶成为动物胶的泛称，明清史书中称一些藩属国或少数民族地区进贡阿胶，其多不是用驴皮所制，如《朝鲜王朝实录》中的阿胶实则是牛皮、马皮所煮。这些外延的"阿胶"与真正的阿胶相去甚远，故名物不可不辨，标准不可不明。阿胶之称不仅涉及地域问题，而且也与胶的原料密切相关。需要明确，由于东阿在历代行政区划中的多次变化和治所的多次迁徙，我们此处所说的东阿阿胶是历史角度下的东阿阿胶。

通过对相关医药典籍进行梳理，我们可以知道，最早的阿胶实际上是牛皮胶，阿胶的原料经历了从牛皮到牛皮与驴皮皆可用，再到独用驴皮的过程。唐代《千金翼方》《新修本草》均提及"阿胶……煮牛皮作之"。《绍兴本草》："阿胶……皆以驴、牛皮可就。"明代黄承昊的《折肱漫录》则言："胶必得乌驴皮煎者，兼补肾脏，斯为合法。"所以，李时珍在《本草纲目》中为驴皮、牛皮之辨作出结论："大抵古方所用多牛皮，后世乃贵驴皮。"在药学中对于阿胶的原料之别是逐渐明确的：宋至明代，驴皮与牛皮仍然同用于阿胶制作；世界上现存最早的食疗专著唐代《食疗本草》中记载牛皮作之谓"黄明胶"，驴皮作之则称之为"阿胶"；到明清时期，唯有驴皮胶才称阿胶。

如黄明胶与阿胶以原料而区别一样，阿胶也有相应的明确产地的方式，从东阿阿胶的相关历史记载来看，明确所言阿胶即东阿阿胶的方式主要有明产地、言阿井、辨真假、称贡胶等。

第一，明确产地。在各地之胶皆称阿胶的情况下，直接言明产地无疑是明确东阿阿胶"道地药材"身份最为简单和有效的方式。古人在史书与方志中提到府、州一级的特产时常会罗列其下辖县具有代表性的物产,所以,古人提到东阿阿胶多用州治之名称呼。由于东阿的治所与行政归属在历代皆有变化,故不同朝代对东阿阿胶称呼不同,如唐代的济州胶、北宋的郓州胶、金代的东平胶、明代的兖州胶、清代的泰安胶,或者直言东阿县阿胶等。其实,这些称呼指的都是东阿阿胶。如清代嘉庆本《大清一统志·泰安府》记载泰安府土产就提道:

> 阿胶出东阿县。《禹贡传》:"东阿,济水所经。"《水经注》:"阿城北门内西侧皋上有井,其巨若轮,深六七丈,岁尝煮胶以贡天府。"《宋史·地理志》:"东平府贡阿胶。"今井在东阿旧县西,取其水煮黑驴皮为胶,治血症。

此处,阿胶列于泰安府特产之下,就是因为清雍正十三年(1735年)后,东阿县划归泰安府治下,故泰安府阿胶实为东阿阿胶,而且文中也明确表示"阿胶出东阿县"。

第二,明言阿井。北魏郦道元《水经注·河水》记东阿曰:"城北门内西侧皋上,有大井,其巨若轮,深六七丈。岁尝煮胶以贡天府。《本草》所谓阿胶也。故世俗有阿井之名。"世有阿胶,而后有阿井之名,阿井之水成就阿胶品质。宋代苏颂《本草图经》中就涉及"阿井水"与"驴皮胶"的相关记载:

> 阿胶,出东平郡,煮牛皮作之,出东阿,故名阿胶。今郓州皆能作之,以阿县城北井水作煮为真。造之,用阿井水煎乌驴皮,如常煎胶法。其井官禁,真胶极难得,都下货者甚多,恐非真。寻方书所说,所以胜诸胶者,大抵以驴皮得阿井水乃佳耳。

而类似的记载亦可见于《绍兴本草》:"绍兴校定:阿胶,性味主疗已具《本经》，谓用东平阿井水而熬成，然皆以驴、牛皮可就。"也就是说，当时已经明确阿胶用阿井水煮者为道地药材，阿井不仅是一个重要的古迹，而且成为产品地理标志。明清至民国时期，阿井因受官禁等限制，逐渐退出阿胶生产领域，而演化成为阿胶文化的重要符号之一，不少阿胶堂号还将其印在产品宣传单上。如今，东阿阿胶股份有限公司每年举办的冬至汲水炼胶祭告大典也将祭阿井作为重要环节，亦可见阿井作为一种文化符号的历史魅力。

第三，辨别真假。宋明的医药典籍中提出阿胶真假问题，并逐渐明确了真假的界定条件。如上文所言，北宋以阿井水煮为真，并提出驴皮得阿井水为佳。晚明时，驴皮几乎已经替代牛皮，此时对于假阿胶的定义，一是不用驴皮者为假，二是不用东阿地下水者为假。如明代陈嘉谟《本草蒙筌》："阿胶……汲东阿井水（东阿县属山东兖州府，井在城北），用纯黑驴皮……"清代，驴皮已经成为阿胶的唯一原料，金埴《巾箱说》、王应奎《柳南续笔》等书更是通过对东阿熬制阿胶的工艺、用料等多方面介绍来定义真阿胶。清末曹炳章《增订伪药条辨》曰："阿胶出山东东阿县，以纯驴皮、阿井水煎之，故名阿胶。其色光洁，其味甘咸，其气清香，此真阿胶也。"

第四，以贡胶名。自北魏郦道元记载阿胶上贡之后，历代皆有阿胶进贡的记载，贡胶之称一直与东阿阿胶密不可分，方志中亦称东阿有"贡胶役"。清代孙星衍《岱南阁集》卷二《重修阿井碑记》载："今县每岁煎胶入贡，与古不异。"需要注意的是，并非所有的贡胶皆为东阿阿胶，如宋神宗时，山东每年土贡"阿胶七斤一十四两，郓六斤，济三十两"；明代，山东兖州贡阿胶，青州亦贡阿胶。当然，除了个别情况，可以说因东阿素有贡胶役，故东阿阿胶多冠以贡胶之名，特别是到清代基本已经明确贡胶出东阿。另外，也并非所有的东阿阿胶都称贡胶，如民国《东阿县志》言"阿胶，本邑特产，好者名为贡胶，销路甚广"。也就是说即使在东阿，由于各家胶厂产品质量不一，只有上品才可以被冠以"贡胶"这块金字招牌。

通 纪

先秦

《周礼·考工记》：

> 弓人为弓，取六材必以其时。六材既聚，巧者和之。干也者，以为远也；角也者，以为疾也；筋也者，以为深也；胶也者，以为和也；丝也者，以为固也；漆也者，以为受霜露也……凡相胶，欲朱色而昔，昔也者，深瑕而泽，紾而抟廉。鹿胶青白，马胶赤白，牛胶火赤，鼠胶黑，鱼胶饵，犀胶黄。

先秦文献中有关于胶的记载，然此胶并非后世医疗保健的阿胶，而是作为一种黏合物质的胶，主要用于制作弓弩等。根据《考工记》的记载，时人常用动物皮来熬胶，对于不同胶的颜色、优劣等已经有所认识。

在冷兵器时代，胶一直是制用弓弩不可或缺之物。除了制作弓弩，古人在生产生活中也会用胶粘合东西。如《帝王世纪》记周昭王坐胶船落水事，曰："昭王济汉，船人恶之，以胶船进王。中流，胶船解，王没于水。"《吕氏春秋·不苟论第四》记载："桓公使人告鲁曰：'管夷吾，寡人之仇也，愿生得而亲加手焉。'鲁君许诺，乃使吏韩其拳，胶其目，盛之以鸱夷，置之革车。"《史记·廉颇蔺相如列传》记载："赵王因以括为将，代廉颇。蔺相如曰：'王以名使括，若胶柱而鼓瑟耳！括徒能读其父书传，不知合变也。'"当时，胶与漆都有黏合之用，故有"如胶似漆"之说。

秦汉

秦朝二世而亡，并未有关于阿胶的史料流传。汉代，驴引进中原，也有了关于阿胶的记载，但是，根据《别录》的记载，当时的阿胶还是以牛皮熬制。另值得注意的是，汉末已经有关于阿胶出东阿的记载了。

关于"阿胶"一词最早的文献记载，《阿胶古今临床应用》《中国阿胶》等书中提到，其出于《淮南子》"阿胶一寸，不能止黄河之浊"一语。但是，笔者查阅《淮南子》原文，并无此语。语出《淮南子》的说法实际上最早是出现在清人对汉晋之文的注解中。葛洪《抱朴子》有"寸胶不能治黄河之浊，尺水不能却萧丘之热"语，庾信《哀江南赋》中有"弊箪不能救盐池之咸，阿胶不能止黄河之浊"语。

关于《抱朴子》之句，聚学轩本周广业注曰："《淮南子》：'阿胶一寸，不能止黄河之浊。'南海萧丘之上，有自生之火，春起秋灭。见《艺文类聚》引《抱朴子》。"关于《哀江南赋》之句，清代倪璠在《庾子山集注》中注曰："《淮南万毕术》曰：'胶梲水则清。敝箪止咸，取箪以纳酱中，咸着箪矣。'孔融曰：'敝箪不能救盐池之卤。'《说文》曰：'箪，蔽也，所以甑底也。'《淮南子》曰：'阿胶一寸，不能止黄河之浊。'"倪璠的注稍早于周广业之注，故《淮南子》"阿胶一寸，不能止黄河之浊"的说法大抵最早为倪璠所提出，至于倪璠从何处文献中查知此说，我们无法知晓。从目前的文献记载来看，以《淮南子》为最早记载"阿胶"的文献并无有力实证。

《淮南万毕术》曰："胶梲水则清。"然此处并未直言阿胶。根据现有文献，汉代关于阿胶止黄河浊水这一说法的记载可能出于东汉末

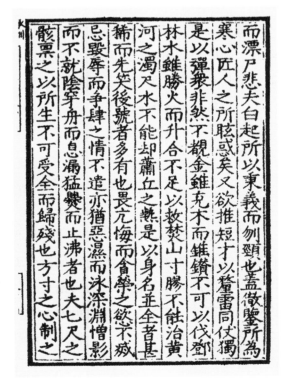

《抱朴子》书影

年的孔融。北宋《太平御览》的《杂物部》记"胶",其中提到"孔融《同岁论》曰:'阿胶径寸,不能止黄河之浊。'"但是,此处仅是辑录,孔融的原文早已失传。由于《同岁论》无法查对,我们据《太平御览》记载,只能说目前已知最早提出阿胶止浊水的说法大概出于孔融,这也是现存的史志典籍中最早明确出现"阿胶"一词。

"阿胶"一名在医书中最早的记载见于《本经》。《本经》作为中国最早的药学著作,系统地总结先秦两汉的药学知识。在《本经》卷一《上经》中记载:"(阿胶)气味甘平,无毒。主治心腹内崩,劳极洒洒如疟状,腰腹痛,四肢酸疼,女子下血,安胎。久服轻身益气……"汉末《别录》还明确提出阿胶出东阿,其曰:"(阿胶)生东平郡,煮牛皮作之。出东阿。"

魏晋

魏晋时期,阿胶之名已经较为常见,并且已经成为上贡之物,东阿、阿井、阿胶密切相连,东阿开始以阿胶闻名而不同于一般小邑,阿胶也由此逐渐具有了"道地药材"的性质。

一、葛洪《抱朴子》

《抱朴子·外篇·嘉遁》:

寸胶不能治黄河之浊,尺水不能却萧丘之热。

葛洪是东晋著名的道教理论家、炼丹家,也是一位医药学家。葛洪自幼好学,早通儒学,后尤爱神仙摄生养性之法,曾向郑隐、鲍玄等学习炼丹与谶纬之术。他所著的《抱朴子》是一部重要的道教典籍,分为内篇和外篇,《四库全书总目提要》称:"其书内篇论神仙吐纳、符箓克治之术,纯为道家之言;外篇则论时政得失,人事臧否,词旨辨博,饶有名理。"

《抱朴子·外篇·嘉遁》:"寸胶不能治黄河之浊,尺水不能却萧丘之热。"书中称"南海之中，萧丘之上，有自生之火，火常以春起而秋灭"，故此处说的是尺寸之水对于萧丘来说不过杯水车薪。世传"胶桡水则清"，但是，一寸胶并不能使黄河水由浊而清。葛洪此句意思是，再有效用的事物也有一定的限度。

另外，与之相似的还有庾信的《哀江南赋》之句。《周书》卷四十一《庾信传》中录庾信所作《哀江南赋》，其中有"弊箪不能救盐池之咸，阿胶不能止黄河之浊"之句，此处又以阿胶止浊来借指个人并不能阻止王朝的灭亡。

二、郦道元《水经注》

《水经注·河水》：

> （东阿）大城北门内西侧皋上，有大井，其巨若轮，深六七丈。岁尝煮胶以贡天府。《本草》所谓阿胶也。故世俗有阿井之名。

北魏郦道元是我国古代著名的地理学家，他出身官宦之家，好游历，多留意江河地理形势。郦道元认为前人所作地理书皆不够详备系统，便遍查古籍，又加亲身游历，撰成《水经注》一书。其书记叙全国大小河流水道变迁，又记沿河地理形势、历史典故、风土人情等，是一部极具价值的地理学著作。此处是我国古代史籍中第一次出现阿胶上贡的记载，也是第一次提到阿井，表明当时已经明确取用阿井水来熬制阿胶。此条文献对后世史志记述阿胶与阿井影响巨大，《元和郡县图志》《肇域志》《山东通志》

《水经注》书影

《东阿县志》等书都有转引。

另外，南朝陶弘景《集注》还记载："出东阿，故名阿胶。"自此，后世本草皆以阿胶为药用皮胶专称。随着史志与医书中都已经明确了阿胶与东阿的关系，东阿阿胶开始具有了"道地药材"的性质。

隋唐

隋朝国祚稍短，未见关于阿胶的明文记载。唐代，阿胶延续进贡之例，有关贡胶的数量也有了明确的记载。由于阿胶具有滋补养颜之效，李唐皇室贵族颇为青睐，东阿每岁贡胶的数量近百斤。

一、杜佑《通典》

《通典·食货六》：

> 济阳郡贡阿胶二百小斤，鹿角胶三十小斤，今济州。

唐代杜佑所著的《通典》记载了上古至唐代宗年间各种典章制度的沿革，是我国第一部记述典章制度的通史，开创了典制体史书的体例。《通典》分九典，以食货为首。卷六《食货六》记载济阳郡上贡阿胶二百小斤。马端临《文献通考》记载："唐武德四年王世充改为济州。或为济阳郡。"当时的济州下辖卢、平阴、阳谷、东阿、长清五县，则济州所贡阿胶即东阿阿胶。根据1979年山西平鲁出土的金锭标记重量与实际称量，可知唐代的1小斤约为今天的224克，二百小斤即44.8千克，近90斤，可见唐代皇室对于阿胶的需求量比较大。

二、李吉甫《元和郡县志》

《元和郡县志·河南道六·郓州》：

> 东阿县，紧。南至州五十里。本汉旧县也。春秋时齐之柯地，《左传》曰："公会齐侯盟于柯。"注曰："此柯今济北东阿，齐之柯邑，犹祝阿也。"《汉志》东阿县属东郡，都尉理。晋属济北国。隋开皇

三年属济州，天宝十三载，济州废，县属郓州。

……

东阿故城，在县西二十里。汉东阿县城也，晋太康后省。《魏志》程昱谓范令靳允曰："曹使君智殆天所授，君必固范，我守东阿，则田单之功可立。"谓此城也。《水经注》曰："东阿大井巨若轮，深七八丈，每岁取此井水煮胶入贡，《本草》所谓阿胶也。"

《元和郡县志》是唐宪宗年间李吉甫编撰的一部地理总志。《四库全书总目提要》称赞其曰："舆地图经，隋唐志所著录者，率散佚无存，其传于今者，惟此书为最古，其体例亦最为善，后来虽递相损益，无能出其范围。"其书卷十《河南道六·郓州》对东阿春秋以来的行政变迁作了简要梳理，特别提到《左传》《魏志》等史书中有关东阿的史事，最后提到《水经注》的记载实则是说东阿产阿胶入贡之事。

三、李肇《唐国史补》

《唐国史补》卷下：

凡造物由水土，故江东宜纱绫宜纸者，镜水之故也。蜀人织锦初成，必濯于江水，然后文彩焕发。郑人以荥水酿酒，近邑与远郊美数倍。齐人以阿井水煎胶，其井比旁井重数倍。

李肇是唐代文学家，主要生活于唐宪宗至文宗时期，曾官翰林学士，他熟悉掌故，留心艺文，著有《唐国史补》等。李肇在《唐国史补》卷下的记载中明确阿井水水重，故而东阿之阿胶非同一般。

宋元

宋元时期，由于北方地区前后被宋、金、元等多个政权统治，东阿的行政归属多次变化，即便如此，贡胶仍被各个王朝所重视。北宋时，宋神宗即位后励精图治，曾削减贡胶之数，但是，随即又有所增加。当时的一些文人士大夫也开始关注阿胶、阿井，对于东阿阿胶的特别之处已经有所了解。

一、乐史《太平寰宇记》

《太平寰宇记·河南道十三·郓州》：

> （郓州）元领县十。今七：须城、寿张、中都、平阴、东阿、卢县、阳谷。二县割出：巨野，入济州。郓城，入济州。一县废：东平，并入须城……土产：阿胶、蛇床子、绵、官蛇。
>
> ……
>
> 东阿故城，在县西二十里。汉东阿县城，晋太康后省。《魏志》程昱谓范令靳允曰："曹使君智殆天授，君必固范，我守东阿。"即此也。阳谷亭在县东南四十二里。《左传》："齐桓公会诸侯于阳谷县。"即此也。阿胶井，《水经注》："大井在东阿，深七八丈，每岁取井水煮胶入贡，《本草》所谓阿胶也。"

宋太宗时期，乐史撰成《太平寰宇记》二百卷，此书继《元和郡县图志》体例，叙述了北宋初期全国十三道的政区建置与变化。当时，东阿县仍属于河南道郓州治下，其书卷十三记郓州，提到郓州土产阿胶，实指东阿阿胶。卷中对有关东阿的历史典故进行了简要记述，如鱼山、谷城山、浮山、管仲井、周首亭等，亦有东阿故城。乐史的记载大致与《元和郡县图志》相同，其或有参考。

二、李昉等《太平御览》

《太平御览》：

> 孔融《同岁论》曰："阿胶径寸，不能止黄河之浊。"（卷七百六十六《杂物部一》）
>
> 《东水经》曰："东阿县有大井，其巨若轮，深六十丈，岁常煮胶以贡天府。《本草》所谓阿胶也。故世俗有阿井之名。"庾信《哀

江南赋》云：“阿胶不能止黄河之浊。”（卷九百八十八《药部五》）

成书于北宋太平兴国年间的《太平御览》是我国一部著名的类书，由李昉等人奉命编纂。该书在《杂物部一》《药部五》等处提到了阿胶。但是，《太平御览》计有千余卷，不免有记载错漏之处，《水经注》原文称阿井深六七丈，唐代以来有写作七八丈的，尚未有太大悬殊，而《太平御览》中将“七”讹为“十”，称井深六十丈，可见其未及细检如此。

四部丛刊三编子部

太平御览

《太平御览》书影

三、徐松《宋会要辑稿》

《宋会要辑稿》：

《郓州煎胶勿复用谐药并发民汲水诏》（太宗）淳化三年八月十九日，曰：“郓州岁贡阿胶，先是煎胶参用谐药，发民汲井，供用取水，一人所能荷者，输钱三十。自今勿复用此药，以州兵代民汲水。恣民取水，勿责其直。”（食货四一之三九）

……

《罢诸州贡物诏》治平四年二月二十六日（神宗即位未改元），曰：“四方入贡，虽云古礼，考之禹制，亦未有若兹之繁也。今则一郡岁有三四而至者，言念道路之勤，疲瘵亦多矣。至闻主押衔校有破业终身不能偿者，良可矜悯。耗蠹民物，莫不由斯。又所贡之物，辄多食类，虽阙之亦无害也。《书》不云乎：‘不作无益害有益。’非此谓耶？朕甚不取。今后并可令罢。”所罢贡物……郓州，阿胶一斤。”（崇儒七之五六）

宋代原有官修《会要》，但是散佚未传。清嘉庆年间，翰林院编修徐松借编纂《全唐文》之机，从《永乐大典》中辑出宋代《会要》之文。由于辑录的文稿卷帙浩繁，多有错漏，后世多有相关研究书目出现，现使用较多的版本是由四川大学古籍整理研究所点校整理之本。《宋会要辑稿》中也多次出现"阿胶"的记载。其一，宋太宗发《郓州煎胶勿复用谐药并发民汲水诏》。因为郓州贡阿胶，当地以取水制胶而劳役百姓，命以地方军士取水，不得搅扰百姓。其二，宋神宗即位后有为尧舜之志，他深知地方上贡多劳民伤财，所以登极后便下诏免去了一些地方的贡物，其中就有郓州阿胶。但是，到元丰三年（1080年）朝廷重定各地贡物时，郓州又有了贡胶六斤之役，事见《元丰九域志》。

四、王存等《元丰九域志》

《元丰九域志·京东路·西路》：

> 郓州，东平郡，天平军节度使……土贡，绢一十四，阿胶六斤。

北宋王存等人所编撰的《元丰九域志》是一部记叙北宋元丰年间疆域政区的地理总志，文字简要，内容丰富，别具一格。书中所列土贡数额远较以往任何史书、地理总志为详。其书第一卷《京东路·西路》有郓州土贡阿胶的记载。北宋时，东阿县隶于郓州，到宣和元年（1119年），郓州才升为东平府，故郓州土贡即东阿贡阿胶六斤。南宋赵与时撰《宾退录》也转录了《元丰九域志》关于各地土贡的记载，其书卷十载郓州与济州皆贡阿胶，文曰："阿胶七斤一十四两，郓六斤，济三十两。"当时，济州下辖巨野、任城、金乡、郓城四县，故亦有阿胶上贡。宋制亦是一斤为十六两，故郓州贡胶数量约为济州的三倍，可见东阿阿胶的分量。

五、沈括《梦溪笔谈》

《梦溪笔谈·辩证一》：

> 古说济水伏流地中，今历下凡发地皆是流水，世传济水经过其下。

东阿亦济水所经，取井水煮胶，谓之"阿胶"。用搅浊水则清。人服之，下膈、疏痰、止吐，皆取济水性趋下清而重，故以治淤浊及逆上之疾。今医方不载此意。

大约在宋哲宗时期，沈括撰成了《梦溪笔谈》一书，其中内容涉及天文、数学、物理、化学、生物等各个学科，总结了当时最为先进的科学技术，关于毕昇发明活字印刷的记载就出于此书。《梦溪笔谈》作为中国古代科技的集大成之作，极具价值，被英国科学史家李约瑟称为"中国科学史上的里程碑"。沈括在其书卷三《辩证一》载，当时历下的地下水皆是流水，即济水从地下渗行。阿井也是济水所经，取阿井水煮胶便成阿胶，阿胶有下膈等功效，这是因为济水水清而重。这表明当时的士大夫文人已经了解到阿胶与水质的特别关系以及东阿地区地下水的问题。沈括的此条记载对后世文人记阿胶有较大影响，明清时期有不少文献参引此条。

《梦溪笔谈》书影

六、脱脱等《宋史》

《宋史·地理志·京东路》：

> 东平府，东平郡，天平军节度。本郓州。庆历二年，初置京东西路安抚使。大观元年，升大都督府。政和四年，移安抚使于应天府。宣和元年，改为东平府。崇宁户一十三万三百五，口三十九万六千六十三。贡绢、阿胶。县六：须城，望。阳谷，望。景

德三年，徙孟店。中都，紧。寿张，上。东阿，紧。平阴，上。监一，东平。宣和二年复置。政和三年罢。

济州，上，济阳郡，防御。户五万七百一十八，口一十五万九千一百三十七。贡阿胶。县四：巨野，望。任城，望。金乡，望。郓城。望。

南宋灭亡后，忽必烈就曾诏修宋史，但是由于体例等问题，特别是宋、辽、金三者孰为正统的问题，导致三史的纂修工作迟迟未能开展，直到元顺帝时，丞相脱脱提出三史各自独立，互不相涉，相关修撰工作才得以顺利开展。《宋史》卷帙庞大，计有 496 卷，由于纂修时间较短，出现的问题较多，繁芜杂乱。在《地理志·京东路》下的东平府与济州有土贡阿胶的记载。

七、脱脱等《金史》

《金史·地理志·山东西路》：

东平府，上，天平军节度。宋东平郡，旧郓州，后以府尹兼总管，置转运司。产天麻、全蝎、阿胶、薄荷、防风、丝、绵、绫、锦、绢。户一十万八千四十六。县六、镇十九……

东阿，有吾山、谷城山、黄河、阿井。镇五：景德、木仁、关山、铜城、阳刘。

靖康之后，金于天会八年（1130 年）扶持刘豫建立伪齐，建都大名府（今河北大名县）。金天会十五年（1137 年），金熙宗废刘豫为蜀王，伪齐灭亡。当时，东平府属山东西路，东平府下辖须城、东阿、阳谷、汶上、寿张、平阴。

八、马端临《文献通考》

《文献通考·舆地考三·古兖州》：

济州。战国初，齐、卫之境。秦属东郡。汉末，属东郡、泰山二郡地。后汉属东郡及济北国，晋同。宋为济北郡，后魏因之。隋初置济州，炀帝时复为济北郡。唐武德四年王世充改为济州。或为济阳郡。郡治即古碻磝城，元魏所筑。属河南道。领县五：卢、平阴、阳谷、东阿、长清。后废。周复置，以郓州之巨野、郓城，兖州之任城、金乡四县隶之。宋因之，为上州，防御。属京东路。靖康二年，高宗自济入南京即位。后陷于金，金隶山东西路。贡阿胶。领县四，治巨野……

郓州。春秋时，为鲁之附庸须句国也。战国时属宋。秦属碣石郡。汉属东郡、东平国地，后为东平国。晋、宋、后魏并因之。后周宣帝置鲁州，寻废。隋又置郓州，炀帝初为东平郡。唐为郓州，或为东平郡。属河南道。领县五：须昌、巨野、宿城、寿张、郓城。后为天平军节度。周以郓城、巨野二县属济州。宋因之，后改为东平府，属京东西路，置安抚使。大观元年，升大都督府。建炎后，没于金。金隶山东西路。嘉定十三年，伪节度使王福以郓降，河东北俱震，后复失。贡绢、阿胶。领县六，治须城，须城、中都、寿张、东阿、阳谷、平阴。

元代马端临编撰的《文献通考》是一部典制体史书，记载了自上古至宋宁宗时期的典章制度沿革，其门类较杜佑《通典》析分更详，计有24门，此书与杜佑《通典》、郑樵《通志》被称为"三通"。其书《舆地考》对上古以来的地理沿革进行了梳理，第三百一十七卷《舆地考三·古兖州》记济州、郓州，提到了贡阿胶之事。

九、于钦《齐乘》

《齐乘·齐邑外属》：

东平路之东阿县，济南西百二十里，齐之柯邑。《春秋·庄公十三年》："会齐侯盟于柯。"曹沫劫盟于此。汉为东阿县。两汉有阿阳，无东阿，记误。魏封曹植地。晋属济北国。隋属济北郡。唐初属济州，天宝十三载属郓州。金、宋并属东平。有阿井，贡胶。井今在闸河之西。

于钦是元代的方志学家、地理学家，山东人，曾任山东廉访司照磨、兵部侍郎、益都田赋总管等职。他曾言："吾生长于齐，齐之山川、分野、城邑、地土之宜、人物之秀、此疆彼界，不可不纂而记之也。"于是撰成《齐乘》一书，其书卷三《齐邑外属》载东阿。

明清

明清时期，官方修志已成定制，较多的志书为我们提供了更多关于阿胶的细节。同时，文人士大夫的笔记、文集中也多有阿胶、阿井的记载，咏叹阿胶的诗文亦多于前代，相关的工艺记载等更加详细，这表明阿胶越来越受到时人的关注。从事阿胶生产的人也越来越多，清代厉鹗《小泊阿城镇戏成三首》诗中称"家家门外卖阿胶"。晚清以后，阿胶更是发展迅速，甚至远销海外，承前继后，一派欣欣之景。

一、李贤等《大明一统志》

《大明一统志·山东布政使司·兖州府》：

阿胶井。在阳谷县东北六十里。水清冽而甘，煮革为胶，可以愈疾。旧属东阿，故名阿胶。（山川）

阿胶。阳谷县出。（土产）

明正统十四年（1449年）发生了"土木之变"，明英宗被瓦剌部俘为人质，其弟郕王监国，后即位为景泰帝。景泰五年（1454年），景泰帝命陈循、高谷、王文等总裁纂修全国总志，历二年而成《寰宇通志》。然而《寰宇通志》未及颁行，明廷发生了"夺门之变"，英宗复位，政事多有变更。英宗不想修志之美事功归景泰，遂以《寰宇通志》"繁简失宜，去取未当"为由，下令"重加编辑"，李贤、彭时等于天顺二年（1458年）开始编纂，于五年（1461年）四月编成是书，英宗亲自为序，定名为《大明一统志》。

明代承元制，兖州府领州四县二十三：滋阳县、曲阜县、宁阳县、邹县、泗水县、滕县、峄县、金乡县、鱼台县、单县、城武县、曹州、曹县、定陶县、济宁州、嘉祥县、巨野县、郓城县、东平州、汶上县、东阿县、平阴县、阳谷县、寿张县、沂州、郯城县、费县。在《大明一统志》卷二十三"兖州府"下有关于阿胶的记载。

二、陆钱《山东通志》

嘉靖《山东通志·兖州府》：

阿胶井。在阳谷县东六十里。水甘冽，可以煮胶，旧属东阿，故名阿胶井。《禹贡传》曰："济水所经清冽而甘，煮乌驴皮为胶，服之可以疗风疏痰。"即此。（卷五）

阿胶一百斤。（卷八）

阿胶，出东阿，味甘平微温无毒。《图经》云："造之以阿井水，煎乌驴皮，如常煎胶法。"今按阿井属阳谷县。（卷八）

陆钱，字举之，号少石子，明正德十六年（1521 年）进士。嘉靖三年（1524 年），"大礼"之争激烈，杨慎等二百余人在左顺门哭门，时任翰林编修陆钱亦在其中，群臣此举触怒了世宗，编修王相等十八人被杖死，陆钱也被贬为湖广佥事。后，陆钱转为山东副使督学政，其见山东无通志，感叹道："周公、孔子百世之师，六经斯文之祖，泰山五岳之宗，此一方文献，而天下古今事备焉，志奚可废。"乃成《山东通志》四十卷。《山东通志》卷五"山川"与卷八"田赋"等条下有关于阿胶之文。

三、陆应阳《广舆记》

《广舆记·山东》：

建制沿革：《禹贡》："徐、兖二州之域，天文奎娄分野。"春秋鲁地，战国属楚，秦为薛郡，汉曰鲁国、曰山阳，东汉曰任城，晋曰鲁郡，隋唐曰兖州，宋曰泰宁、曰袭庆，元明俱为兖州府，领州四、县二十三：嵫阳、曲阜、宁阳、邹、泗水、滕、峄、金乡、鱼台、单、城武、曹州、曹、定陶、济宁州、嘉祥、巨野、郓城、东平州、汶上、东阿、平阴、阳谷、寿张、沂州、郯城、费。

……

土产：楷木，孔林出，可作杖。阿胶，阳谷。蒙顶茶，蒙山。蕨菜，曲阜。

陆应阳，字伯生，号古塘，松江府青浦县人，明嘉靖二十一年（1542 年）生，天启七年（1627 年）卒。陆应阳才华横溢，善诗文，工书法，淡泊名利，豪放不羁，号称"云间高士"。其人好游历，《青浦县志》称其"客游南北十余年，足迹几半天下"。万历年间，陆应阳在游历燕、赵、齐、鲁、河、洛之后，搜访遗编，诹咨掌故，手自衰集，三易草稿而成《广舆记》二十八卷，按明代行政区划，详论全国山川地理形势、赋役物产、风俗民情等。其书卷五"兖州府"下建置与土产之目有阿胶之载。

四、顾起元《说略》

《说略·方舆下》：

北济既入于河，性与河别，不能合混，渗漉入地，泆行达荥阳而遂溢为荥尔。今之历下等处发地悉是流水，济所过也。东阿之井，正济所溢，故今阿胶止浊、住吐、下膈而疏痰，以济之性趋下清而下重，故治淤浊逆上之痫。以今油水固不同情，九夏之辰，冷热之风，亦各为隧，岂为必无水过水哉？泾渭分曹，南零会地，此理不少。

晚明著名文人顾起元是万历年间进士，曾官至吏部侍郎兼翰林侍读学士，学问宏博，著述颇丰。顾起元在任翰林编修时，初成《说略》三十卷，不幸的是，顾氏乘船返乡途中遭遇风浪，书稿丢失。万历四十一年（1613 年），他寻访到《说略》的副本，重新编订刊行。《说略》卷三记济水时提到了阿胶。顾起元记载，济水与黄河不相混，济水重而趋下，济南历下等地地下多流水，皆是因为济水，阿井也是由济水溢出，又记载了阿胶与水质之事，应当有参照沈括《梦溪笔谈》之处。另外，顾起元称阿井为东阿之井，而明代文献又多记载阳谷出阿胶，这实际上与明代东阿县治所的迁移相关。洪武八年（1375年），知县朱真为避黄河水患迁徙治所于谷城（今平阴县东阿镇）。民国重修《阳谷县志》记载："洪武八年，东阿定于今治，其西境之旧阿城遂永属阳谷。自是以来，东阿、寿张、阳谷三县之界皆定，而旧阿城与城中之阿胶井仍蒙阿名。"

五、顾炎武《肇域志》

《肇域志·山东·东阿县》：

> 阿井在故阿城中，《水经注》曰："阿城北门内西侧皋上有井，其巨若轮，深六丈，岁尝煮胶以贡天府。《本草》所谓阿胶也。"《禹贡传》曰："东阿，济水所经，取其井水煮胶谓之阿胶。用搅浊水则清，服之下膈疏痰。"今其水不盈数尺，色正绿而重。所谓阿胶者，岁解藩司入贡，甚为四方所珍，而土人不蓄也。

明末清初的著名史地学家顾炎武所作的《肇域志》中有关于阿胶的记载，在《肇域志》卷十九"东阿县"条下。顾炎武关于阿胶与阿井的记载虽然亦承袭《水经注》之说，但是，他以实际考察的情况对阿井与阿胶的有关现状进行了专门的补充，具有一定的史料价值。故而，此段文字常被清代官私史志书籍转录。比如，成书于清道光年间，由国史馆总裁穆彰阿奉命主持修撰的嘉庆朝《大清一统志》便整段转录了顾炎武的记载。另外，清康熙四年（1665年），时任东阿知县刘

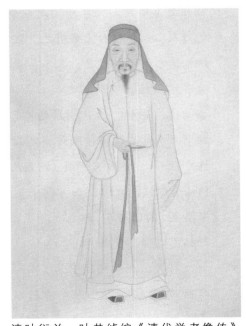

清叶衍兰、叶恭绰编《清代学者像传》
顾炎武像

沛先曾聘请王吉臣等纂修《东阿县志》，此志未能查见，而顾炎武《肇域志》的成书时间距康熙初年未远，正弥补了明末清初相关记载的空缺，故其记载也被后来续修的《东阿县志》转录。

六、苏日增《东阿县志》

康熙《东阿县志》：

　　阿在山水之间，田多硗咸，无有林泽之饶，生物不殖。大抵所常有与他邑同矣。撮其要者，谷宜黍、稷、麦、诸豆，唯无水田，不殖秔稻，往时引东流水田之，不能一区而止。以土人不习，故蔬果无甚异。城南人或治圃，颇食其利，而亦不饶。邑近山，居人取山花为菜。铜城以北种梨，梨大而甘，佳者与河间埒然，仅仅土所有，不足以转鬻。地颇宜枣，人往往贩之。江南木绵亦有之。东南群山多药苗，仙茅、黄精之属以数十种，然居人无采之者，亦不辨其名物。而药惟阿胶入贡，阿胶详具古迹。木不过槐、柳、桐、榆等，花无异品，芍药、牡丹之类有焉。而季子台有挂剑草者，其叶一横一倚，状如负剑，服之疗人心疾。唯台左右有之。城西小盐河多潏水，居人取鱼其中，螺、蛤、诸水鲜种种皆具，人不甚食也，而鱼亦肥美。城之西南西旺大泽，故济水所经，有蒲苇之利。山溪多水菜，蘋藻、芹菱之属以数种。邑去临清、张秋，近民用所给尽取诸负贩，四方之服食皆具，惟绫与绵绸则土人为之，而绫颇佳，史云："秦昭王服太阿之剑、阿缟之衣。"徐广注云："齐之东阿县，缯帛所出，故曰阿缟。"相如《子虚赋》有"曳阿缎揄纻缟"之句，而《列子》亦曰："郑卫之处子衣阿缟。"大率绫帛类也。闻诸老人，往数十年里，中夜鸣杼，札札相如，今市一缣常不获，杼轴乃空耶。（物产）

　　阿井，在故阿城中。《水经注》曰："阿城北门内西侧皋上有井，其巨若轮，深六丈。岁尝煮胶以贡天府。《本草》所谓阿胶也。"《禹贡传》曰："东阿，济水所经。取其井水煮胶，谓之阿胶。用搅浊水则清，服之下鬲疏痰。"今其水不盈数尺，色正绿而重。所谓阿胶者，

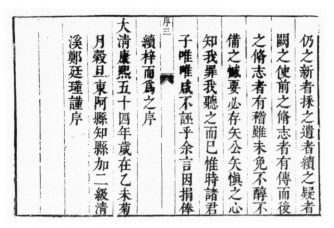

康熙《东阿县志》郑廷瑾序

岁解藩司入贡，甚为四方所珍，而土人不蓄也。（古迹）

清康熙五十四年（1715年），时任东阿知县郑廷瑾聘苏日增等按制续修《东阿县志》。从此县志的记载来看，当时的东阿县不过是一个普通的北方小邑，山石较多，地多盐碱，物产不盛，民乏其用。东阿虽历史悠久，但除去当世珍品阿胶外实无可数。历史上，东阿曾有太阿之剑、阿缟之衣，东阿县古迹之中亦有挂剑台，但早已不传铸剑之事。至于阿缟，西汉时还见于司马相如的赋中，后亦不知其传，苏日增等也只是听县里的老人说数十年前东阿县还家家夜有机杼声，到康熙末年，县民凭借织布难以为生，人皆弃此业。在苏日增等人的笔下，东阿县物产之贫乏皆因山水之不利，唯一可以为人称道并且贡于上方的物产便是阿胶，由此更加突显出阿胶与东阿的关系。正是因为出产优质阿胶，这个普通的北方小邑才声名远播。此部《东阿县志》关于阿井的记载亦转自顾炎武《肇域志》。

七、金埴《巾箱说》

《巾箱说》：

阿井在故阿城，今东阿、阳谷二县界。昔有虎爪窟其地，水出，饮之久，得精锐之气，化而为人。后因为井。此乃济水之眼，色碧而重，搅浊即澄，汲出日久味不变。《禹贡传》曰："东阿，济水所经。取其井水煮胶，谓之阿胶。"又《水经注》曰："阿城北门西侧皋上，有井，巨若车轮，深六丈。岁常煮胶，以贡天府。"是也。盖此水性趋下，服之下膈、疏痰，以益寿回生。上利国家，下济民生，坐移造化于不知不识，其为世珍，有如是哉！

制阿胶之法，选纯黑驴，饮以东阿城内狼溪河之水。至冬，取皮浸狼溪河一月，刮毛涤垢，务极洁净。加人参、鹿角、茯苓、山药、当归、川芎、地黄、白芍、枸杞、贝母，同入银锅。汲阿井水，用桑木火熬三昼夜，漉清再熬一昼夜，煎成胶，色光如镜，味甘咸而气清和，此真阿胶也。凡制者诚心诣井，一如其法，而勿吝重费，服之实有奇效。彼伪造者，徒射利欺人耳，于病奚益哉！

金埴是主要活动于康熙、雍正时期的诗人，他在其作《巾箱说》中对阿井与制胶之法进行了记载，并发表了个人观点，值得关注。金埴是浙江山阴人，因其父曾任山东郯县知县，他跟随父亲在山东生活多年，故而对于山东的风土人情颇为熟悉。金埴言阿井的井水"水性趋下"，说明其对于东阿阿胶的特质已经有所认识，他肯定阿胶医疗保健的功效，并且认为东阿之民以此谋生，"上利国家，下济民生"。金埴认为东阿阿胶之所以有奇效，不仅在于阿井之水，更在于制胶之法，可谓"炮制虽繁必不敢省人工，品味虽贵必不敢减物力"，诚心诣井，匠心熬胶，由此才有阿胶之声名远播。伪造的阿胶不过是为谋取利益而欺骗世人，于医疾并无益处，实为可恨。

八、王应奎《柳南续笔》

《柳南续笔·阿胶》：

山东兖州府有阿井，旧属东阿县，今又割属阳谷。其井之始也，或曰由于虎跑，如杭州定慧禅院泉井之类。或曰济水发源于王屋，其流伏而不见。神禹治水，凿地探之，后遂成井。其性下，其质厚，用以煎胶，治痨瘵之胜药也。按：东阿城中有狼溪，欲煎胶者，须用乌驴皮浸狼溪中百日，刮净毛垢，汲阿井水熬之，火用桑柴，三昼夜始成。以麻油收者，其色微绿；以鹿胶收者，其色微紫。并光亮如镜，味甘咸，无皮臭。其真者如是止矣，他说皆妄。若今之货者，俱杂收败革，用他水煮之，若系济水，犹可用也。《本草》云："真者质脆易断，假者质软难敲，然以假者置石灰中，则软者亦脆。"此又不可不知也。

王应奎是清代藏书家、诗人，他生于康熙二十二年（1683 年），约卒于乾隆二十四年（1759 年），著有《柳南随笔》《续笔》。其书仿宋代洪迈《容斋随笔》之例，其中有读书札记，亦有所见所闻，包含有大量关于名物根柢、风土人物的记载。在《续笔》第二卷"阿胶"条下，王应奎提到了关于阿井的两种说法，也提到阿井水性下质厚。从金埴、王应奎等人的记载中可见时人对于东阿阿胶的制造方法多有了解，特别是阿水之用。王应奎最后提到假阿胶的情况，足见伪造者造假水平之高，几可鱼目混珠。

九、洪亮吉《府厅州县图志》

乾隆《府厅州县图志·山东布政使司·泰安府》：

> 土贡紫石英、元石、石钟乳、缯缣、阿胶、防风、挂剑草、铜、铁、茧绸、苍术、桔梗、全蝎。

清代著名文学家洪亮吉在其作《府厅州县图志》中对山东的州县地理沿革、疆域、土贡等情况作了基本介绍。在其书第十四卷关于泰安府的记载中提到了泰安府土贡阿胶。洪亮吉所谓泰安府土贡阿胶，实际上就是东阿阿胶。清初，地方上承袭明代之制，东阿县仍属山东布政使司兖州府，清雍正十三年（1735 年），东阿县被归入泰安府治下，由此，上贡天府的阿胶从兖州府土贡变成了泰安府土贡。以雍正十三年（1735 年）为界，前人所谓兖州阿胶便是东阿阿胶，后之所谓泰安阿胶亦为东阿阿胶。

十、穆彰阿《大清一统志》

嘉庆《大清一统志》：

　　阿井在故阿城中，《水经注》曰："阿城北门内西侧皋上有井，其巨若轮，深六丈，岁尝煮胶以贡天府。《本草》所谓阿胶也。"《禹贡传》曰："东阿，济水所经，取其井水煮胶，谓之阿胶。用搅浊水则清，服之下鬲疏痰。"今其水不盈数尺，色正绿而重。所谓阿胶者，岁解藩司入贡，甚为四方所珍，而土人不蓄也。（卷一百六十六兖州府）

　　阿胶出东阿县。《禹贡传》："东阿，济水所经。"《水经注》："阿城北门内西侧皋上有井，其巨若轮，深六丈，岁尝煮胶以贡天府。"《宋史·地理志》："东平府贡阿胶。"今井在东阿旧县西，取其水煮黑驴皮为胶，治血症。（卷一百八十泰安府）

　　嘉庆朝本《大清一统志》是清朝第三次修订《大清一统志》，由于卷帙浩繁，嘉庆一朝未能完成。道光帝即位后，命国史馆总裁穆彰阿继续主持该书的纂修，于道光二十二年（1842 年）成书，叙事至嘉庆二十五年（1820年）止，故又称为《嘉庆重修一统志》，简称《嘉庆一统志》。此书中多处提到了阿胶。

十一、包世臣《闸河日记》

《中衢一勺·闸河日记》：

　　十一日癸酉，风略定。连日皆逆风溯流，昨日尤旺，纤挽之劳，几如上峡。十八里至阿城下闸。又二里至上闸，闸东阛阓甚盛，土产阿胶。河西三里许有角大寺，寺后百余步即阿井，井宽三尺许，深四五尺，色深黑，出井即清澈，饮之令人坠重，止中煎胶。土性沙松，甃砖不数年即坏，近唯土围，出水颇涩。阿城古甄治，陈王墓在焉，今属阳谷。唯阿井周围百步属东阿，故东阿有贡胶役。而土人颂之曰："山东有二宝，东阿驴皮，阳谷虎皮。"……

清代著名学者、书法家包世臣主要生活于嘉庆至道光年间，他是北宋名臣包拯之后。包世臣学识渊博，精于经世之学，并勤于实际考察，对于漕运、盐务、农事、刑法、军事等都提出过一些有价值的见解，林则徐南下禁烟时还曾向其询问过禁烟之法。道光九年（1829年）六月六日，包世臣由馆陶登舟南下，途经阳谷运河三镇，以其见闻写成《闸河日记》。据其书记载，包世臣亲往阿井察看，井水的颜色已经不是清初顾炎武所记载的"色正绿"，而是变成了"色深黑"，但是，此水出井即清澈，

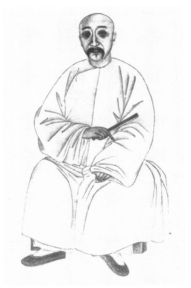

清叶衍兰、叶恭绰编《清代学者像传》包世臣像

作者应当亲见取水过程，并且可能尝过井水。段末又载当地人有歌谣说"山东有二宝，东阿驴皮，阳谷虎皮"，东阿驴皮自然指的是制阿胶的驴皮，而阳谷虎皮则源于《水浒传》中武松打虎的故事，通俗小说与民间文化的融合亦可见一斑。

十二、吴怡《东阿县志》

道光《东阿县志·物产》：

> 按阿邑所产，于日用常需犹或不足。至古所谓"太阿之剑、阿缟之衣"，近世已不知其为何物。所著名者，惟阿胶耳。此外并无美稻嘉木、异果奇花堪贡上方之物。老子曰："不见可欲，使心不乱。"亦可以息豪奢之情，而养和平之福也。然而药材非不多也，而近山者不采；鱼鳖非不美也，而近水者不食；原泉混混，不以之灌田而种稻，得毋尚疏于乘地利乎？

道光九年（1829年）所续修的《东阿县志》是由山东泰安府东阿县知县李贤书裁定、济南府邹平县知县前署东阿县事吴怡纂。在县志第二卷"物

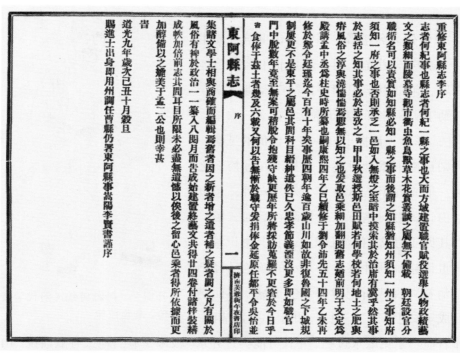

道光《东阿县志》李贤书序

产"一节，作者细数东阿县所有物产计二百余种，然尽是冬瓜、南瓜、桃、杏、迎春、牡丹等北方常见之物，未有特别。对比康熙年间的《县志》记载，可见，经过一百多年的发展，东阿县的物产依旧贫乏，所著名的还只是阿胶而已。一百多年来，东南群山上的药材、城西河池中的鱼鳖仍不被邑人采用，邑人还引水种稻，种种现状让吴怡叹惋不已，虽可以养和平之福，但地不尽其利，物不得其用，民生之困难纾。

附：靳维熙《东阿县志》

民国二十年（1931 年）所刊印的《东阿县志》由时任东阿县县长周竹生监修、清光绪戊子科优贡靳维熙总纂。此部县志修于民国时期，自然与封建王朝所修县志不同，与阿胶有关的一个大变化是此部县志直接将阿胶归于"物产"之中，而非前代县志按传统的谷、果、花、木、畜等分类法，只是在"物产"下的按语或阿井处提及阿胶。其文曰："阿胶，本邑特产，好者名为贡胶，销路甚广。"文中称"好者为贡胶"，可见尽管都是东阿所产之胶，但其中阿胶亦有优劣之别，佳品称贡胶，亦是借了皇室贡品之名。民国时期，阿胶产销愈加兴盛，在推翻帝制后，这种滋补珍品进一步打开了市场，甚至远销海外。1915年，东阿阿胶获得巴拿马国际博览会金奖，民国《山东通志》称"阿胶驰名中外，行销国内外"，这预示着阿胶的发展前景愈加广阔。

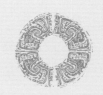

卷二 ◎ 医药典

本卷立足于医药典籍记载，从阿胶功效、应用、药理、保健等方面系统阐发阿胶在医用药用方面的古今源流。

《神农本草经》（以下简称《本经》）中首次将阿胶的功效进行总述，随后的几百年人们对阿胶的功效认知局限于"滋补"之功；直到唐朝，随着本草学的快速发展，医家对阿胶功效的认识出现第一次沉淀转折，不再拘泥于其"滋补"，扩展到其"治风""保肺"等方面的功效；到明清时期，对阿胶的使用再次出现变化——《本草纲目》对阿胶的主治应用进行了第二次沉淀总结，李时珍将阿胶的功效做了全面铺述，从病性、病位等多角度系统阐发了阿胶的功效及主治。

阿胶从古至今的应用变化与人们对其功效的认识水平不断深入密不可分。早期的《本经》《集注》中均对阿胶应用进行记载；汉代张仲景对阿胶的使用灵活合理，疗效显著，其用阿胶之法，历经千年而不衰；晋唐之时，随着对阿胶功效的扩展认识，阿胶的"药食两用"出现在历史舞台；宋元到明清，阿胶的应用更加广泛，对于其功效的探索也不断深入。清朝时期上到皇室，下到百姓均使用阿胶，其滋阴养血补血、调肺疏肝的功用在临床上被放大，其显著疗效也在临床中逐渐被验证。

近现代针对阿胶中医功效的探索，聚焦于其机制研究，阿胶的传统功效得以验证。同时基于现代医学、药学的发展，人们对阿胶的探索深入分子层面，阿胶功效所具有的多靶点、多途径特点被深入挖掘，关于其作用机制的假说和阐发不断推陈出新，如氨基酸微量元素学说、改善造血微环境学说、聚负离子基结构学说等。阿胶的中医药故事前人已经为我们铺垫，其后续的故事如何构思，需要我们的进一步探索和研究。

功 效

始于"滋补"

从中医药视角挖掘与阿胶相关的古籍文献可知，与阿胶功能主治相关

《神农本草经》书影

的记载十分详尽，如若具体探讨其功效，必应从"滋补"功效论之。阿胶功效的相关论述从《本经》发源，单以《本经》为线索进行注释的医籍便不胜枚举。

《本经》曰："气味甘，平，无毒。主治心腹内崩，劳极洒洒如疟状，腰腹痛，四肢酸疼，女子下血，安胎。久服轻身益气……"《本经》寥寥数语论述了阿胶的功效主治。《别录》所载与《本经》有所不同："主丈夫小腹痛，虚劳羸瘦，阴气不足，脚酸不能久立，养肝气。"

从《集注》的综合阐述可见，阿胶的功效主治在公元 500 年左右已经有了系统总结，其治疗范围十分广泛。从"证"而察，可补阴之不足，滋阴养肝；从"症"而看，可治疗胃脘腹部疼痛、腰部及四肢酸软。

阿胶应用发展到唐代，人们对其认识主要局限在"补虚益气，滋阴养肝"等以"补"为主的功用。古人对于某类药物的认知会结合其来源、部位等，中医称此法为"取象比类"。由于阿胶来源于动物，而动物又为血肉有情之品，因此早些时候人们对于阿胶"滋补"功效的认识与"血肉有情之品均可滋补"的理念存在相关性。

演变拓展

唐代是阿胶功效演变的转折点。唐代以后，人们对阿胶的功效认知逐渐丰满，这与唐代本草学的快速发展密不可分。唐代首创由国家组织人员编纂药典，《新修本草》是我国古代第一部官修药典，也是世界上最早的国家药典，后代的《蜀本草》《开宝本草》《嘉佑本草》都沿袭唐代旧制。它由苏敬等22人于公元695年编修成书，由于其总结了隋唐以前的药物知识，又是集体创作，内容十分丰富，使得《唐本草》的学术和科学价值较高。最早的药性专著《药性论》按《新修本草》药物目次编排，其中提到阿胶可"主坚筋骨，益气止痢"。传说唐太宗时曾派遣大将尉迟恭临东阿县，封存阿井，宣布自此之后当地闲杂人等一律不得私启井封，制造东阿阿胶，否则杀无赦，只有官家才可以"启封而取水""熬胶进贡"。从这一故事的流传可以看出，当时政府对阿胶的使用进行垄断，甚至将东阿井封存，一方面反映出东阿阿胶在当时的价值珍贵，另一方面也反映出作为原料的东阿井水在阿胶制

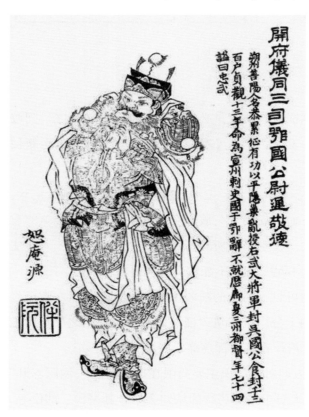

清刘源《凌烟阁功臣图》尉迟敬德像

作中起着不可替代的作用。

治"风"

《日华子本草》是著名民间药本草著作，由于书中所言药物功效、主治、附方简明实用，所言药性又有新发展，在当时也具有一定影响力。《日华子本草》在"驴"项下载："皮，煎胶食，治一切风……"其后《本草图经》《本草蒙筌》《本草纲目》中也可以看到以阿胶治疗"风病"的记载。这一功效的应用，呈现出古代人们"象"思维的树立，阿胶作为动物之"皮"，其位在表，这与"风邪"性动而易侵袭阳位、肌表相类似，进而"取象比类"，人们认为阿胶对于"风病"的治疗具有一定疗效。

保"肺"

阿胶对于肺脏的作用，特别是补肺气、益肺金的功效，在《汤液本草》《用药法象》《药鉴》《本草集要》等古籍中都有记载。如《药鉴》载："能保肺气，养肝血，补虚羸，故止血安胎，止嗽止痢，治痰治痿，皆效。"

明清时期，对阿胶"清肺""养肺"的记载更加明确，众多本草书

《汤液本草》书影

籍均有言及。《本草撮要》曾载："阿胶，功专清肺养肝。"《药品化义》卷六将阿胶归为肺药，《本草害利·肺部药队》也将阿胶归属于肺药，谓"阿胶，甘咸平，清肺养肝……"《本草便读》言："功专治嗽。藉驴皮之功用。补阴益血。力主祛风。且能润燥化痰……"诸家记载将阿胶功效进一步完善。

通过对诸多医籍的整理发现，人们在唐代对阿胶的功效进行了第一次沉淀总结，阿胶的功效逐渐从早期的"滋补"之功，过渡到这一时期在"滋补"基础上总结出的"治风""保肺"等功效。唐代本草学的发展，真正为阿胶功效的丰盈注入了活力，自此，人们对阿胶的功效认识放宽了视野，不再局限于某一疾病某一证候，为后世阿胶的广泛应用奠定了基础。

《本草纲目》总述

作为本草学集大成者的《本草纲目》是中医药文化中的一颗璀璨明珠，李时珍在书中对于阿胶的主治及应用进行了继唐代之后的第二次沉淀总结，将阿胶的功效进行了全面铺述：

> 阿胶，疗吐血、衄血、血淋、尿血，肠风，下痢。女人血痛、血枯、经水不调，无子，崩中，带下，胎前产后诸疾。男女一切风病，骨节疼痛，水气浮肿，虚劳咳嗽喘急，肺痿唾脓血，及痈疽肿毒。和血滋阴，除风润燥，化痰清肺，利小便，调大肠，圣药也。

李时珍集大成地记载了阿胶的功效，将其称为"圣药"，从病性、病位等多角度系统阐发了阿胶的功效及主治。从病性虚实角度看，阿胶既可治疗"虚邪"补虚滋阴，又可攻伐"实邪"消肿解毒化痰；从病位角度看，阿胶既可入肺化痰清肺止咳，又可入大小肠调节二便代谢，针对妇科疾病又可以疗"胎前产后诸疾"。

随着阿胶原料的变化，加上医家临床对阿胶的应用不断增加，针对阿胶的临床使用经验不断积累，阿胶"新"功效不断被挖掘，人们对其认知

《本草纲目》书影

不断丰富，这也使得阿胶在临床应用上的疗效不断得到验证。最初，阿胶归属"胶"，驴皮胶与牛皮胶并未区分，可治疗虚劳羸瘦。伴随着本草学在唐宋时期的蓬勃发展，人们对阿胶的应用乘风而行，"去风""保肺"等功效逐渐明晰，众多医籍的出现使得阿胶的应用步入转折，人们对其应用不再拘泥于一病一证，其丰富的功效逐渐被人们探识。李时珍将阿胶功效进行了全面系统的论述，《本草纲目》将阿胶的功效探索提升到新高度。本草学发展到现代，基于现代药理学及分子生物学的发展，人们对阿胶的功效已经有了全面的认识，2015 版的《中国药典》记载阿胶功效主治为："补血滋阴，润燥，止血。用于血虚萎黄，眩晕心悸，肌痿无力，心烦不眠，虚风内动，肺燥咳嗽，劳嗽咯血，吐血尿血，便血崩漏，妊娠胎漏。"《中国药典》对阿胶的记载实为其补虚、养血、祛风等功效的全面总结。

阿胶的功能主治			
专著	作者	朝代	功能主治
《神农本草经》	—	两汉	主治心腹内崩，劳极洒洒如疟状，腰腹痛，四肢酸疼，女子下血安胎。久服轻身益气，一名傅致胶
《名医别录》	陶弘景	汉末	主丈夫小腹痛，虚劳羸瘦，阴气不足，脚酸不能久立，养肝气
《备急千金要方》	孙思邈	唐（652年）	皮胶可治大风
《本草拾遗》	陈藏器	唐（739年）	凡胶俱能疗风，止泄，补虚。驴皮胶主风为最
《本草图经》	苏颂	宋（1062年）	《广济方》疗摊缓风及诸风手脚不遂腰脚无力者，驴皮胶炙令微起……
《汤液本草》	王好古	元（1298年）	《象》云：主心腹痛内崩。补虚安胎，坚筋骨，和血脉，益气止痢 《心》云：补肺金气不足。除不足，甘温补血
《用药法象》	李杲	元	阿胶止血安胎，兼除嗽痢；阿胶……其用有四：保肺，益金之气；止嗽，蠲咳之痰；补虚而安妊胎，治痿而强骨力
《本草蒙荃》	陈嘉谟	明（1565年）	风淫木旺，遍疼延肢体能驱；火盛金虚，久咳唾脓血即补。养血止吐衄崩带，益气扶羸瘦劳伤
《本草撮要》	陈其瑞	清（1886年）	功专清肺养肝。滋肾补阴。止血去痰。除风化痰。润燥定喘。利大小肠。治虚劳咳嗽。肺痿吐脓。吐血衄血。血淋血痔。肠风下痢。腰酸骨痛。血痛血枯。经水不止。妊娠尿血下血。俱以酒冲服。炒焦胶末良。小儿惊风后。瞳神不正。以胶焙人参服甚效

应 用

早期应用

《本经》将阿胶列为上品，针对其功效，言"主心腹内崩"，"心腹"指人体胸腹部位。《本经》中除阿胶外，柴胡、大枣等药也提及"主心腹"。"心腹内崩"可理解为胸腹部内脏出血，因此阿胶对胸腹内脏出血一病的疗效在当时已被认知。后言"劳极洒洒如疟状"，"劳极"是指虚劳病证，"洒洒如疟状"如"疟疾"一样，此"疟疾"不同于现代传染病学所定义的因感染疟原虫引起的虫媒传染病。古时"疟疾"泛指一类出现既怕冷又畏热，冷热交替症状的疾病。汉代张仲景《金匮要略》薯蓣丸治疗"虚劳诸不足"，方中阿胶亦是取其治"劳极"之功。而后《本经》又言："腰腹痛，四肢酸疼。"中医针对"痛"的理解包括"不通则痛""不荣则痛"，《神农本草经读》云："脾为后天生血之本，脾虚则阴血内枯，腰腹空痛，四肢酸疼，阿胶养血补脾阴，故能治之。"最后，《本经》提到阿胶应用于妇科疾病——"女子下血安胎"。阿胶补血止血，可以治疗崩漏、经期出血量大，并有安胎之功，如《本草发挥》言："阴不足者以甘补之，阿胶之甘以补血。"《得配本草》云："阿胶固胎漏，止诸血。"

《集注》将阿胶在《本经》和《名录》中的记载进行了总结阐发。阿胶一药既可治以"心腹内崩""腰腹痛"为代表的一系列疼痛之症，又可疗妇人"下血"、男子"虚劳羸瘦"等阴气不足之症。胃脘及腹部疼痛难

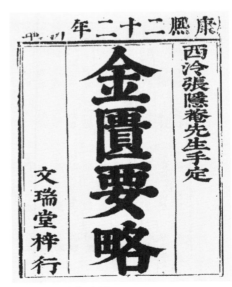

《金匮要略》书影

耐（甚则出现"劳极洒洒如疟状"）、腰腹部疼痛、四肢酸疼、女子下血、男子小腹痛、虚劳羸弱归结于"阴气不足"，而阿胶可以"养肝气"。

张仲景对阿胶的拓展使用

"医圣"张仲景在使用阿胶时多取其滋阴补血、安胎止血之功。在《伤寒论》中应用阿胶的方剂有 4 首，《金匮要略》中应用阿胶的方剂有 9 首，除去重复共 11 方。我国著名中医学家岳美中先生曾言仲景之书"察证候而不谈病理，出方剂而不言药性"。历代医家与注家往往以后世用药经验诠释仲景用阿胶之法，似乎未能真正体会阿胶使用之内蕴。清代中医巨擘徐大椿（字灵胎，号洄溪）在《神农本草百种录·序》中说："汉末张仲景《金匮要略》及《伤寒论》中诸方……其用药之义，与《本经》吻合无间。"结合《本经》用药宗旨，深入探讨仲景方中配伍应用阿胶的规律，互相印证，有助于临床辨证用药，提高疗效。

合黄连以清热

《伤寒论》的黄连阿胶汤载："少阴病，得之二三日以上，心中烦，

《医宗必读》书影

不得卧，黄连阿胶汤主之。"黄连阿胶汤取黄连四两，黄芩、芍药各二两，鸡子黄二枚，阿胶三两。在方后注中言："上五味，以水六升，先煮三物，取二升，去滓，内阿胶烊尽，小冷，内鸡子黄，搅令相得，温服七合，日三服。"此证由于少阴寒邪从阳化热，导致肾水不足，心火有余，水火呈"否卦"之象，心肾不交而心烦失眠。此方取阿胶滋阴，合黄连以清热除烦、滋阴安神，为后世用治阴虚之证的范例。而结

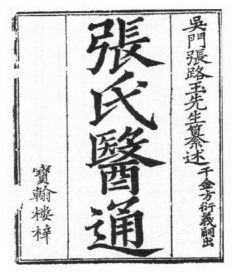

《张氏医通》书影

合仲景用药惯例，阿胶在黄连阿胶汤中胶连配合使用时，患者应当有下利脓血等症状，如《金匮要略》中的白头翁汤加甘草阿胶汤，即是以阿胶配合黄连共奏清热养阴止利之功，以治疗妇人"产后下利虚极"之证。因此，黄连阿胶汤方使用时应有"下利"之症，后世在应用黄连阿胶汤时亦可见于治疗便血、尿血等症。《张氏医通》"治热阴血便红"，《医宗必读》言"治毒下利脓血，少阴烦躁不得卧"，均是效仿仲景用药之义以奏当时之功。阿胶对"下利"的应用也体现出其"止血"之效。

配生地以养血止血

生地黄甘苦而寒，可养阴止血，清热生津，与阿胶同用可共奏补血止血之效。《伤寒论》中炙甘草汤（异名复脉汤）载："伤寒脉结代，心动悸者，炙甘草汤主之。""咳而唾涎不止，咽燥，口渴，其脉浮细而数者，此为肺痿，炙甘草汤主之。"炙甘草汤主要用治阴血不足、阳气虚弱所导致的"心悸"，类似现代医学中心动过速、心率过快等心脏疾病，或阴虚化燥、气血津亏所致的虚劳肺痿。方中阿胶、地黄并用，合麦冬、麻仁以养心血、滋心阴、充血脉，再配参、姜、桂、酒以宣阳化阴、通血脉，共同发挥益心气、养心血、振心阳、复血脉的作用。又如《金匮要略》黄土

《伤寒论》书影

汤:"吐血不止者,柏叶汤主之,黄土汤亦主之。""下血,先便而后血者,此远血也,黄土汤主之。"黄土汤由灶心黄土半斤,甘草、干地黄、白术、附子(炮)、阿胶、黄芩各三两组成,其中阿胶、地黄相配,可滋阴、养血、止血,再合术、附、灶心土以温阳健脾、涩肠止血之品,以治疗脾气虚寒、脾阳不足、脾不统血所致的便血。另外,《金匮要略》的胶艾汤载:"妇人有漏下者,有半产后因续下血都不绝者,有妊娠下血者。假令妊娠腹中痛,为胞阻,胶艾汤主之。"胶艾汤中阿胶用量二两,以配合地黄养阴止血,配艾叶和生地黄、芍药、当归、川芎(上四味合为"四物汤"方)以温经暖宫、养血和血,以治疗阴血亏虚、冲任损伤所致的崩漏、胞阻或胎动不安。此外,在《金匮要略·妇人产后病脉证治第二十一》篇中附方《千金》内补当归建中汤的方后注云:"若去血过多,崩伤内衄(《千金》作"内竭")不止,加地黄六两,阿胶二两,合八味,汤成内阿胶。"以此可以揆知张氏炙甘草汤等方中地黄、阿胶并用之旨,即是为了止血养血。

协人参以益气止血

《金匮要略》中用温经汤治疗冲任虚寒兼有瘀血所致的崩漏证。原文载："妇人年五十所，病下利数十日不止，暮即发热，少腹里急，腹满，手掌烦热，唇口干燥，何也？师曰：此病属带下。何以故？曾经半产，瘀血在少腹不去。何以知之？其证唇口干燥，故知之。当以温经汤主之。"仲景以人参、阿胶并用以补益中气兼养血止血，再配吴茱萸、生姜、桂枝温经散寒暖血，当归、川芎、芍药、丹皮养血和营行瘀，麦冬、半夏润燥降逆，共成温补冲任、养血祛瘀之剂。

伍艾叶以温经止血安胎

前方中所涉及的《金匮》胶艾汤，包括后面的胶姜汤俱以阿胶、艾叶并用，可温经止血、养血安胎。其中胶艾汤中既以阿胶配地黄以养血止血，又以阿胶配艾叶以温经止血，共奏暖宫调经、和血止血之功，以治冲任不调、阴血下漏之证。宋代《局方》根据仲景胶艾汤化裁提炼出后世治疗血证的四物汤，元代王好古以四物汤为基础又创立诸多方剂合称"妊娠六合"载于《医垒元戎》，其中以阿胶、艾叶合四物汤形成的胶艾六合汤治疗妊娠血海虚寒腹痛，或冲任虚损、胎动腹痛、血漏等。清代莫枚士《经方例释》中言："仲景止血药例，多以胶艾并用。"而后世更以阿胶、艾叶为止血安胎之要药。《妇人大全良方》根据胶艾汤用阿胶二两和艾叶三两组成胶艾汤，治疗腹痛漏下淋漓、胎动不安、下血诸症等妇科疾病，用药虽简，但功效显著。民国医家陆渊雷《金匮发微》曰："胶姜汤方治虽缺，其必为胶艾汤加干姜无疑也。"可见亦是阿胶、艾叶并用，并配干姜，以温补冲任、养血止血，用治冲任虚寒、不能摄血、漏下不解的陷经证。

协滑石利水通淋

《伤寒论》猪苓汤方即阿胶、滑石相协，以清热、利水通淋，合二苓、泽泻等利水湿之品，以治"脉浮发热，渴欲饮水，小便不利者"及"少阴病，下利六、七日，咳而呕渴，心烦不得眠者"。成无己《注解伤寒论》曰："阿胶、滑石之滑，以利水道。"莫枚士《经方例释》曰："滑石下利大小肠，阿胶下达，为治小便不利之专方。滑石阿胶并用者，利下焦也。《千金》滑胎令易产方，亦滑、胶并用，取此。"

依仲景用阿胶惯例推测，猪苓汤治小便不利，必为血淋，当有尿血，治下利，必有脓血。日本医家矢数道明《临床应用汉方处方解说》言："本方中……阿胶既有止血作用，又有缓解窘迫症状之功。阿胶泻血热，并能止出血；滑石利尿道，清下腹之热。"金元四大家之一的朱震亨在《丹溪心法》中用胶艾汤治疗溺血，只将仲景原方减少当归、艾叶用量。

佐大黄、甘遂破血逐水

阿胶性易下行，且有滑利之功，故佐大黄、甘遂以破血逐水，以治"妇人少腹满如敦状，小便微难而不渴"的水血俱结血室证。清代巨擘尤在泾于《金匮要略心典》中曰："加阿胶者，所以祛瘀浊而兼安养也。"《本草思辨录》亦言："阿胶以济水黑驴皮煎炼而成，性易下行，且滑大肠……盖其补血润液而下行，不致掣燥湿、破结、行瘀、下血、逐水之肘，且能辅其不逮，故有需于阿胶。"绝不能仅执养血扶正、使邪去而不伤正之见而责阿胶。

仲景在治疗心动悸、阴虚失眠、水道不利、胎动漏下、经水不调、产后下利、肠风下血、虚劳、阴虚劳嗽等疾病中广泛使用了阿胶。

一、治心动悸脉结代

《伤寒论》177 条云："伤寒脉结代，心动悸，炙甘草汤主之。"《金匮要略》："《千金翼》炙甘草汤治虚劳不足，汗出而闷，脉结悸，行动如常，不出百日，危急者十一日死。"《伤寒论》《金匮要略》两方用药相同。伤寒脉结代，所谓"结脉"，178 条云："脉按之来缓，时一止复来者，名曰结。又脉来动而中止，更来小数中有还者反动，名曰结阴也。""代脉"者，又曰："脉来动而中止，不能自还，因而复动者，名曰代脉也。得此脉者必难治。"总之，结代脉是因气阴两伤或气血亏虚所致。仲景应用炙甘草汤治疗，取炙甘草健脾缓中，甘温益气，以生血之源为君；臣以阿胶养血滋阴，尤可补益心血；更佐以人参、麦冬、生地、桂枝、生姜、麻仁、大枣等以气阴双补，合而用之，使气血充足，阴阳调和，则心动悸脉结代则可自愈。

二、治阴虚失眠

《伤寒论》303 条云："少阴病，得之二三日以上，心中烦，不得卧，黄连阿胶汤主之。"本证乃指少阴病邪从热化，阴虚血少，故心阳亢奋，神明失守，血不养心，虚火炎上，则水火不能相济，所以心烦不得卧。以黄连、黄芩清心除烦，阿胶滋补阴血，芍药和营，鸡子黄滋润，诸药相配，共奏育阴清热、养血安神之功。临床上常用此方治疗水亏火旺，心肾不交的失眠或口舌生疮诸证。

三、治水道不利

《伤寒论》223 条云："若脉浮发热，渴欲水，小便不利者，猪苓汤主之。"319 条又云："少阴证，下利六七日，咳而呕渴，心烦不得眠者，猪苓汤主之。"223 条虽位于阳明病篇，证见渴欲饮水，小便不利，但要与白虎加人参汤证的"烦渴汗出"相鉴别，此证乃因水热互结而小便不利，仲景方药简力专，医用其方需细察其义。

纵观仲景使用阿胶，虽然以治疗各类血证为主，但如若配伍得当，亦可发挥安胎、止利、利水之功。张仲景虽身处汉代，但临床用药灵活合理，疗效显著，其用阿胶之法，历经千年而不衰，值得后世深入思考与探究。

晋唐之时药食两用

晋唐时期，阿胶既用于补血止血治疗出血诸症，又用于补益虚损，此

《备急千金要方》书影

时的阿胶为药食两用之品。东晋时期的《小品方》中胶艾汤取阿胶一斤，艾叶一苕，治损动母胎，腹痛。我国最早的临床百科全书《备急千金要方》中单以阿胶为主组成的治疗妇科疾病方剂有 40 余首，葱白汤中阿胶用量二两以治疗"妊娠胎动不安，腹痛"，发挥其益气养阴之功。《经效产宝》在《妊娠安胎方论》《胎动不安方论》篇中多次使用阿胶组方，如黄连汤主治"妊娠腹痛，下痢不止"，方中炙阿胶二两，有止血、安胎之功。

宋元时期广泛应用

这一时期以阿胶为主的方剂较前代明显增多，并且应用范围更广泛。《日华子本草》总结了阿胶的主治："治一切风，鼻洪、吐血、肠风、血痢及崩中带下。"《普济本事方续集》卷三记载，用阿胶入方，可治妇人血气刺痛、大小腹痛并血脉不调，走疰疼痛。阿胶对血症的治疗效果此时已得到进一步验证。在《太平圣惠方》中用阿胶二两（捣碎，炒令黄燥），蒲黄二两，生干地黄四两成阿胶地黄汤治疗肺病中热伤肺脏、唾血不止。在宋代第一部官修方书《太平圣惠方》之后出现的《局方》中记载了大阿胶丸的主治："肺虚客热，咳嗽气急，胸中烦悸，肢体倦疼，咽干口燥，渴欲饮冷，多唾涎沫，或有鲜血，肌瘦发热，减食嗜卧。又治或因叫怒，或即房劳，肺胃致伤，吐血呕血，并宜服之。"

值得一提的是，最早记载"感冒"一词的宋代医书《仁斋直指方》中载阿胶散同治肺病——肺破嗽血、唾血，方中阿胶、白芨用量最大。由宋徽宗主持编纂的《圣济总录》载阿胶饮主治久咳；阿胶芍药汤治疗"便血如小豆汁"；阿胶汤治鼻衄不止。可见，宋元时期关于阿胶的主治范围较汉唐时期更广，由治疗"血证"发展到治疗咳喘、便涩等肺部疾病，甚至包括眼目之疾。

明清时期扩大应用

李时珍在《本草纲目》中将阿胶称为"圣药"，一举将阿胶的临床价值推向新高潮。同时期的《证治准绳》中将炒阿胶分别用于阿胶饮及黄连

《名医类案》书影

阿胶丸治疗遗尿不止等小便不利之证，另外又将阿胶用于妇科疾病，载阿胶散治疗妊娠五月胎动不安、阿胶汤治疗滑胎。在《古今医鉴》中记载的胶艾四物汤主治妇人血虚火旺，血崩不止。《孙文垣医案》卷三中，经诊治确认病人戴氏为"虚"无疑后，用补中益气汤加阿胶等进行治疗，效果甚好。《名医类案》中阿胶临床应用的记载亦颇多，如卷一所述患有肺虚之症的妊娠妇女和伤肺之症的童子，均可用阿胶入方进行调理。可见，明朝多以阿胶治疗下焦之疾，从小便不利到妇人血证均可奏效，伴随着阿胶的临床应用，阿胶的功效得到不断的检验。

阿胶在清朝临床应用更加广泛。这一时期阿胶用于滋阴润燥、补血止血的方剂依然较多，如《医门法律》载方清燥救肺汤，是现代中医本科各版本教材中不可或缺的方剂，其中用阿胶八分，全方用以治疗温燥伤肺、气阴两伤证；《杂病源流犀烛》中的阿胶四物汤主治血虚咳嗽。叶桂的《临证指南医案》载阿胶为"血肉有情之品，滋补最甚"。《本草纲目拾遗》言阿胶"治内伤腰痛，强力伸筋，添精固肾"，提出阿胶的补肾之功。

《本草纲目拾遗》书影

　　中医学发展到清中叶，温病学说红极一时，诸多温病专著问世，如温病学家吴鞠通在《温病条辨》中加减复脉汤、一甲复脉汤、二甲复脉汤、三甲复脉汤中均有阿胶，取阿胶的滋阴养血之效，配伍龙骨、牡蛎或鳖甲以镇静潜阳息风。此外，吴氏大、小定风珠是治疗虚风的代表方，其中大定风珠主治"下焦温病，热邪久羁，吸烁真阴，神倦瘛疭，脉气虚弱，舌绛苔少，时时欲脱者"，重在滋阴养液，柔肝息风；小定风珠主治"温邪久羁下焦，消烁肝肾阴液，虚火上冲，发为痉厥呃忒，脉细而劲者"，重在滋阴潜阳，息风降逆。

　　清代后叶，俞根初《通俗伤寒论》记载阿胶鸡子黄汤主治"热邪久羁，灼烁阴血，筋脉拘急，手足瘛疭，类似风动，或头目眩晕，舌绛苔少，脉细数者"，方中用阿胶二钱。俞氏同书又有阿胶黄连汤，用陈阿胶三钱（烊、冲），方以治肾阴不足，心火亢盛，症见"心烦不寐，肌肤枯燥，神气衰弱，咽干溺短，或有咽痛，便下脓血"。此方实际为仲景黄连阿胶汤加生地黄而成，全方滋阴兼以清火，对心肾阴虚而夹火亢者，效用较原方更优。

参考阿胶涉及的清代医案可知，阿胶滋阴补血、养血益阴、疏肝养肝之效于临床上应用极为普遍。

补血方

阿胶在补血方中最常应用，朝中医案如乾隆朝惇妃似妊治案中，惇妃因少血、血不得滋养而致假妊之象，用到的加味四物汤、温经丸等方剂都含有阿胶，均为滋血补血方；道光朝全贵妃因气血虚、荣分伤而需大补气血，故用人参合阿胶珠共奏益气养荣的人参养荣汤，以调养荣血。此类大补气血的方剂在清宫医案中所见颇多。而用不同炮制方法得到的阿胶入药的十珍丸（女金丹）、胶艾四物汤、益母丸等方剂，临床应用效果颇好，此应与阿胶补血之功效紧密相关。

调肝方

中医脏象理论认为"肝藏血"，阿胶在调血的同时亦可保肝，疏肝、养肝、调肝方中也常见阿胶。道光朝全贵妃因肝气不舒、劳碌伤脾，以致胸满胁胀，医家以蒲黄炒阿胶入方逍遥归脾汤，发挥疏肝健脾之功效。而在道光朝琳贵妃妊娠下血治案中用到的和肝养荣汤，同样是调肝用药，是通过和肝养肝达到调理月经的功效，方中用蛤粉炮制所得阿胶珠入药；再如光绪朝瑾贵妃也因病在肝，经后肝虚脾倦，以致左耳轰鸣、头眩体倦，故用炒制之阿胶与它药组成养肝健脾的方剂进行调理。综上，阿胶在养肝、疏肝、调肝方面的临床疗效也是可见一斑。

养阴方

从"血"的角度出发，"血"既与肝相关，又与"阴"相应。中医认为"血"属阴，阿胶可以养血养肝，亦可益阴养阴。官家医案中乾隆时期三阿哥因阴分微亏，肝经血热，上灼肺气，导致呛嗽吐血，因此用蒲黄炒制后阿胶入济阴养肝汤方义，发挥其补阴养肝之能。光绪朝总管崔玉贵久咳不缓，所用调养之方均有益气养阴之功效，此亦说明阿胶养阴之功效在临床已十分常见。

养肺方

自道光始，用于养肺清肺的阿胶方已屡见不鲜。阿胶针对肺部的用药思路，与医家对其功效认知过程息息相关，正如前文所言，阿胶最初之时用于虚痨病症，后发展到"去风"之功，明清时期明确了阿胶清肺养肺的功效，《药品化义》《本草害利》均将阿胶放在肺药纲目之下，因而清宫医案中也不乏阿胶对肺部疾病的应用案例。

自《本经》开始，阿胶的应用进展与其功效的不断丰富完善相辅相成。早期阿胶的应用较为拘束，这与当时人们对其功效认知的局限性相关。随着唐代对阿胶功效的转折拓展，其应用也逐渐出现了"药食两用"之法。受宋朝上层建筑的影响，中医药蓬勃发展，这为阿胶的广泛应用从政府层面提供了保障。明清时期，涌现出的一大批医家都十分重视阿胶的使用，众多医案的记载为未来阿胶在临床广泛的应用方向提供了参考。

药　理

随着药理学、生药学在现代医学体系中的发展，人们对天然药物、传统中药的认识逐渐寻求现代医药科学的支撑，对有几千年用药历史的阿胶逐步开展深入的循证医学研究，持续揭示其机理，为今后更合理使用阿胶提供依据。而通过其机理的研究，我们又发现很多新的阿胶适应症。

阿胶的化学成分

阿胶的有效成分复杂，富含多种微量元素、氨基酸、多糖类化合物、油脂类化合物、蛋白质等，其中蛋白质含量在 60% 以上。含量最多的蛋白是驴血清白蛋白。多项研究表明，阿胶中铁元素、锌元素、锰元素含量较高，还富含有其他金属元素。阿胶中还含有 18 种氨基酸，其中含量最多的甘氨酸占 13.36%，人体必需氨基酸占到总氨基酸含量 50% 以上。除此之外，阿胶中还含有很多小分子化合物，如异硫氰酸甲酯、透明质酸等。硫酸皮肤素是一种天然糖胺聚糖，目前从阿胶中分离出来的多糖成分仅有硫酸皮肤素一种。

阿胶的现代药理作用

现代药理研究发现阿胶在调节血液系统、调节免疫系统、抗衰老、抗肿瘤、骨骼修复等方面具有一定作用。

调节血液系统

研究表明，阿胶可以显著提高骨髓抑制小鼠外周血细胞和骨髓单核细胞数量、逆转胸腺和脾萎缩，改善骨髓抑制小鼠的造血功能，并且存在剂量相关性。血小板的主要生物学功能是通过形成血栓以凝血、保持血管完整性，而阿胶可以促进血小板再生，升高血小板含量、缩短部分凝血酶原活化时间，以保持凝血状态、提高骨髓造血功能，大剂量阿胶作用更加显著。

调节免疫系统

阿胶可以破坏或排斥侵袭人体的抗原物质，同时还可以消除机体的病原物质或肿瘤细胞。由阿胶研发出的阿胶枣可以增强小鼠免疫功能，调节小鼠免疫系统。通过研究阿胶对免疫低下模型小鼠免疫功能的影响，发现阿胶可能通过抑制肿瘤坏死因子 – α 表达增强免疫功能。

调节心血管系统

阿胶对心血管系统的保护作用也值得肯定。阿胶可以降低血液黏稠度，改善血管通畅性，降低各类心血管疾病的发病率。针对高脂血症大鼠的研究发现，阿胶可以改善其血液流变学指标，而中成药复方阿胶浆对心血管系统功能的保护作用也逐渐被揭示。

抗衰老

阿胶中含有酰奎尼酸、桃叶珊瑚苷等成分，可以缓解过氧化氢诱导的氧化损伤，改善氧化应激，达到延缓衰老的作用。有研究表明，阿胶的抗衰老机制可能是通过提高超氧化物歧化酶、谷胱甘肽过氧化物酶等活性，降低丙二醛水平实现的。

抗肿瘤

阿胶及其复方制剂对肿瘤细胞具有抑制作用，同时可以减轻放化疗带来的副作用，促进机体功能恢复。多项研究表明，阿胶对巨噬细胞有抗凋亡作用，同时降低细胞凋亡因子的表达。另外，针对化疗后的不良反应，阿胶复方制剂复方阿胶浆可以升高白细胞水平，保护化疗患者骨髓，同时可以治疗肿瘤患者的癌性疲乏，提高其生活质量。

骨骼修复

阿胶可以改善机体钙平衡，促进钙吸收，增高血钙，增加骨密度，增加巨核细胞的聚集，增强其活性，促进骨愈合。另外，阿胶还可以明显提升成骨细胞骨保护素 mRNA 水平和骨钙素含量。

其他作用

除上述药理作用，阿胶还具有增强记忆力、抗疲劳等作用。有研究表明，阿胶、天麻等中药可以显著减轻铅对学习记忆的损害作用；阿胶复方制剂可以有效缓解机体疲劳，提高机体组织对疲劳的耐受力。经过实验验证，麻醉猫反复从股动脉放血造成严重出血性休克，静注 5%-6% 阿胶溶液约 8ml/kg，能使极低水平的血压恢复至正常水平，验证了阿胶在抗休克方面的作用。此外阿胶还可以改善动物体内钙平衡，促进健康人淋巴细胞转化作用。

近年来，众多科研机构借用先进的科学技术，发现阿胶在治疗 β‒地中海贫血患者妊娠期贫血、肺功能低下模型的保护作用、治疗卵巢功能不全、促进皮肤胶原蛋白吸收以及复方阿胶浆在抗疲劳、治疗登革热和抗化疗引起骨髓抑制研究等方面的药理作用。

在阿胶有效成分研究方面，上海中医药大学研究结果表明，通过东阿阿胶国家非物质文化遗产所传承的独特工艺炼制，阿胶的活性多肽有上千个位点发生了糖基化反应，生成了很多新的糖肽类活性物质，该研究进一步揭示了阿胶核心功效的物质基础。上海市计划生育科学研究所相关科研团队通过动物实验证实了阿胶在治疗卵巢功能不全的功效，阿胶可以增加原始卵泡的数量，修复卵巢功能，调节女性激素水平，延缓卵巢早衰。

目前西医对 β‒地中海贫血患者妊娠期贫血尚无有效治疗药物。广州中医药大学罗颂平教授团队在临床研究中首次发现，阿胶对 β‒地中海贫血患者妊娠期贫血具有很好疗效，并且转录组学研究表明阿胶能稳定红细胞膜的结构，延长红细胞寿命。对于怀孕期间有阴血亏虚的孕妇，少剂量多次服用阿胶，能有效改善睡眠，更有利于孕期健康和产后恢复。

中国医学科学院药物研究所研究员靳洪涛团队基于代谢组学手段，采用人工细颗粒物 (PM2.5) 滴注模型，在国际上首次发现了阿胶通过精氨酸代谢通路，有效提高和保护肺功能，减少上呼吸道炎症，修复肺纹理状态。后续将继续对阿胶润肺、润燥、保护肺功能的机制进行持续深入研究。

中国中医科学院医学实验中心教授王毅采用活体成像新技术，实时观测研究表明，无论在生理、病理条件下，口服阿胶均可以补充皮肤胶原蛋白。对青年健康小鼠主要是补充Ⅲ型胶原蛋白增加皮肤弹性，对于气虚小鼠主要补充Ⅰ型胶原蛋白，这为服用阿胶具有美容养颜功效提供了新的科学证据。

多年研究复方阿胶浆治疗登革热的印度尼西亚苏拉巴亚中华医院院长李治良团队发现，复方阿胶浆能显著提升人体造血系统机能，提升血小板，增加人体免疫力，对治疗登革热具有显著疗效。浙江大学药物信息学研究所副教授钱景对复方阿胶浆用于化疗后骨髓抑制病人的辅助治疗进行了系列药理及机制研究，通过化疗药引起骨髓抑制的小鼠模型，用包括骨髓干细胞、骨髓造血组细胞、有核细胞素等现代国际公认的评价骨髓抑制的科学指标，证实复方阿胶浆具有促进化疗后骨髓功能恢复的效果。使用国际公认的模型和评价指标得出的结果还是非常可信的，为临床使用提供了扎实的研究基础和科学依据。

此外，复方阿胶浆中的各种成分作用于不同的靶细胞，通过不同的分子机理起到协同作用，发挥独特优势。中国中医科学院临床药理所相关研究团队采用循证医学、流行病学、统计分析学等技术和方法对复方阿胶浆进行整合医学研究。其研究在消费者服用后的真实世界情况下，采用严谨、科学的方案，获得该品种在更广大人群中的有效性、安全性的证据，以此服务更广大的人群。

沈阳体育学院针对复方阿胶浆的抗疲劳研究发现，复方阿胶浆对抗疲劳具有明显优势。2012 年其相关团队启动了复方阿胶浆提高运动员抗疲劳能力的研究，通过不同的给药剂量和服用周期的研究表明，复方阿胶浆具有补血补气的双重效应，抗疲劳效果也十分显著，可以提高血红蛋白水平，提高运动员有氧运动能力，快速消除运动疲劳，改善身体状况。

保　健

　　阿胶的药食同源应用在晋唐时期已经出现，直到现在，人们在日常生活中经常以阿胶制品作为保健食物来达到养生目的。

　　以阿胶作粥，有阿胶粥、寿胎粥、参芪保胎粥、阿胶粳米粥等。阿胶粥以15克阿胶、100克糯米为原料调制而成，可以滋阴润肺，养血安胎。寿胎粥取阿胶12克，桑寄生、续断各20克，菟丝子30克，粳米60克，红糖适量，将桑寄生、续断、菟丝子水煎取汁，阿胶烊化待用；粳米洗净和药汁一起煮粥，待煮将熟时加入阿胶汁煮沸，食用时加入红糖。寿胎粥可益气固肾，安胎止血。用于肾气不足，胎气不固，症见妊娠期阴道少量出血，色淡暗，腰酸而小腹坠痛等。对于气血亏虚的胎气不固，可服用参芪保胎粥，用党参15克，黄芪、阿胶、生地各20克，粳米60克，红糖适量。该粥先将党参、黄芪、生地水煎取汁，阿胶烊化待用；粳米洗净入药汁煮粥，将熟时加入阿胶汁及红糖，服用可补气养血，固肾安胎，也同样适用于妊娠阴道少量流血，腰腹坠痛等症状的保胎保健。针对癌症患者的食疗保健，可以服用简单的阿胶粳米粥，将60克阿胶和200克粳米合用，此时阿胶无需烊化，仅将其捣碎，先煮粥后入阿胶，边煮边搅匀，再加入红糖，调和拌匀，稍煮即可。阿胶粳米粥可以增强体质，提高免疫力，对于癌症患者大有裨益。

　　此外鸡蛋阿胶汤、猪皮阿胶红枣汤等汤食的应用也十分广泛。鸡蛋阿胶汤：将阿胶烊化后加入鸡蛋，稍放凉后加入适量蜂蜜，早餐之前服用可缓解咳嗽，对于久治不愈的咳嗽及哮喘有良好效果；而猪皮阿胶红枣汤可以滋阴清热，益气养心，可以用于治疗体虚乏力，面色苍白，低热盗汗，心悸失眠等症的调养。阿胶红枣、阿胶酒等其他阿胶制品也是日常生活中经常见到的阿胶药食两用品。阿胶红枣：在水中加入 10 枚左右红枣，煮熟后加入 5 克阿胶继续煎煮，直到阿胶融化，最后加入红糖，可以治疗心悸失眠。阿胶酒：取 50 克阿胶，加入适量黄酒，煮沸后等到酒干，阿胶完全融化，每日可服用两到三次，对于面色无光、疲劳瘦弱、心悸眩晕等有良好效果。

现代阿胶加工后比较滋腻，容易影响脾胃，所以，阿胶作为中药，在日常应用过程中应适量，对于胃部胀满、消化不良、纳差，属中医脾胃虚弱者应慎用阿胶。特殊人群日常服用需要听从中医师临床建议，切不可盲目服用，感冒、咳嗽、腹泻等疾病发生时，或月经来潮时，应停服阿胶，待病痊愈或停经后再继续服用。另外由于药食两用方中常见红糖，因此糖尿病病人也不可妄用。

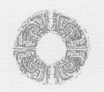

卷三 ◎ 产地典

天下阿胶出东阿，东阿以阿胶而闻名。东阿县作为阿胶的发源地和主产区，有着悠久的历史和深厚的文化底蕴。以明产地，方知"道地"，故本书设产地典一卷。本卷主要探讨东阿县治所的历史变迁及旧治产胶概况、现今的东阿县与东阿阿胶以及东阿阿胶生产的"地利"——东阿县地下水。

历史上，东阿县治曾多次因水患而迁移，而水资源正是阿胶生产的关键要素之一，黄河的泛滥和改道都直接影响到炼胶取水，所以，水文条件与行政治所的变化直接促使阿胶产业群随县治迁转。因水而迁，不仅是为了确定合适的县治所在地，也是为了寻找更利于阿胶生产的自然地理条件。阿城镇、东阿镇、旧县乡等处都曾是东阿县治地，但由于历史、水文等条件的变化，其阿胶产业发展规模差别较大。东阿阿胶作为现今阿胶行业龙头，坚持道地生产，严格品控，集群发展，注重宣传保护，走出了一条新的发展道路。东阿阿胶的成功离不开优质的东阿地下水，其与古阿井同流同源且水质更优，成为东阿阿胶的"法宝"之一。

东阿治所概述

东阿古称"阿城"，春秋时期设邑，秦朝置县，有着悠久的历史。在两千多年的历史长河中，东阿的治所曾多次迁徙，其所辖范围也多有变更，建置不可不明。以古东阿有贡胶役，东阿阿胶的主产地亦随县治而迁转，是则明其治所之变，便可知东阿阿胶产地之转移，故本目先述治所之变。

东阿治所变迁

春秋时期，阿城之地称为"柯"，齐鲁两国曾在柯地会盟。《春秋·庄十三年》记载："冬公会齐侯，盟于柯。"杜预《春秋经传集解》曰："此柯，今济北东阿，齐之阿邑。犹祝柯，今为祝阿。"鲁国侠客曹刿曾在齐鲁两国于柯地会盟时挟持齐桓公，要求其归还侵占的鲁国领地。战国时，"柯"改称"阿"，又称"阿邑"。"阿"之名乃是以地理形势而来。《尔雅·释地》曰："大陵为阿。"《说文解字》："阿，大陵也。"康熙《东阿县志·沿革》："或曰：'邑何以名东阿？'曰：'阿盖有二，在赵者曰西阿，在齐者曰东阿。阿者，大陵。又曲隈也，在河之曲隈矣。'"《汉书·地理志》"东阿"下注曰："应劭曰：'卫邑也，有西故称东。'"古济水与濮水自阿邑东南而入，河曲形成了一片大沙陵，故而称为"阿"地。"阿"地分为两片，位于齐赵边境，西部属赵，称西阿，东部属齐，称东阿。

自先秦至唐宋，东阿因处华北交通要冲，素为兵家必争之地，先有春秋时齐鲁诸国多次会盟于此，后又多历战火洗礼。《史记·项羽本纪》中就提到"项梁自号为武信君。居数月，引兵攻亢父，与齐田荣、司马龙且军救东阿，大破秦军于东阿"，又"彭越击楚于东阿"。清康熙《东阿县志》载："谷城南与鲁接，东阿西与卫临，列国之聘享往来其境，史不绝书，亦四达之道矣。东汉之末，曹氏起兵兖州，以东阿、范、郓城三邑为根本，至比于关中、河内。南北朝画河为境，邑在河济之交，南人北伐者先攻焉，又争地也。至于唐宋之际，赵魏诸藩夹河而战……"可见其地理位置之要。

公元前221年，秦王嬴政一扫六合，统一天下，行郡县制，于东阿设县，属东郡。两汉之时，东阿县与谷城并置，治属东郡。《汉书·地理志》记载："东郡，户四十万一千二百九十七，口百六十五万九千二十八。县二十二：濮阳，（畔）观，聊城，顿丘，发干，范，茌平，东武阳，博平，黎，清，东阿，离狐，临邑，利苗，须昌，寿良，乐昌，阳平，白马，南燕，廪丘。"三国时期，东阿仍属兖州部东郡，曾为曹植封地。晋时，东阿属济北国。

南北朝时，由于天下纷乱，政权更迭频频，东阿的建置归属亦多有变。南朝宋孝武帝大明元年（即北魏太安三年，457年），省东阿入谷城，地属兖州部济北郡。后魏时，复置东阿县，属济北郡，谷城属东济北郡。北魏太和十年（486年），为避黄河之患，东阿县由阿城原址东迁二十里。北齐时，又省谷城入东阿，属济州部。《括地志·济州·东阿县》云："东阿故城在济州东阿县西南二十五里，汉东阿县城，秦时齐之阿也。"叶圭绶《续山东考古录·兖州府下》："后魏东阿县地，魏复置东阿于故城东二十里。"《续山东考古录·泰安府下》称："又东阿有东阿城，是后魏已非汉治，自是迄唐，东阿未迁治。"关于此次东阿县治的迁移，史志中

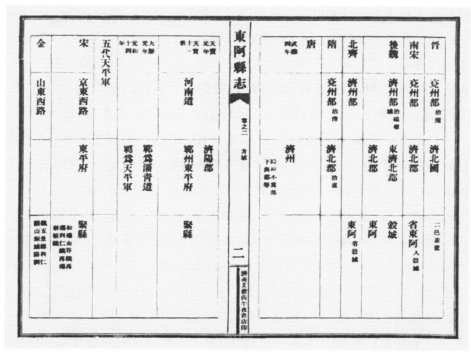

民国铅印本道光《东阿县志》书影

有迁二十里与二十五里两种说法。自北魏至北宋 500 年间，东阿县治一直未再迁，然具体城址不详。根据古籍文献记载的方位和距离，大致应该在现东阿县鱼山镇一带。

隋唐时期，东阿仍然设县，先属济州，后属郓州。《旧唐书》有对东阿县行政区划变迁的详细记载，沈昫《旧唐书·地理志·郓州上》：

> 卢县，汉旧。隋置济北郡。武德四年，改济州，领卢、平阴、长清、东阿、阳谷、范六县……天宝元年，改为济阳郡。乾元元年，复为济州。十三载六月一日，废济州，卢、长清、平阴、东阿、阳谷等五县并入郓州。平阴，汉肥城县。隋为平阴，属济州。天宝十三载，州废，县属郓州。大和六年，并入东阿县。开成二年七月，节度使王源中，奏

置平阴县。东阿，汉县。隋属济州。州废，属郓州。

李吉甫在《元和郡县志》中对东阿县自春秋到唐代的行政区划变迁做出了简要梳理，并记载了一些发生在东阿的史事。《元和郡县志·河南道六·郓州》：

> 东阿县，紧。南至州五十里。本汉旧县也。春秋时齐之柯地，《左传》曰："公会齐侯盟于柯。"注曰："此柯今济北东阿，齐之柯邑，犹祝阿也。"《汉志》东阿县属东郡，都尉理。晋属济北国。隋开皇三年属济州，天宝十三载，济州废，县属郓州……东阿故城，在县西二十里。汉东阿县城也，晋太康后省。

北宋时期，由于黄河泛滥，粮田尽没，民不聊生。《苦山村志》记载，在966年、971年、979年数年之中，东阿地区屡受洪水之害，东阿县治不得不再迁。清康熙《东阿县志·沿革》载："初迁南谷镇，再迁利仁镇，再迁新桥镇。"北宋开宝二年（969年），东阿县城因黄河水患向南迁至南谷镇（今东平县旧县乡）。八年后，即太平兴国二年（977年），又因山水冲坏城池，县治迁往利仁镇（今东平县旧县乡大吉城村）。金天会十一年（1133年），金朝将东阿治所迁到了新桥镇（今东阿县鱼山镇旧城村）。新桥镇作为东阿治所贯穿金元两代，直到明初才因黄河改道废弃。宋金时期，由于黄河南徙，东阿地区数百年不闻兵祸，民安其业，一派繁荣。北宋时，新桥镇曾建荐诚禅院，香火极盛，大学士苏东坡亲撰《荐诚禅院五百罗汉浮图记》。金朝时，又有信众塑菩萨像，沂州防御使邵世衍作《东平府东阿县荐诚禅院慈氏菩萨记》，言东阿"南北孔道，水路要津，轮蹄杂沓，声聚五音，货聚百郡，所谓通都大邑也"。新桥镇历金元两代，为治242年，终因黄河大水而城池陷落。

明洪武八年（1375年），为躲避黄河水患，东阿治所迁址至古谷城旧址，时称谷城镇，即今平阴县东阿镇。明初，东阿属山东布政使司济宁府，洪武十八年（1395年）属山东布政使司兖州府东平州。明代于慎行《兖州府志》载：

> 洪武八年知县朱真避黄河之害，改迁黄石山下，即古谷城之墟，周四里有奇，高一丈八尺，三面负山，池深一丈二尺，阔一丈五尺。门五：东曰"洪范"，西曰"安平"，南曰"拱华"，北曰"朝宗"，东南曰"迎翠"。盖严邑也。弘治十二年知县秦昂、万历五年知县白栋相继增修。跨狼溪两岸，水流其中，亦曰"龙溪"。

清初沿明制，东阿仍属兖州府东平州，雍正十三年（1735年）改隶泰安府，县治仍设于东阿镇。康熙五十四年（1715年），知县郑廷瑾重修东门。乾隆五十七年（1792年），知县张晋奉令修整城墙，城垣楼堞，焕然一新。嘉庆八年（1803年），山洪突至，狼溪河不能宣泄，冲毁河东岸城墙四十余丈。民国时期，县域与清朝基本一致，然其归属多有变，

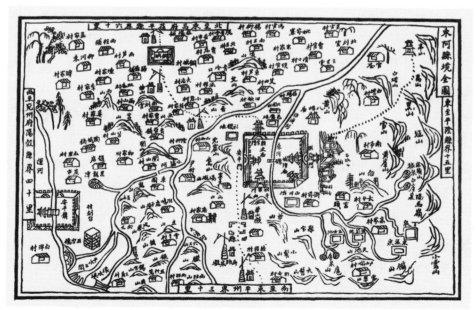

民国铅印本道光《东阿县志》东阿县境全图

1914 年属东临道，1925 年属泰安道，1928 年直属省。1927 年，县长赵树南加修城门，重筑门楼，并改善排水设施，避免冲刷之患。1938 年，东阿县被日寇侵占后，战争和水患的破坏使古城风貌遭到严重破坏。目前只存有东门的城楼残址，古老的永济桥依然矗立，只是在多年的风吹雨打中显得愈发苍老。

1947 年，由于行政区划的调整，铜城正式确立为东阿县城。1948 年，原属东阿的黄河以东村镇及西南张秋一带划出，原属平阴、聊城的部分地域并入东阿，茌平与东阿交错为邻的村庄，以赵牛河为界，北归茌平，南属东阿。1949 年，东阿县属平原省聊城专区，1952 年划归山东省，1997 年至今属聊城市。

旧治产胶概说

东阿阿胶作为道地药材，是东阿县的特产，尽管东阿县治多有迁徙，但是，历代王朝皆向东阿县征阿胶，东阿县成为贡胶的"钦定产区"。为了满足贡胶需求，获得官家青睐，东阿县地方官府与制胶者共同推动阿胶产业群随县治迁转。阿城镇作为最早的东阿治所，以阿井所在，制胶业代不乏人，然明清时期不得不面对县治迁徙、阿井淤塞等现实；东阿镇的制胶业在清代因县治所在也曾一度兴盛。新中国成立后，伴随着改革开放，东阿县走出了新一代东阿阿胶人，他们将工业化、电气化、智能化、现代质量管理、现代企业制度与古老的千年制胶技艺相结合，在新时代又展现出夺目的光辉。

阿城镇

位于阳谷县东部的阿城镇是东阿县最早的治所所在地，现境内存有古阿城遗址。阿城镇历史悠久，春秋时称"柯"地，初属卫国，后被齐国占据。春秋时，齐鲁两国多次在柯地会盟。《晏子春秋·外篇·重而异者第七》有晏子治东阿上计之载，言齐景公时贤大夫晏子治东阿，他以自己治邑的经历规劝齐景公，得到景公的信任与赏识。战国时，齐威王励精图治，烹奸佞阿大夫，后世传为佳话。清人赵培征《咏阿大夫》有"若非齐威惩诣赂，仕宦于今尽贪奸"之句，即此典也。阿城镇虽小，但也可谓人杰地灵，战国时的军事家孙膑、三国曹魏重要的谋士程昱以及元代名臣曹元用等都出自这片土地。

阿城镇为秦汉时东阿县治所，最早的阿胶出于此地，被誉为"阿胶圣地"的古阿井亦为海内罕见之古迹。《大明一统志·兖州府》载："阿胶井。在阳谷县东北六十里。水清冽而甘，煮革为胶，可以愈疾。旧属东阿，故名阿胶。"阿井在今岳家庄西北方向，为新中国成立后重新修建，阿井附近即为东阿古城遗址。古阿井因生产阿胶而得名，具体凿井于什么年代已不可考据。最早关于古阿井的记载出于北魏郦道元《水经注·河水》："大城北门内西侧皋上，有大井，其巨若轮，深六七丈，岁常煮胶以贡天府。《本草》所谓阿胶也。故世俗有阿井之名。"三国时，曹植曾被封为东阿王，封地就在如今的阿城镇一带。《阳谷县医药志》载："据旧志记载，三国魏太和三年（229年），陈王曹植受封于东阿后，就奉旨重修阿井，并创建了六角井亭。"《聊城文化史》载："他初到东阿，骨瘦如柴，受人指导服食阿胶，获益匪浅，特有感而作《飞龙篇》赞美阿胶'授我仙药，神皇所造。教我服食，还精补脑。寿同金石，永世难忘'。"《阳谷县医药志》所谓的旧志不考，奉旨修井之事恐有不实，但曹植受封东阿以及作《飞龙篇》确为史实，现东阿县鱼山镇还有曹植墓。

阿城镇作为最早的东阿治所，其阿胶生产历史悠久，代有传承，特别在明清时期，因古阿井在其境内，民间制胶业较盛。清人厉鹗《小泊阿城镇戏成》诗中言"家家门外卖阿胶"，可见当地民众皆有制胶手艺，以此为生计。阿城镇的阿胶产业主要集中于岳家庄。1810年，岳家庄张顺最先开办和顺堂，年产1000公斤阿胶，销往祁州、济宁、江浙一带。后来岳家庄又有宏济堂、德成堂、魁兴堂、延年堂、庆余堂、玉春堂、同和堂等17家作坊。1841年，各堂重刊了阿胶说明书，由生产加工转向经营，外地来购者"每岁络绎不绝，南北省行销数十万元"。清末民初时，因战事频繁，进贡停止，管制放松，阿胶进一步打开了市场，阿胶生产向城市扩散，煮胶业得以迅速发展。岳家庄制胶户在济南东流水街开办了宏济堂等七八家堂号。日本侵略者入侵山东后，阿城镇的制胶业发展艰难。因当地各家取用阿井水发生矛盾以及黄河泛滥，阿井渐淤塞废弃，千年古迹毁于一朝。新中国成立后，阳谷县重建阿井，即今人所见之井。

东阿镇

东阿镇位于山东省济南市平阴县的西南部，东与平阴县孔村镇相临，南与泰安市东平县旧县乡接壤，西面与聊城市东阿县隔黄河相望，北靠平阴县玫瑰镇。东阿镇历史悠久，旧称谷邑，明清时期，东阿治所迁至东阿镇一带。

明清时期，东阿镇作为当时东阿县的治所所在地，成为阿胶的重要产地，其境内的狮耳山、狼溪河一度为当地制胶者所用。1935年世界书局编印的《中国药学大辞典》对东阿镇一带阿胶生产的条件有详细记载："张隐庵按：'古注先取狼溪水，以浸黑驴皮。取阿井水熬胶，取其阴阳相配之意。'……阿胶以吃了狮耳山草的驴皮为原料，并用狼溪河水和阿井水熬制的为最佳。"据称，狮耳山草木繁茂，天然的中草药种类繁多，可谓中药宝库，明清时期，东阿镇的养驴人就将毛驴放养在狮耳山上。

然而，《中国药学大辞典》也明确提到，张隐庵等人的记载均称所述之法为"古"，这表明至迟到民国时期，阿胶生产已经不同以前，有了古今之别，狼溪河等或已不再使用，特别是阿胶生产堂号的外延分布，使得许多制胶堂号都不用狼溪水。其所谓的"古"，实际也并不早于清初，因为清代以前的文献中并没有提到狮耳山与狼溪河在制胶业中的作用，这种说法应该是清代官方放松民间制胶限制后，东阿镇当地民众为因地发展、打造地方文化标志而出现的。当时，阿城镇等地亦家家熬胶，这自然出现了地域与真伪之争，故清人厉鹗诗云"真伪世间谁可辨，家家门外卖阿胶"。特别是最早提出"浸用狼溪之水"的人是清初东阿知县李经邦（见王士禛《皇华纪闻》），这更不免有自我标榜之嫌。而且，清代文献中也多是记载了当地人以狼溪河水冲洗、浸泡驴皮，少见以狼溪河水熬胶之说，故而对于这种工艺记载的阐释，今人尤需谨慎。

得益于县治等历史条件，东阿镇的制胶业在历史上曾一度兴盛。清中后期，东阿县的阿胶产业取得了较快的发展，有着"邓氏树德堂""涂氏怀德堂""于氏天德堂""庄家福盛堂"等几十家堂号。晚清时期，东阿镇出现了"家家浸驴皮，户户熬阿胶"之景。民国初期，东阿镇先后涌现了乾豫泰、怀仁堂、济盛斋和华丰东等一批阿胶堂号，一时堂号林立，一派繁荣。当时的阿胶堂号生产规模都不大，年产量仅数百斤。例如，1935年树德堂有制胶房 10 间，技工 5 人，年产阿胶 750 公斤左右，已经算是产量较高的了。全面抗战爆发后，当地的阿胶产业一度陷入停滞。

东阿县

全面抗战爆发后，东阿县城沦陷，诸阿胶堂号纷纷关门歇业，许多东阿人为了谋生逃离沦陷区，而铜城镇地区因日伪力量薄弱成为抗战有生力量的发展地。1937 年 11 月，中共东阿县委在黄屯召开抗日救国会成立大会。1939 年 8 月，中共东阿县第四区委在铜城成立。1947 年，东阿县党政机关正式迁驻铜城。自此，铜城为东阿县城。东阿的制胶户以及阿胶产业群开始向铜城镇转移，以铜城镇为中心的新东阿县城逐渐成为新的阿胶生产核心地区。

历史概述

今之铜城镇，在汉代时属临邑。《续山东考古录·泰安府下》载："临邑属东郡，在今济州东，亦名马防城。"《通典·州郡十·济州》载："汉临邑县故城在今县东，即马防城也。"宋代始设铜城，铜城才开始成为东阿的辖地。据乾隆《泰安府志》卷八《驿递》记载，明洪武二年（1369 年）知县黄哲在此设站建馆，后又称铜城驿。在明成祖朱棣迁都北京后，这里便成了直达南北二京的快马驿站。顾炎武《肇域志·山东·东阿县》言："铜城驿，故宋之铜城镇，南北邮传之便于此为中顿，居人可数百家。有城池楼橹，埒如一小邑。"可见在明清之际，铜城已颇具规模。在清代，铜城驿的官路延至广东，因多有外国使节过往，又一度称"使节路"。

在晚清时期，东阿县民间制胶业繁荣，以"九九炼胶法"闻名于世的同兴堂尤为引人注目。根据《山东省老字号志》的记载，嘉庆六年（1801年），东阿人刘延波在东阿小赵庄建立同兴堂胶庄。同兴堂改进阿胶制作工艺，创造"九九炼胶法"，提高了阿胶的质量与出胶效率。嘉庆二十五年（1820年），刘延波之子刘玉节继承父业，重金聘请高级工匠，按照宫廷贡品制作要求，打造银锅、金铲。道光六年（1826年），同兴堂阿胶被选为贡胶，专供皇室使用。同兴堂盛时，有工人 150 多人，熬胶锅 20 余口，年产阿胶约 10 万斤。道光二十五年（1845年），刘玉节之子刘广泉承业。同兴堂在咸丰五年（1855年）遭遇洪水后重建，然已经不复往日风光。同治至光绪年间，刘广泉之子刘怀贤与其孙刘占江主持同兴堂，逐渐衰落，刘占江为救其侄变卖祖传圣旨、银锅金铲等，同兴堂停业，刘氏无后，制胶技艺传给刘占江妻侄赵锡寅。1912 年，东阿县宋世男等人合资兴办东阿县卫生阿胶厂，聘请赵锡寅为掌桌师傅，重现"九九炼胶法"。东阿县卫生阿胶厂盛时有工人 70 余人，产品 20 多种，在江浙地区、陕甘地区都颇有市场，甚至远销南洋。全面抗战爆发后，日军入侵东阿，东阿县卫生阿胶厂被迫关闭。新中国成立后，东阿县供销合作社把赵锡寅等制胶师傅组织起来，建立山东东阿阿胶厂，由此，"九九炼胶法"传承至今，并为东阿阿胶继承发扬。

传承创新：东阿阿胶股份有限公司

由历代史志与医药典籍记载可以看出，阿胶发源地与主产区主要为东阿及周边地区。现代阿胶主产区主要集中在山东省东阿县及周边区域，其地理区域呈单点分布状态，以东阿阿胶量大质优。东阿阿胶股份有限公司，现为国内阿胶企业龙头，其前身为 1952 年成立的山东东阿阿胶厂，1993年改组为东阿阿胶股份有限公司。东阿阿胶厂建立 70 多年以来，一代代阿胶人薪火相传，生产技术与时俱进，将一个古老的行业从手工作坊时代，带入到工业化、规模化、现代化、智能化的现代企业时代，古老的滋补国宝，也以其优异的品质，融入当代生活。本目将以东阿阿胶为现今东阿县阿胶

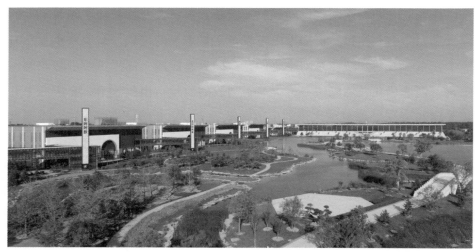

阿胶世界

企业的代表，从道地生产、严格品控、集群发展、宣传保护等方面进行简要介绍。

道地生产

东阿阿胶在医药典籍中作为道地药材，以"圣药"之名被医药学家推重，东阿阿胶公司坚持道地品质，多管齐下，维护道地药材之誉。

一是原料保障。驴皮是制作阿胶的基本原料，驴皮的产量与质量直接决定着阿胶的产量与质量。从2002年起，东阿阿胶就开始着力落实全产业链管控模式，以保障原料的质量标准化。提出"把毛驴当药材来养"，实施"全产业链、全过程溯源工程"，具体措施包括：

规范化养殖：建立国家黑毛驴繁育中心，成功繁育东阿黑毛驴，并成为东阿县农产品地理标志特产。

构建毛驴科研平台：联合国内、国际各科研院所，成立驴产业研究院，开展驴的畜牧兽医技术研究与应用推广，实现了驴种、繁育、饲养、防疫的标准化，确保原料质量稳定均一。驴产业研究院汇集院士、专家一百二十余人，通过企业自主研发和校企合作模式，构建了国内实力雄厚的毛驴科研平台。

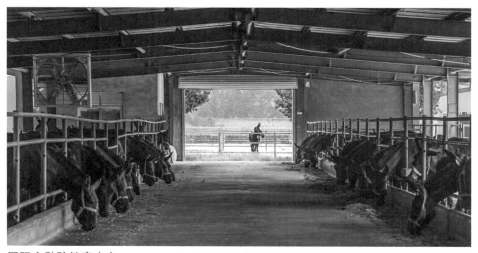

国际良种驴繁育中心

　　带动毛驴产业可持续发展：提出"一头驴就是一个小银行""养一头驴脱贫，养三头驴致富"，积极响应国家"精准扶贫"政策，累计投入扶贫资金 2.4 亿元，辐射带动投资 55 亿元，惠及全国 1000 多个乡村、20000 多个贫困户，成功带动毛驴产业可持续发展。

　　道地药材采购规范化管理：为保障原料质量，东阿阿胶建立了标准化驴屠宰、驴皮保存运输、原料进厂检验规范，保证原料质量。同时，还采用电子眼对原料进厂到投料的全过程进行监控。为保证药材道地，对供应商实施规范化管理。公司多年来坚持使用地道药材，产品所使用药材，均来自道地产区实力雄厚、资信良好的供应商；并定期根据《大客户评估奖励细则》对其信用水平、供应能力等指标进行综合评估，引导供应商诚信合作。

　　二是技术保障。东阿阿胶的传统制作过程需要 30 ～ 60 天才能完成。为提高产品的质量和生产效率，满足人民群众的消费需求，东阿阿胶不断创新技术应用，走出了一条现代化的生产之路。20 世纪 70 年代，东阿阿胶成功研制出蒸球化皮机，提高工作效率 30 倍，节约能源 41%。1985 年阿胶生产使用空调调节室内温湿度，实现胶剂全年生产；1990 年，微波干燥技术首次应用于胶剂生产；1993年阿胶化皮工艺微机控制系统研制成功，三效蒸发器应用于阿胶生产；1996年阿胶浓缩由敞口锅改为旋转蒸发器，提高了产品质量；1998年研制成功了隧道烘干技术；2002年使用新型晾胶工艺，有效缩短了生产周期；2013年全自动提沫机研制成功并投入使用；2013年百亿阿胶生物科技产业园胶剂车间建成投产，实现生产全过程自动化。2018年之后，将膜浓缩、近红外等技术应用于阿胶生产全过程控制，实现了阿胶生产的智能化。

另外，东阿阿胶公司成立以传统制胶艺人为主体的阿胶传统工艺顾问小组，发挥老艺人的"传帮带"作用，请老艺人传授技艺，培养年轻一代阿胶生产人才；挖掘整理传统技艺，恢复传统手工制作工艺，采用古法熬制"九朝贡胶"等高端产品，进一步提升东阿阿胶品牌价值。东阿阿胶一方面传承古法，讲求道地生产，一方面开发引进最新生产技术，打造高科技智能化生产线，使传统工艺与先进科技相融相成。

严格品控

东阿县及周边地区存在诸多阿胶企业，各有历史与特色，东阿阿胶能够在行内脱颖而出，取得行业龙头的地位，关键就在于东阿阿胶对于产品质量的严格管控，对产品生产的精益求精。前些年，某些阿胶企业用劣质驴皮以及牛皮、马皮、猪皮等生产伪劣产品，欺骗消费者，严重损害了阿胶行业的工艺精神和社会声誉，东阿阿胶多次发表声明对这种行为表示谴责，并以实际行动将东阿阿胶的正宗工艺与匠心精神落实到每一个生产环节和每一个阿胶产品中。东阿阿胶在过去几十年的发展中始终坚持严抓产品质量，严格遵守《中华人民共和国药典》等相关质量评价标准。《山东省老字号志》记载，1973年阿胶厂组建化验室，开始设立水分、透明度等化验项目，推进阿胶质量的专业化把控。1981年，东阿阿胶编写的《阿胶生产工艺规程》，成为全国阿胶行业的质量标准。东阿阿胶达成从组织机构、质检制度和质量管理三方面对产品质量的严格把关与管控。东阿阿胶坚持与时俱进，引进新的科学检测技术，并且让生产线上的工人做产品的"第一监护人"，层层把关，切实保证产品质量，保障消费者权益，维护阿胶千年声誉。

为了保证每一批产品的质量，东阿阿胶通过实施纵向一体化战略，将质量管控的范围扩展至整个产业链。《东阿阿胶全产业链质量管控模式》指出，东阿阿胶在产业链上中下游都坚持严格的质量管控。首先，在产业链上进行原料管控，推进"以肉谋皮"战略，实施溯源工程，保证药材道地，加强供方管理。其次，在生产过程管控中，坚持以技术推动质量创新，以标准引领质量提升，以过程管理保证产品质量，以顾客满意为宗旨推进问题改进。再者，在产业链下游进行顾客及消费者管理，加强经销商及物流管理，有效维护消费者的权益，为顾客提供增值服务。以过程管理而言：东阿阿胶按照ISO9000管理体系和GMP要求建立了"三级"质量控制网络，由下道工序验收上道工序的产品质量，由质量部对质量体系进行整体控制；在各分厂设专职质量监督员，按照设定的质量监控点，对生产过程实施有效的监督控制；在各生产班组设兼职质量监督员，按照质量标准进行"5S"现场管理，操作人员严格按照岗位SOP进行操作，并如实对生产过程进行记录，从而保证整个生产过程都处于受控状态，并具有可追溯性。对产品质量问题实施"一票否决"，确保过程质量可控，结果质量可靠。

集群发展

东阿阿胶采取多元发展战略，延长阿胶产业链，深入挖掘阿胶文化与中医药文化，走在阿胶行业发展的前列，树立了新时代民族企业发展新样板，体现了东阿阿胶人的战略思维和发展眼光，更展现了企业的时代担当。高雅珍《东阿县阿胶文化的社会空间建构》一文谈到，东阿阿胶公司巧妙、充分地借助政府给予阿胶产业的税收优惠、人才引进、技术支撑，积极进行阿胶产业集群发展，建设东阿阿胶养生休闲文化旅游园区，打造集阿胶生产、销售、文娱为一体的产业群。《山东省老字号志》中提到，20世纪90年代开始，东阿阿胶产品从单一的固体阿胶增加到几十个品类，从单一的药用发展到药食两用。2004年起，东阿阿胶开始以阿胶主业为核心，有机连接毛驴产业、阿胶大健康产业、非遗文化旅游业，布局规划阿胶行业生态圈。目前，东阿阿胶行业生态圈主要包含

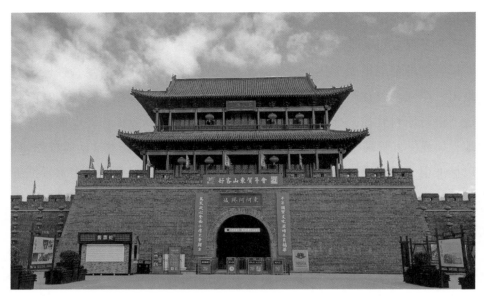

东阿阿胶城

四个序列,一是阿胶产品序列,二是生物药产品序列,三是毛驴产品序列,四是文化旅游序列。

就文化旅游系列而言,东阿阿胶建设全产业链体验旅游平台——阿胶世界景区,以此为依托开创"游客变顾客,顾客变游客"体验营销新模式,丰富东阿阿胶产品营销渠道。阿胶世界景区是从原料到销售的全产业链体验旅游架构,每一个环节有一个精准的定位,各环节包括中国阿胶博物馆、东阿阿胶城·药王山、阿胶世界、中国毛驴博物馆、78号体验酒店。东阿阿胶依托阿胶世界景区,拓宽了民众了解阿胶的途径,丰富了地方旅游资源,增强了自身文化优势,连接阿胶古今千年历史,系统地传播东阿阿胶历史文化,为扩大企业影响力和助推企业与地方经济发展助力。《东阿县阿胶文化的社会空间建构》还指出,东阿阿胶已形成以"滋补之旅"为名号的一站式旅游线路,旅行从东阿黑毛驴繁育中心和毛驴博物馆出发,到东阿阿胶城和东阿药王山,再到阿胶亭、中国阿胶博物馆以及阿胶世界体验工厂。其中毛驴博物馆以展示毛驴起源、进化及现代毛驴产业发展的新理念新价值为主；中国阿胶博物馆则科普阿胶文化，讲述阿胶发展史；阿胶世界主要以"工厂式体验"游览阿胶长廊，通过讲解员的讲解，实地观看阿胶及其附属产品生产工艺；东阿阿胶城主要是再现古法炼制贡胶技艺，保护和传承"东阿阿胶制作技艺"这一非物质文化遗产，辅以民国风情建筑，药王山是其延伸项目。2018年，阿胶世界景区游客接待量为1174073人次，2019年全年阿胶世界景区游客接待量达1780548人次，由此产生的文化效益、经济效益等不可小觑。可以说，东阿阿胶在继承阿胶千年历史文化的基础上，在新时代继续发挥了助推地方社会发展，打造东阿名片、山东名片的作用，上利国家，下济民生，千年传承，成绩卓然。

宣传保护

在阿胶文化宣传层面，东阿阿胶公司深入挖掘东阿阿胶的文化内涵，利用节日活动、展览、观摩、培训、专业性研讨等形式，通过大众传媒和互联网的宣传，大力弘扬东阿阿胶文化，加深公众对东阿阿胶的了解。举办国内外阿胶博物馆巡回展，开办阿胶传统医药文化电视大讲堂；在山东中医大学博物馆建立东阿阿胶文化展厅；在100个城市兴建东阿阿胶品牌形象店。东阿阿胶公司在文化宣传领域做出的种种努力让阿胶文化走向全国，迈向世界，让更多人领略传承千年的阿胶文化。

在阿胶文化遗产保护和发展层面，东阿阿胶公司成立东阿阿胶文化遗产挖掘保护机构，建立东阿阿胶古代验方挖掘整理委员会，在阿胶研究所下设立阿胶传统制作技艺研究和保护室，防止对非物质文化遗产的误解、歪曲或滥用；通过行政和技术两条途径，加强阿胶知识产权保护，提升行业门槛，打击假冒伪劣；与京、沪、鲁等地中医大学合作，召开阿胶理论研讨会，请专家论证，编写阿胶专著；继续做好东阿阿胶工艺标准保密工作，防止核心技艺泄密。

为了弘扬阿胶生产的传统工艺文化，东阿阿胶股份有限公司从2007年开始举办"中国冬至阿胶文化节"，恢复中断了上百年的贡胶生产，阿胶汲水炼胶祭告仪式作为贡胶生产的核心文化展现形式也随之恢复。2015年，为发掘再现传统炼胶汲水祭告仪式，东阿阿胶股份有限公司邀请部分国内礼仪专家进行了论证，走访了大量的行业老匠人，大致确定了汲水祭告仪式的相关事宜。2022 年，东阿阿胶股份有限公司申报的"冬至东阿阿胶汲水炼胶祭告大典"被成功列入东阿县第八批县级非物质文化遗产名录。

除此之外，东阿阿胶在节日推出民俗活动传播阿胶历史文化，助推地方经济发展。《东阿县阿胶文化的社会空间建构》一文记道："东阿县文旅局和东阿阿胶股份有限公司还依托重要节日在东阿阿胶城内举办民俗文艺活动，吸引民众参与，其中最主要的包括'新春庙会''夏季啤酒节'以及'冬至滋补节'。五一、十一等小长假，也会举办相对应民俗文化展演吸引民众，当地文旅局邀请民俗表演舞狮、河南坠子、杂耍等进行演出，还引进国家非物质文化遗产打铁花进行专场演出。2019 年国庆，东阿阿胶城景区自行编排圣旨赐贡胶、尉迟恭封井等演艺节目，并邀请民俗表演舞狮、河南坠子等进行演出，同时举办美食节，夜间梦幻灯光节，引进国家非物质文化遗产打铁花进行专场演出，景区人气高涨。"

东阿水

东阿县制作阿胶的一个重要优势便是东阿独特的水质。东阿县依傍黄河百余里，地下水资源十分丰富。至晚清，因制胶业迅速壮大，加之阿井渐渐干涸淤塞，县内各制胶作坊纷纷打百米深井取东阿地下水，由此，东阿县城至今还流传着"三十六面琉璃井，七十二个透胡同"的谚语。现代科技检测证实，东阿阿胶之所以品质上乘、疗效独特，东阿县独特的水资源是基础和前提。东阿县地下水系泰山、太行两山山脉交汇的一股地下潜流。泰山之阴，太行之阳，二岳延津，相汇于此，此水经地下岩石和沙砾层层滤过，不但水质清洁，同时也融入了多种矿物质，色绿质重，有益人体健康的微量元素含量极为丰富，为"天然优质饮用矿泉水"。

古东阿地下水

历史上，由于阿井被官方封禁，民众发现当地地下水与河流水所熬制的阿胶与阿井水所熬制的阿胶大抵相同，便逐渐开始取用地下水熬制阿胶，这就表明东阿地区并非只有阿井异于他处之水，而是原本存在一个较大的独特水质区域。东阿之水的这种特别之处值得我们注意，而且需要从历史地理的角度去进行探究。

东汉时期，古籍中出现了阿胶之名，当时阿地之胶已然为胶中上品，故命名为阿胶。《水经注》中又记阿井，此表明当时之人已经关注到水质与阿胶的关系。如此，探讨阿胶问题的关键一环就是东阿之水。世传的阿井必有其源，古时有阿泽与济水。古有阿泽，在阳谷东北境，《左传·襄公十四年》："卫献公出奔齐，孙林父追之，败公徒于阿泽。"阿泽在秦汉以后淤废。至于济水，沈括《梦溪笔谈·辩证一》："古说济水伏流地中，今历下凡发地皆是流水，世传济水经过其下。东阿亦济水所经，取井水煮胶，谓之'阿胶'。"水的问题又与地理环境密不可分。中国科学院地理科学与资源研究所2011年发布的检测报告显示，东阿县地处山东西部平原，东依泰山，南临黄河，东阿地下水系济水的地下潜流，形成了相对独立的东阿水文地质单元。以汉有阿胶之说，故需从先秦至两汉时期东阿地区的山川地理形势的角度探讨古东阿之水的问题。

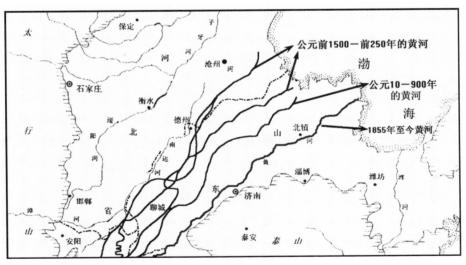

先秦时期黄河下游河道示意图（耿志华《先秦时期黄河三角洲环境变迁与文化演进》）

东阿地区位于鲁西北，属华北黄泛区平原，东阿的地形地势与黄河有着直接关系。黄河是一条变迁无常的河流，其下游河道以善决、善淤、善徙著称。黄河对黄河中下游地区的地形塑造有着直接作用。史前时期直至商周，黄河下游在北至天津、南达徐淮的广阔区域内漫徙不定，并且发生过多次改道。《禹贡》记载："济、河惟兖州。九河既道，雷夏既泽，灉沮会同。浮于济、漯，达于河。"九河是指当时黄河下游的九条河道，当时黄河下游的分流河道较多，大禹疏通九河，使上游河水顺利入海。黄河在下游地区的多次泛滥改道影响了地形地貌，而且直接导致了东阿县治的多次迁徙，更为深刻的是，黄河的泛滥也影响到周围地区的水质。比如，明清时期，曹州府、寿张县、阳谷县等地因临近黄河、运河及湖泊区，受水灾影响较大。当时，炼胶业极少用阿井水，不仅是因为阿井官禁，更为关键的原因是黄河的改道影响了当地水质，水文条件变化，以致阿井淤塞，井水大不如前。

东阿地下水有两大源头，分别是发源于太行山的济水潜流和泰山溶水。古济水又作沇水、溪水和兖水，发源于河南省济源王屋山，泉水涌出地面汇集形成济水。济水包括黄河南、北两部分。《禹贡》中的"导沇水，东流为济，入于河"，指黄河以北部分；又"溢为荥，东出陶丘北，又东至于菏"，指黄河以南部分。黄河以南部分因与河北济口隔岸相对，古人遂目为济水的下游。《黄河下游河道变迁与山东历史地貌》一文指出，虞夏时代，济水穿越鲁西南平原大片宽阔的湖洼地带，是承载太行山系众多河流来水的汇水盆地。据《水经注》等文献记载，济水流域呈贯珠状分布着菏泽、雷夏泽、大野泽、茂都淀、梁山泺、阿泽、鹊山湖、麻大湖、巨淀湖等大小湖泊。《区域水文地质对古济水影响的探讨》一文中指出，黄河下方的厚层中细砂层，透水性好，径流条件好，济水在河北岸补给地下水，以地下水形式在黄河下方径流穿越。到达河南岸阶地后，浅部地层以成粉土、粉质粘土为主时，径流条件变差，地下水即向地表水体排泄，形成地表湖泊或河流。东阿地处古河道，地下水赋存条件良好，砂层厚，颗粒较粗，顶底板埋深稳定，富水性更强。

由于地势平坦以及多个湖泊洼地的存在，黄河与济水自中上游携带的大量微量元素与多种矿物质在下游地区开始沉积，而阿泽大致处于湖泊群的咽喉处。根据地质构造相关研究，鲁西北地区存在一个较大的东阿断层。《山东省鲁西北地区地下水资源评价》中指出，该断裂为隐伏断裂，是区内北东向主要大断裂。该断裂位于鲁西北东南部，阳谷凸起上，全长大约250千米，总体走向 NE40°，断裂两侧的落差大于 2500 米，为一高角度的张性断裂。所以，在古东阿地区，矿物质与微量元素的沉淀较大野泽等处更加突出。

此外，东阿地区还处于鲁中山区的西北部，鲁中山区的雨水顺势而下，为东阿地区增加了水流量，也带来了鲁中山区的各种矿物质等。根据王金晓对鲁西北水质的研究，鲁西北地区内浅层地下水以垂向运动为主，水平径流很缓慢，只有在东阿和阳谷东南部的山前地带、河流两侧及由于人工开采形成的降落漏斗区才较为明显。东阿地区地下水的水平径流特征明显，这也表明了特殊的地理形势对东阿地下水的影响。据《汉书·地理志》记载，其时济水自荥阳北分黄河东出，流经原阳县南、封丘县北，至山东定陶县西，折东北注入巨野泽，又自巨野泽北经梁山东，至东阿旧治西，以下至济南北泺口，自泺口以下至海。于是，济水与泰山之水相会，造就了东阿地区特别的地下水。中科院地理科学与资源研究所《东阿阿胶水源地环境质量评价与安全保障研究》中提到，东阿阿胶股份有限公司深层地下水补给分别来自泰山、太行山、黄河及降水。古东阿的地下水各来源比例或与此不尽相同，但是，来源应当一致，作用原理相同。

综合推断，地下水出于地表而成的济水与鲁中山区之水为东阿的地下水带来了大量的矿物质和微量元素，黄河水造就的地形地貌与东阿地区的地质结构的存在为这些物质的沉积提供了条件，丰富的地下水资源和特别的水质优势造就了东阿地区阿胶生产的得天独厚的自然条件。

今东阿地下水

传统工艺炼胶需用阿井水，阿井水是发源于太行山脉的一股地下潜流。

此水经地下岩石砾层过滤，不但起到清洁作用，同时也融入了钾、纳、钙、镁、锶等矿物质，故色绿质重，经测量每立方米水比一般井水或河水重三四斤。古代著名医药学家无不把东阿以阿井水炼制的阿胶奉为真品，《本草图经》《本草品汇精要》《本草蒙筌》《本草纲目》《本草崇原》等药学典籍多有称述。而今在现代化大生产时代，阿井之水已经远不能满足生产之用。晚清之时，许多东阿制胶户立地掘井，取东阿县地下水炼胶，人们发现阿胶的品质与阿井水所制并无二致。1981 年，山东省地质局水文地质队经勘察认定：今东阿阿胶厂地下水与古阿井水实乃同一地下潜流，富含多种对人体有益的微量元素，用此水与驴皮配合炼制成胶，帮助药性发散，利于疗效更好地发挥。东阿县地下水水质重，在炼制过程中，有利于杂质分离，胶质纯正，是炼制阿胶的理想用水。根据最新的地区水质调查，目前，东阿县地下水的水质最优，荏平、聊城所供的饮用水均引自东阿。

中科院地理科学与资源研究所《东阿阿胶水源地环境质量评价与安全保障研究》对东阿县地区的水文地质特征、岩溶水分布特征以及岩溶水补给、径流、排泄特征有较为详细的科学分析与数据统计，特转引如下：

第一，东阿地区的水文地质特征。东阿水源地的边界：西北边界为东阿断裂，东边界为牛角店断裂、黄山岩脉、孝直断裂，西南边界为平阴—东平地下（地表）分水岭，在西南角娄营以北为径流补给边界，东北部牛角店断裂附近为径流排泄边界。其中东阿断裂是本区最大的隐伏断裂带，也是区域性大规模北东向断裂。东阿断裂带为一高角度的张性断裂，对其东西两侧岩溶地下水的运动都显示阻水性能。东阿县地势呈东南高西北低，东南部为低山丘陵区，属鲁中山区的一部分，西北部为黄河冲积平原区。出露的山区地层为奥陶系石灰岩，平原地区被第三系、第四系覆盖，基岩埋深向西北逐渐增大，最大可达 200 m 左右。

第二，岩溶水分布特征。隐伏区主要分布在黄河以北，普遍被第四系或上第三系所覆盖，局部被煤系地层埋藏。覆盖层厚度一般在 30~500 m 不等，自南往北逐渐增厚，该区处于地下水径流排泄区，含水层裂隙岩溶发育，富水性较强，并且由于上覆第四系、下部黏土层的存在，使得含水层具有良好的承压性。富水性很强，单井涌水量一般大于 5000 m³/d。富水性强区分布范围较广，西北到东阿断裂，南到东阿县姜楼，东南到黄河附近，北到齐河县旦镇、马集；下伏含水层岩溶裂隙也较发育，水位埋深较浅，一般 1~6 m，单井涌水量 5000~8000 m³/d，该区水化学类型为 HCO₃–Ca 型或 HCO₃–Ca·Mg 型，矿化度在 0.5 g/L 左右，水质良好。富水性一般区，推算 5m 降深，单井涌水量 1000~5000 m³/d。该区主要分布在平阴县玫瑰镇—平阴县城—栾湾—长清广里—孝里铺一线以北，黄河以南地区。该区水位埋深变化大，3~30 m 不等，丘陵区水位埋深大于山前平原区。该区水化学类型以 HCO₃–Ca 型或 HCO₃–Ca·Mg 型为主，矿化度一般 0.5~1.0 g/L，局部地段因受到人为影响，水化学类型出现多样类型，矿化度也较高。

第三，岩溶水补给、径流、排泄特征。东阿阿胶生产用水所在水文地质系统在此称为东阿岩溶水水文地质系统，简称东阿水文地质系统，这是一相对独立的水文地质系统，其西北边界为东阿断裂，东边界为牛角店断裂、黄山岩脉、孝直断裂，西南边界为平阴—东平地下（地表）分水岭，在西南角娄营以北为一径流补给边界，东北部牛角店断裂附近为径流排泄边界。即东阿水文地质系统是在西北、东部及东南部三个方向阻水，西南角进水，东北部排泄的一个较为完整的水文地质系统。水文地质单元面积为 823.4 km²；大体以黄河为界，黄河以南为岩溶含水层的裸露区，面积 413.6 km²；黄河以北为岩溶含水层的隐伏区，面积 409.8 km²，覆盖层主要为第四系，隐伏区覆盖层厚度从泰山经平阴—东阿—清河—石家庄至太行山一线有增加趋势，厚度从 30~400 m 不等。

历史上，阿城镇、东阿镇等地都曾以东阿县治所所在地而出现过一定规模的阿胶产业群，但是，无论治所如何迁移，朝廷总是向东阿县征阿胶的历史制度与阿胶熬制以水为关键的生产特点千古未变。现如今，位于东阿县的东阿阿胶股份有限公司拥有着得天独厚的自然地理条件，秉承制胶薪火，不仅传承着道地阿胶，而且与时俱进，将自然地理优势与原料、科研、质量、标准、营销优势融为一体，助推当地阿胶行业和社会经济的发展。多年来，东阿阿胶与地方政府协同发力，共同致力于东阿自然环境保护，尊重、保护、利用好东阿地下水资源，在推动经济社会发展的同时建设好美丽东阿。

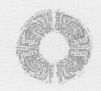

卷四 ◎ 工艺典

阿胶，常被现代人视为与人参、鹿茸并列的"中药三宝"之一，其价值可见一斑。与其他二者相比，阿胶最显著的差异性是其非自然界原产物，其原料和工艺经过上千年的发展而延续至今。阿胶的药用价值在加工的过程中得以扩展和增强，并被人们发现和利用。探究阿胶的工艺对深入探索阿胶的药用价值有至关重要的作用。

本卷从制胶工艺的角度出发，还原阿胶古法制备的全过程，探寻制作工艺中的宝贵历史文化。言及阿胶制备，从原料到器具，从古法传承到炮制创新，阿胶的古法制作工艺与药用炮制工艺由一代代制胶匠人在长期的制胶实践中摸索而成，寄托着无数制胶匠人的心血。在千年的积淀中，阿胶传统制作技艺已经成为阿胶文化的重要组成部分，是宝贵的文化遗产。

原　料

言及阿胶制作工艺，当以"原料"为先。

道地阿胶与其他产区的阿胶有较大区别：道地阿胶胶面更加光亮，且有拉丝纹理，对光照射呈半透明状，色如琥珀；颜色以棕色、黑褐色为主，色匀；道地阿胶味微甘，质脆。优质的原料是决定道地阿胶如此品质的关键。

从古至今，虽然制胶原料发生了些许变化，但其本质没有改变——兽皮和水，而各类辅料在阿胶的熬制过程中也起到关键作用。从底料的选择到辅料筛选，阿胶制作过程中所需要的每一种原料都经过了历史长河的洗礼。驴皮以其独特的药用价值，经过历朝历代医家、药师的筛选，从众多兽皮原料中脱颖而出，最终成为制作阿胶的主要原料。东阿之水因其特殊的水质条件被应用于阿胶熬制。黄酒、冰糖、豆油等辅料则是在制作工艺逐渐发展完善的基础上，为了进一步提高阿胶品质而应用到阿胶制作中的。

驴皮

始源

现当代使用的阿胶，以驴皮熬制为主。驴皮熬制的阿胶，色泽光亮，质地柔滑，且营养丰富。纵观史书对阿胶制作的相关记载，驴皮成为制胶原料并在阿胶史舞台上闪耀至今并非巧合，最终确定驴皮成为制胶原料是由历代工匠在延续数千年的制胶实践中总结出的经验。驴皮的优劣决定着阿胶的好坏。选用驴皮制胶的原因以及驴皮选用标准是探索制胶原料应首先解决的问题。

古代文献中对"胶"的记载，始于《周礼》。《周礼·考工记》记载："鹿胶青白，马胶赤白，牛胶火赤，鼠胶黑，鱼胶饵，犀胶黄。"由此可知，"胶"在最早产生之际，并无专定的原料，多为各类皮胶混杂，其命名也以原料命名为主。因此，结合上述记载，阿胶在最早出现之时，其原料来源也应出现过类似情况。

据现存文献记载，"阿胶"一名，最早出现于汉代。《本经》是我国古代第一部药物学专著，一般认为其成书于西汉末东汉初。书中对"阿胶"的论述被认为是现存文献中最早的记载。其文曰："阿胶……一名傅致胶……"书中并没有完全明确阿胶的原料来源于何种动物，其原因应该是与"胶"类最初无确定原料的情况相似。

可以肯定的是，此时出现的"阿胶"还不曾与驴皮产生联系。因为"驴"本是中土之外的物种，是在战国秦汉之际经河西走廊等地传入中原的。顾炎武《日知录》载："自秦以上，传记无言驴者。意其虽有，而非人家所常畜也。""尝考驴之为物，至汉而名，至孝武而得充上林，至孝灵而贵幸。然其种大抵出于塞外。"著名历史学家王子今先生亦曾在《丝路西来的"驴"》一文中指出驴传入中原的最早时间大致在战国时期，传入中原的路线大致经过秦赵等国北部以及后世的丝绸之路，所谓："草原民族大致在战国时期已经将有关'驴'的动物学知识与畜牧业经验，传播到中原北边的秦国、赵国、燕国地方。张骞'凿空'，交通动力引进，如《盐铁论·力耕》所谓'骡驴馲駞，衔尾入塞，驒騱騊駼马，尽为我畜'，提升了中原地区的交通运输效率。"而黑色驴、栗色驴等特殊毛色的驴传入中原的时间则更晚。因此驴在战国时期不曾被广泛饲养，驴皮的产量也相对不足，这一时期不可能大量使用驴皮制作阿胶。

汉末魏晋时期，农书和医书中出现了制胶时以牛皮为原料的记载。约成书于汉末的《别录》中明确提到阿胶的原料为牛皮："煮牛皮作之。"北魏贾思勰《齐民要术》有载："（煮胶）沙牛皮、水牛皮、猪皮为上；驴、马、驼、骡皮为次。"结合这一时期各典籍中涉及制胶原料的论述而知，早期阿胶的制作原料以牛皮为主，驴皮在这一时期并未真正登上历史舞台。

变化

唐宋时期，阿胶所用的原料出现变化，驴皮逐渐登上历史舞台。

从社会背景方面分析，这一时期战事频繁，出现"牛皮之禁"：牛皮因其材质适宜制作战争用具，被官府列为军事物资，严禁买卖。这一举措使牛皮一度极为紧缺。李剑农所著《宋元明经济史稿》载："五代时以牛革筋角为制造衣甲军器所需要，皆严禁出境。农民牛死，非经官验视，不得解剥，其皮革筋角皆输于官。其初尚由官收买，周广顺中遂令牛革筋角作税，随两税输纳，每田十顷纳牛革筋角一付（见《五代会要》）。"

从原料储量方面分析，因为驴的适应性较强，且耐力也好于牛马等传统畜力，故驴在这一时期得到大量饲养，驴皮作为阿胶原料的储量也相应增加。张振平等在《阿胶发展史之二：唐宋时代的阿胶及其原料用皮的变化》中提道："驴体驱较矮小，禀性温驯，行走灵活，步履稳重，耐力持久，耕、挽、乘、载无不适宜，又有较强的适应性和繁殖力，而且较牛马耐粗饲，在小农经济时，尤适宜农户畜养，故深得人们喜爱。""越来越多的广泛畜养，使驴发展成为我国中原大地与牛、羊、马、猪等同样重要的家畜之一。"

对于牛皮胶本身的功效，这一时期医家认为驴皮胶功效并不逊色于牛皮胶。唐代医学家陈藏器在《本草拾遗》中记载："凡胶俱能疗风止泄补虚，驴皮胶主风为最。"唐初之人孟诜在《食疗本草》中记载到，牛皮作之谓黄明胶，驴皮作之则称阿胶。这一记载明确了黄明胶与阿胶的区别，由此可见牛皮胶与驴皮胶的区分在唐初已经出现，这一区分在后世逐渐形成定制，即阿胶就是由驴皮制作，牛皮熬制的胶称为黄明胶，关于"驴皮胶"和"牛皮胶"的争论演变后文将详细阐述。综合多方面分析，唐宋时期制胶匠人以驴皮作为阿胶制作的主要原料。

明晰

自明代开始，驴皮胶的应用愈加广泛，其与牛皮胶无论从名称、原料还是功效主治方面均有了明显区分。如《本草品汇精要》卷二十三转载《本草图经》的表述："……今之市者，形色、制作颇精，入药未闻其效，盖不得此井水（指阿井）故耳。大抵驴皮得阿井水煎者，乃佳也。其余但可胶物，不堪药用。"明代陈嘉谟在《本草蒙筌》中记载："阿胶……汲东阿井水（东阿县属山东兖州府，井在城北），用纯黑驴皮……"药圣李时珍在《本草纲目》中说："大抵古方所用多是牛皮，后世乃贵驴皮。"同时李时珍将阿胶称为"圣药"，将黄明胶单列成条，明确指出黄明胶为牛皮所制。对"驴皮胶"药用价值的认识也随着临床应用的增多而更加深刻。

唯一原料

清朝时期，驴皮正式成为制作阿胶的唯一皮质原料。《本草汇笺》言："阿胶取阿井水煎黑驴皮所成。"《本经逢原》言："煎用乌驴，必阳谷山中，验其舌黑，其皮表里通黑者，用以熬胶，则能补血止血。"这一时期对于"阿胶乃乌驴皮所煎成"的论述不胜枚举，并未再提及牛皮制作阿胶一说。至此，驴皮作为阿胶的制作原料，其原料唯一性地位已经无可撼动。

纵观阿胶原料发展史，唐宋时期是阿胶原料变化的一大转折点。唐以前制胶原料以牛皮为主，其余各种杂皮皆有添加；发展到唐宋时朝，受多方面因素影响，阿胶原料发生变化，驴皮的使用愈加广泛；至明代，驴皮逐渐成为阿胶制作的主要原料；清代，驴皮替代牛皮，成为公认的制胶唯一原料；如今，阿胶由驴皮熬制也已成为人们的共识。

"驴皮"与"牛皮"之争

驴皮与牛皮的争论，可称为阿胶的"原料之争"。这是一场伴随阿胶原料的发展演变，历经千年而未从休止过的争辩。尽管唐宋时期是阿胶原料发生变化的转折，但这一时期的独特社会背景和人文背景并不能完全概括历史上"牛皮""驴皮"之争产生的原因。比如社会背景导致的原料供应不稳虽然会影响牛皮与驴皮在阿胶原料中的主次地位，但到明清之时，牛皮已不再稀缺，此时的驴皮却替代牛皮成为唯一原料，其中缘由，仍需探讨。

结合历代医籍对于阿胶的记载，牛皮的制胶地位最终被驴皮所取代的关键原因与各历史时期人们对二者功效的认知差异性密不可分。先秦时期，系统的医学体系尚未形成，人们对不同原料所制成的"胶"受认知局限未曾深入探讨，阿胶的原料并不固定。后期随着本草学的不断发展，医家对于不同原料所制"胶"的功效认识逐渐深入，阿胶的应用也不再拘泥于一病一证，逐步扩展到更多方面，这为阿胶未来的拓展应用打下基础。

随着临床经验的日益丰富，医家逐渐认识到牛皮胶与驴皮胶的不同，并在临床上将二胶区分应用。唐代医学家陈藏器有言"驴皮胶主风为最"，体现出驴皮胶治疗风病的效果极佳。这一作用直到明清时期，仍受到医家的重视，如《本草纲目》中谈及阿胶的主治时记载："心腹内崩……男女一切风病，骨节疼痛……"清《本草害利·肺部药对》言"补虚用牛皮胶，去风用驴皮胶"，将二胶的优势摆明，而后的《本草便读》亦言："阿胶（指驴皮胶）……力主祛风。"随着人们对驴皮胶应用经验的积累，驴皮胶长于治疗"风病"的功效得到广泛认可，常用于风病的治疗。

在关注驴皮胶对"风病"治疗作用的同时，人们对于驴皮胶"滋阴补血"的认识也在不断加深。纵观本草发展史，驴皮胶对"血"的作用集中体现在明清时期的本草著作，尤其是清宫医案，众多阿胶临床应用的实例均表明驴皮胶在这一时期多取其补血养血、滋阴养阴、清肺养肺之功，而这些功效也恰是牛皮胶所不及的，这一部分相关论述可参考"医药典"部分。

此外，驴皮胶与牛皮胶在"补虚"方面的应用也逐渐出现区别。自黄明胶特指牛皮胶、阿胶特指驴皮胶之后，有关牛皮胶补虚功效的认识逐渐淡化。在《本草纲目》中，阿胶与黄明胶分条论述，针对黄明胶功效，李时珍曰："吐血、衄血、下血、血淋下痢，妊娠胎动血下，风湿走注疼痛，打扑伤损，汤火灼疮，一切痈疽肿毒，活血止痛，润燥，利大小肠。"其中牛皮胶对于人体"补虚"的功效已无记载，而清代记载有黄明胶的主流本草医籍，如《本草从新》《本草求原》《本草撮要》《圣济总录纂要》《伤科汇纂》等，也未曾言及黄明胶补虚之功。

值得探讨的是，在黄明胶"补虚"功效逐渐被人们淡化的同时，其"止血活血消肿"的功效进入医家们的视野：临床上将黄明胶用于跌打损伤、痈疽肿毒等伤病、实热病的应用在逐步推广。宋朝《类证普济本事方》一书中就有使用黄明胶来消肿的记载。同一时期的《传信适用方》中所选诸方或来自民间所传经验效方，或摘取当时各家验案，大多附记医方的传者姓名及治验记录，其可信度可见一斑，书中"打扑伤损"项下有用黄明胶治疗破伤风的记载。由此可见，宋代应用黄明胶治疗实毒之邪已被民间医家认可。

黄明胶发展到明清时期，应用更加广泛。在《红炉点雪》中记载有使用黄明胶来止肺痿、消脓血；《本草纲目》黄明胶附方中多是治疗吐血、出血、肿毒的方剂；集15世纪以前方书之大成的《普济方》中收集了补肺散、绵肺散、黄耆散等方，其中对黄明胶的使用亦是用其来治疗吐血；《本草汇言》中对比阿胶与黄明胶的功效时曾曰："牛皮胶……如散痈肿，调脓止痛，护膜生肌，则黄明胶又迈于阿胶一筹也……"这更加确证了黄明胶与阿胶的功效已各有所长。清朝的《握灵本草》《本经逢原》《本草求原》等医籍均记载黄明胶可以主治一切打扑损伤、痈疽肿毒。

至明晚期，驴皮几乎完全替代牛皮，牛皮制作的黄明胶也被列为阿胶的伪品之一。这一时期对假阿胶的定义，一是不用驴皮者为假，二是不用东阿地下水者为假。明代黄承昊的《折肱漫录》卷三言："胶必得乌驴皮煎者，兼补肾脏，斯为合法。"卢之颐的《本草乘雅半偈》言："阿胶……必取乌驴皮……设用牛皮及黄胶，并杂他药者，慎不可用。"此时众多医典古籍中已经少有使用牛皮制作成胶并称为阿胶的记载，牛皮胶与驴皮胶在早期功效上的共同点也不再提及，更多的是分论二者的功效。驴皮作为阿胶制作主要原料的地位愈加清晰、稳固。

从牛皮胶与驴皮胶原料及功效演变中，不难推测出在阿胶出现及发展的初期，两胶的临床使用较为混乱，无法区分出其功效的差异性，使得人们常将二者相混。随着医家临床经验的不断丰富，牛皮胶与驴皮胶的使用范围不断扩大，二者的功效差异性也逐渐显现。人们对牛皮胶与驴皮胶的

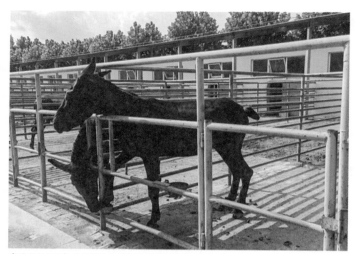

东阿黑毛驴（摄于东阿黑毛驴繁育中心）

无差别认知，转变为对两者建立差异性认知体系。医家认为牛皮胶专主热毒、痈肿的治疗，长于止血活血、消肿疗毒，而驴皮胶擅长滋补，补血滋阴，养肺润燥；牛皮胶以治疗跌打损伤、疮肿痈疽为长，而驴皮胶以治疗虚劳咳嗽、阴虚血亏为专。"补血圣药"的帽子在驴皮胶的头上逐渐盖实。

通览驴皮与牛皮之争的始末，可以发现驴皮胶取代牛皮胶的更深层次原因是二者功效的差异，这是人们在长期制胶实践中总结出的"最优项"。正是人们认识到驴皮胶比牛皮胶等其他胶种有着无可比拟的良好功效，所以才最终将驴皮列为阿胶制作的唯一主原料。

自阿胶诞生以来，其原料经过多次变化，其间亦不乏争议。制胶原料在唐以前处于各皮混杂的状态，至唐宋时期发生转折，在唐宋之后其原料趋于稳定并最终确定以驴皮为唯一，发展历时近千年。"牛皮"与"驴皮"之争长期存在于这一过程中，对驴皮阿胶的发展产生了一定的干扰。驴皮的价值也正是在争论中才被不断发掘、创新并为人所重视，这些争论推动了驴皮阿胶的发展。

驴皮的选用与鉴别

驴皮是阿胶制作的主要原料，但其选用、鉴别古时并没有明确标准，一些相关筛选方法仅散见于各类记载。

一、驴皮的选用

驴皮个体差异性比较大，因此制胶匠人在购置驴皮时，应择取驴皮中材质佳者制胶。古时匠人购置驴皮，无外乎两种渠道，即直接采用本地驴皮与出外采购外地驴皮。

东阿之地，草肥水美，有得天独厚的养驴条件。这里的驴皮无论是数量还是质量，皆可满足阿胶制作的需求，故传统阿胶制作均以使用东阿一带驴皮为主，且以东阿黑毛驴为最好。但早期黑毛驴饲养规模较小，驴皮产量不大，随着阿胶需求量不断扩大，制胶驴皮需求量也相应增加，本地驴皮供不应求，后期也外出采购以满足制胶需求。

为了更好地适应现代社会发展和人们生活、医疗过程中对阿胶的高品质需求，东阿阿胶股份有限公司成立后陆续建立毛驴示范养殖基地，并在全国范围内建立养驴基地及合作社，形成规模化毛驴养殖。针对毛驴繁育技术、饲养管理等问题先后发布国家标准 1 项，山东省地方标准 4 项，团体标准 3 项。依托国家黑毛驴繁育中心展开一系列毛驴繁育研究，为现代阿胶领域的驴业养殖带来新的曙光，这为现代阿胶的生产制作提供了优质、稳定的原料供应。

古代阿胶制作时，驴皮的选用极有讲究。一则，宰杀毛驴的时间需要把控。驴皮有"春皮""夏皮""秋皮""冬皮"之分，这种区分就是由宰杀毛驴的季节来决定的，制胶以"冬皮"为最优。"冬皮"即指在冬至日前后杀驴所得的驴皮，此时的驴皮最适合熬胶。清末医药学家曹炳章在其《增订伪药条辨》中说道："……每年春季选择纯黑无病健驴……至冬宰杀取皮……"书中也明确了杀驴取皮应在"至冬"时节。

二则，驴的品种需要符合标准。驴分为多个品种，根据毛色分，常见的有灰色背毛、栗色背毛、黑背白肚或纯黑的驴，其中后两者是常用来制作阿胶的驴种。据学者研究，黑背或纯黑毛驴的驴皮熬制出来的阿胶，黑如翳漆，透如琥珀，比其他驴皮更具透光性，质量更优。清代医药学家陈修园指出："（阿胶）必用黑皮者，以济水合于心，黑色属于肾，取水火相济之义也。"赵曦、潘登善主编的《阿胶的研究与应用》中说:"毛色以黑者为上,灰褐者次之,白者最下……"这两则材料中均提到应选用黑皮。寇宗奭《本草衍义》从中医角度阐释了选用乌驴皮制胶的原因:"煎胶用皮者,取其发散皮肤之外也,仍须乌者。用乌之意,如用乌鸡子、乌蛇、乌鸦之类。"除了以上挑选驴皮基础条件外,匠人在选用驴皮时,还遵循着很多其他原则,如驴皮的张幅、厚度等都有相应要求。

据阿胶匠人介绍,可以用于熬制阿胶的优质驴皮,需要满足几大特点,例如一张成年驴皮略呈长方形,头上的皮较长,耳朵部分大且较宽,四肢部分要对称,腿皮较长,鬃毛稀疏,不过肩,背部有明显深色十字架,尾部呈圆锥型,尾根部的四分之三处有短毛,尾梢四分之一处有少量长毛。驴皮还应该尽量选择皮厚者。熬胶时所得到的胶液主要依靠化皮得到,皮厚则得胶多,皮薄则得胶少。选皮时应同时符合以上要求方可制得佳胶。

二、非驴皮、病皮与劣皮的鉴别

在收购驴皮的过程中,售卖者常有偷奸耍滑者和以次充好者,甚至以非驴皮、病皮与劣皮充当正常驴皮售卖。对于驴皮的鉴别,赵曦、潘登善主编的《阿胶的研究与应用》一书中对此进行了系统总结。

驴皮被毛细软,无锋尖,光泽差;鬃毛短而数量少;两鼻孔之间稍上方有一毛旋;夜眼(又称腋眼,奇蹄动物两前腿内侧一对无毛斑点,是鉴定驴皮的主要参照。《本草纲目》注"夜眼"为:"在足膝上,马有此能夜行,故名。")圆形,陷于皮内,呈黑色;有十字架(指驴背部中间处一道暗黑色背线与肩肘部一道暗黑色肩纹相交形成的条纹,因呈十字形,故名);耳朵长;毛色多样,以黑、灰、栗色为主。而马皮被毛较细,有锋尖,光泽好;鬃毛长而密;眉心上有毛旋;夜眼椭圆形,呈灰白色;无十字架;耳朵短小;毛色以黑、黄、白为主。骡皮也有很多不同,其被毛稍粗,毛锋纯圆,光泽较弱;鬃毛短而少;眉心与鼻孔中间有毛旋;夜眼呈方形,黑灰色;无十字架;耳朵长且大;毛色黑、白为主。牛皮、骡皮、马皮、羊皮等都是驴皮的仿冒品,除马皮、骡皮外,牛羊皮在外形上与驴皮差距较大,若非售卖者、采购者有意为之,二者与驴皮并不难区分。而马皮和骡皮，则需要采购者仔细分辨。

病皮，是指病驴的皮，这类病驴在宰杀前就已经患有皮肤病。《阿胶的研究与应用》中指出了常见的四种病皮，有炭疽皮、鼻疽皮、疥癣皮、癣癫皮等。这几类皮不仅会使阿胶质量大大降低，而且有可能传播疾病。这类病皮性状特征比较明显，若非采购者恶意收购，它们是不会被用来作为阿胶原料的。

除病皮外，劣皮也是一种有害驴皮。劣皮多是由于存储时间长或是存储方式不当，造成皮子损坏，常见的有陈皮、虫蛀皮、霉烂皮等。陈皮主要是由于存储时间过长造成的，这种皮子表面被毛干枯，光泽灰暗，油脂质量差，油性减退。用之熬胶，往往会造成阿胶成品"有斑痕，易软化、龟裂和发霉"。而虫蛀皮则是皮子遭虫蛀所致，皮子上多会形成咬痕或蛀洞。用之熬胶，则"成品透明度差，有云朵状斑痕，易龟裂、软化，难以保存"。霉烂皮是由受潮发霉所致，毛皮表面常会有霉斑，皮毛易脱落。用之熬胶，"出胶率极低，成品质量低下，外观发黑，味臭"。

以上诸般驴皮，皆不可投入阿胶的制作。采购者在收购驴皮的过程中，必要仔细鉴别，以防将不合格驴皮投入到阿胶的制作中。为解决现代阿胶行业驴皮选用与鉴别长期没有规范标准的问题，东阿阿胶股份有限公司联合中国中医科学院中药资源中心等机构于 2017 年共同起草了《驴皮（阿胶原料）标准》及《驴皮（阿胶原料）加工技术规范》等一系列相关标准。驴皮相关标准的出台，为现代阿胶行业内择取驴皮提供了范式。

用水

驴皮之外，水也是制作阿胶的重要原料。阿胶作为一种特殊中药，其制作过程对水的要求也不同于其他中药。制胶皆用东阿地下水，其中尤以阿井水为上。

古法制胶以取用阿井水为主。阿井水长期以来都是制作阿胶的主要水源，是"东阿之水"的代名词。阿井水之所以能够成为制胶的主要水源，与其具有的独特"性质"密不可分，这种独特"性质"体现为"三奇"。

第一奇为水源奇。《本草纲目》载："其井乃济水所注。"陈修园在《神农本草经读》中说："此清济之水，伏行地中，历千里而发于此井，其水较其旁诸水，重十之一二不等。人之血脉，宜伏而不宜见，宜沉而不宜浮。"东阿水其实质是泰山、太行山两大山脉的地下水系与济水交汇的一股地下潜流。济水发源于河南省济源王屋山，是与长江、黄河、淮河齐名的"四渎"之一。济水伏地中流，为地下活水，穿黄河而不浑，阿井水便是济水溢流而出。而东阿地区的地下水横向流动亦为明显，著名的洪范九泉也是地下水。故而此处水源颇奇。

第二奇为功效奇。东阿水本质上是山脉水系与济水交汇的地下潜水，地下水含有丰富的微量元素与矿物质，因此，阿井水比普通水源更含营养，无论是直接饮用还是熬制中药，阿井水都比其他水源功效更好。《本草纲目》记载："其井乃济水所注，取井水煮胶，用搅浊水则清。故人服之，下膈疏痰止吐。盖济水清而重，其性趋下，故治淤浊及逆上之痰也。"结合现代相关研究，阿井水中的微量元素与营养物质可以通过加热充分融入阿胶，进一步提高成胶后阿胶的营养价值。如若从中医视角分析，阿井水清而性重，《本草纲目》单列"阿井泉"一条，言其可"逐痰下降，下胸胃瘀浊，止吐"，其性重故可沉降肺胃顽痰，《黄帝内经》有言"饮入于胃，游溢精气"，阿井水入胃后在布散精微（即营养物质）的同时下胃中瘀浊，"胃以降为和"，胃逆则易吐，阿井水之重性正可沉降胃气，止吐降浊。正是因为这两点，阿井水熬出的阿胶才能品质更佳，成为贡品。

第三奇为至阴之水。阿胶工艺中最传奇的便是九朝贡胶的熬制，而九朝贡胶需要在至阴之日以至阴之皮汇至阴之水熬制而成。《东阿水》一文中提道："九朝贡胶的炼制要讲究至阴之时、至阴之皮、至阴之水，即冬至日子时，纯黑乌驴皮和东阿地下水。其中这至阴之水便是东阿地下水。因为东阿水来源于泰山、太行两大山脉的地下潜流，是极阴之水，而冬至子时，又是一年中的极阴之时，所以此时的东阿地下水堪称至阴之水。"阿井水为东阿地下水的代表，其本身就是极阴之水，又在冬至至阴之时取水熬胶，也难怪《东阿水》将九朝贡胶的熬制称之为"中国古代炼丹术活跃在现代社会生活领域的唯一鲜活版本"。

现代研究进一步揭示了阿井水独特之处：阿井水较其他水更重，据测量其密度为 1.0038，矿物质含量高出其他水几倍甚至几十倍，富含钙、镁、钾、钠等 20 余种矿物质及微量元素。

进入机械化生产时代，阿胶产量大增，阿井的水量已不能满足生产之用，制胶转而改用储量更大的东阿地下水作为主要水源。这种转变并非随意之举。1981 年，山东省地质局水文地质队经勘察认为东阿地下水与阿井水实乃一脉，皆属于同一地下潜流。这也表明了东阿地下水与传统制胶所用的阿井水有高度的相似性。

2011 年，山东省地矿工程勘察院与中国科学院地理科学与资源研究所针对东阿地下水水系相关调查联合发布的《东阿阿胶水源水质特色及形成》研究报告表明，东阿地下水水质优良，优于周边地区，它所具有的特点对东阿阿胶炼制及药用保健效果的发挥有重要作用。

报告中所提到的"东阿地下水"水质特点可概括为如下几点：

一、矿物质元素适量，利于阿胶提杂；

二、天然弱碱性饮用水（pH=7.39），有益于人体保持酸碱平衡；

三、硬度适宜（地下水Ⅱ类），可满足人体对钙质的需求；

四、钾含量丰富，维持心肌和神经肌肉应激性；

五、钙镁比值与人体血液中钙镁比值相当，易被人体吸收；

六、富含锌铁锰，有助于补充人体缺乏的多种有益微量元素；

七、偏硅酸含量高，可促进胶原合成。

东阿地下水所具有的这几大特点对人体心血管系统、泌尿生殖系统、循环系统及骨骼发育等方面大有裨益，无论是直接饮用还是用作熬胶，都有较好的保健与疗养效果。随着经济社会的发展，受工业生产等多重因素的影响，多数地区的地下水水质受到污染，水量也大不如前，而东阿凭借特殊的地理优势，其地下水的储量稳定。与周边地区地下水水质相比，东阿地下水水质最优。

东阿地下水在阿胶制作过程中具有独特优势。《东阿水》一文提道："东阿水独一无二的功能对东阿阿胶药效的影响应该有两方面：一方面在提杂。阿胶胶汁的提纯过程中，东阿水因恰当的比重而使杂质容易排除。二是起到了'药引子'的功能。丰富而恰当的微量元素和矿物含量与驴皮有效成分充分结合，使阿胶的药效发挥到最佳。"结合《本草纲目》中所言"清而重，其性趋下"的描述，熬胶化皮后，反复加入适量东阿地下水，小分子的胶原蛋白与矿物质及微量元素相聚而沉，杂质随同沉降。因此，东阿水在熬制阿胶过程中确可促进杂质排除，有利于进一步提纯阿胶。用东阿水炼制出的阿胶更显晶莹剔透，而根据分子量分布测算，其品质更加趋近于贡胶的品质。

辅料

辅料的添加一方面利用其本身的药用食用价值，另一方面也可以进一步协助阿胶提高药效。辅料的使用是因"胶"而异的，并非所有的阿胶都要添加辅料，并且辅料添加的种类与用量也受当地风俗习惯、社会背景等因素影响，在阿胶制作中各有不同。

辅料作为传统阿胶制备中的非必需品，其出现时间较晚，并且在过去很长一段时间里没有形成严格的使用标准。现代阿胶制作过程中常用的辅料主要有油类、冰糖、黄酒。除此之外，还会有人参、甘草等中药材辅助阿胶更好地发挥药效保健作用。因中药材作为阿胶制作过程中的辅料使用并不广泛，故在此暂不论及。

油类

在阿胶中添加油类，其作用主要有三：一、在熬制浓缩阶段，油类的加入可以使锅内气泡容易逸散；二、加入油类，能够降低胶的粘稠度，便于切块；三、在阿胶晾制的过程中，油类在胶块表面形成油层，使得胶片不易破裂。

制胶过程中使用的油类以豆油为主，此外还有花生油、麻籽油等。豆油既有油类皆有的价值，亦有其独特之处。山东中医药大学田景振教授主编的《阿胶基础研究与应用》中指出："豆油中含有大量的亚油酸，而亚油酸是人体必需的脂肪酸，具有重要的生理功能。幼儿缺乏亚油酸，皮肤会变得干燥、鳞屑增厚，发育生长迟缓；老年人缺乏亚油酸，会引起白内障及心脑血管病变。"中医理论认为豆油具有润肠通便、驱虫解毒的疗效。

冰糖

冰糖有清热、润肺、祛痰的功效，又因其口味清甜，能缓解药物的苦味，因此在很多药品或补品的制作中常作为辅料添加。虽然古人制作冰糖的历史很早，但其用于阿胶生产制作却很晚。在熬制阿胶时加入冰糖，一方面可以缓解原胶的苦味与腥臭味，使阿胶更加适于服用；另一方面也可以增加胶块的透明度与硬度，透明度的提高使得成品阿胶胶面光亮，更显美观，硬度的提高则更便于储运。

黄酒

黄酒源于中国，是"世界三大古酒"之一。《阿胶基础研究与应用》中介绍黄酒与其他酒类相比，在营养价值方面具有的优势时提道："黄酒的主要成分除乙醇外，还含有18种氨基酸，其中的8种氨基酸，在黄酒中的含量比等量啤酒、葡萄酒多一至数倍。黄酒还含有糊精、麦芽糖、葡萄糖、脂类、甘油、高级醇、维生素及有机酸等成分。此外，黄酒中维生素B1、B2、尼克酸、维生素E、锌、镁、硒的含量均较高。"在阿胶制作过程中添加黄酒既可以与冰糖协同配伍，共同起到缓解原胶苦味与腥臭味的作用，又可以逸散制胶浓缩阶段产生的气泡。

阿胶制作所需要的原料、辅料决定着最终成胶的品质，驴皮与水的选用是至关重要的一步，辅料的添加进一步提高了阿胶的药用价值与食用价值。

器　用

阿胶在制作过程中必有器具作为媒介，以不同工序划分，有刮皮工具、熬胶工具、切胶工具等。随着制胶工艺的不断完善，制胶工具也在不断创新。在众多的制胶工具中，不乏特色之物，例如后期出现的"金锅、银铲、铜瓢"之类。

常规工具

刮皮工具

刮皮架和刮皮刀是主要的刮皮工具。刮皮架常由木材制成，结构与我们常用的长凳相类似，但其并不水平，整体为坡面，与地面形成一定角度。刮皮架较高的一端大抵与腰齐，而另一端则高度不一，或直接触地，或与地面保持适宜的距离；其长度则以驴皮的大小为标准，一般以能将驴皮完整置于其上为宜。刮皮刀是一种特殊的双把刀，其材质随着铁器时代、工业时代的到来，由合金铜到铁到钢不断完善，其刃两侧各有一个握把，以便更好发力。

熬胶工具

熬胶的过程离不开炼胶锅。最早的炼胶锅是何种样式已不可考，其材质亦不得而知。从现存的文献与实物来看，在手工业与金属冶炼技术不断发展的过程中，出现过多种不同材质的炼胶锅，在不同的场合为人所使用。最为常见和使用的是铜锅，在炼制"贡胶"等特殊场合中则多使用"金锅"，由于铁的活性较强，故制胶中基本不用铁锅。

桑柴是主要炼胶火源。阿地有"水必阿井，火必桑柴"之言，即在强调制胶必取桑柴火。据曹德平等著《从东阿植桑谈发展地道药材》所述，东阿之地种植桑木可以追溯至春秋，曾于秦代、三国时期两次迎来种植高潮，桑园面积甚广，直至宋元才因战争原因而有所削减。因此桑柴在当地取材便利是制胶用桑的主要原因。而从桑的功效来看，东晋葛洪在《抱朴子·内篇》中指出："一切仙药，不得桑煎不服，桑乃箕星之精，能助药力，除风寒痹诸痛，久服终身不患风疾故也。"李时珍亦称："桑木能利关节，养津液。得火则拔引毒气，而祛逐风寒，所以去腐生新。"《阿胶应用大全》一书也提道："火力不急不缓而适中，持久绵长是桑柴火的独特之性。"医书中所载桑柴之火的诸多特点及功效也正适合熬胶。

熬胶铲是熬胶的重要工具。古时以木铲为主，现代以金属铲为主。中

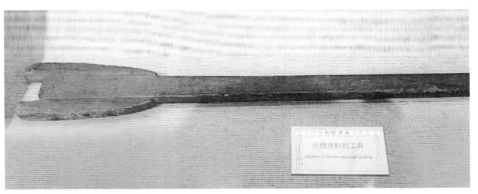

木铲（中国阿胶博物馆藏）

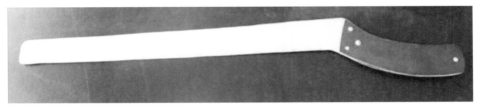

打沫拐子（中国阿胶博物馆藏）

国阿胶博物馆收藏的一把木铲即是古代制胶人使用的熬胶木铲，这把木铲一端呈齿状，用以阿胶搅拌，一端呈条状，方便握持。现代熬胶铲除材质与古代熬胶木铲不同外，外形与古代熬胶木铲并无二致。

在制胶时需要进行"打沫"。打沫所需工具主要是"打沫拐子"和"瓢"。打沫拐子在外形上类似今人日常使用的"锯"，但拐子把手略有弧度，下方无刃无齿；打沫所用的"瓢"多由铜制，比人们日常所用的瓢口径略大。二者配合使用可以更好地将炼胶过程中的杂质提取，纯化阿胶。

切胶用具

熬胶完成后需要用到切胶刀。切胶刀外形、材质与刮皮刀类似，同样使用双把刀。这种制式的刀切出的胶块厚度均匀，表面光滑，纹理清晰有条理。进贡给皇室贵族的阿胶，常要求匠人将切胶刀饰为"双龙刀"，即在刀握把处装饰龙头样式，以突显高贵。随着工业革命的到来，手工切胶工具逐渐发展为机器切胶工具，尽管各种半自动全自动式切胶机提高了切

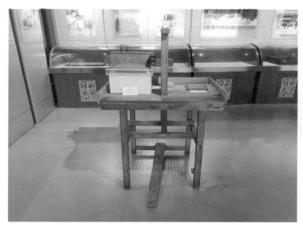

半自动切胶丁机
（中国阿胶博物馆藏）

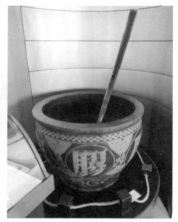

制胶过程中使用的木槌和缸
（中国阿胶博物馆藏）

胶效率，规范了胶块尺寸，但许多工匠初心未改，坚持手工切胶。手工制胶的技艺从祖辈一直延续至今，他们认为手工切胶是对阿胶文化的传承，不应被抛弃。

阿胶的内在品质取决于熬胶的过程，而其外在品相则取决于切胶的步骤，这是阿胶迈向成品的关键一步，故其器具的使用、技法的运用是匠人特别重视的。

其他工具

过滤笟，多呈正方形或长方形，下方有过滤网，用以过滤掉沉淀的杂质。

凝胶箱，主要用于冷却胶液及塑形。其形态多呈正方形或长方形，上方敞口，其余五边皆用木板通过榫卯结构组合在一起，这种结构便于拆卸，方便取胶。

老粗布，即常见的家用粗布，多用于擦胶的步骤。粗布浸取90℃纯化水，在切好的胶块表面轻轻擦拭，可以使成品胶片的纹理更加清晰、均匀。

晾胶床，是专门用来晾胶的工具。其结构较为简单，常以木板、木条为构件。木板的大小以便于工匠搬运为宜，木条的长度比木板的宽度稍长。使用时，胶片平置于木板上，而木板依次摞加，之间用木条隔开，留有空隙便于通风。

金锅、银铲、铜瓢

用金锅银铲来制作中药,早已有之。相传,同仁堂的众多药品中有一类名为"紫雪丹"的药,其古配方就要求:宜用金锅银铲。古代炼制贡胶时,也常用金锅、银铲、铜瓢或银锅、金铲等器物来制作。平常的熬制过程中,也有使用金锅银铲的,但并不普及。早期的"金锅""银铲"皆用纯金、纯银。到后来,为节省成本,也有使用镀金、镀银的。之所以使用如此特殊的材质来制作制胶工具,其原因大概有三:一则,金银之材极为宝贵,用此作胶足显荣华显贵,故王公贵族、达官显贵偏好于由这独特工具炼制出的阿胶。二则,金、银、铜三者的金属稳定性较强,不易在制作阿胶的过程中与胶液中的物质发生反应,故可炼制出更加纯正的阿胶。三则,这种用金、银等材质来制作熬胶工具的做法,可能还与道家仙丹炼制等有所联系,如唐代张说《道家四首奉敕撰·之三》中提道:"金炉承道诀,玉牒启玄机。"不少人相信金质、银质的器皿承载着一定的"道诀""玄机",可以为阿胶制作提供一种内涵上的升华。

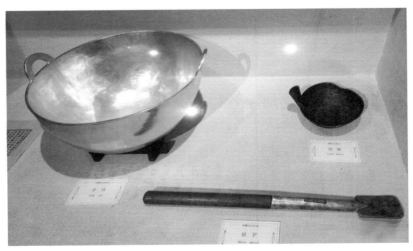

金锅、银铲、铜瓢(中国阿胶博物馆藏)

以上所述，即阿胶制作过程中所使用的主要工具。自刮皮工序始，各种各样的制胶器具出现在制胶过程中，种类众多，特色鲜明。这些器具的出现与使用是制胶匠人智慧的结晶，同时也是制胶技艺不断发展的见证。

古 法

优质阿胶的出产，皮、水固然是关键，但更离不开匠人的"工"。制备阿胶对匠人及其制胶工艺的要求极高，稍有疏忽，就有可能导致整锅胶液作废，没有十余年熬胶经验的匠人难以独自掌锅。正因为制胶所用的工艺历经千年传承，所以匠人们对古法制胶极为重视。东阿阿胶十分重视古法的传承，通过师承等多种方式，使制胶古法得以保留并一代代相承相续。据研究显示，东阿阿胶的分子量分布接近于正态分布，而其中可溶性蛋白含量与硫酸皮肤素含量均较高，微量元素也十分丰富，这也充分表明东阿阿胶的优质。同时，东阿阿胶也在继承制胶古法的基础上，进一步寻求创新，以求出产更为优质的阿胶。

在阿胶产生发展的千年历史中，有很多文人学士来记录其制作工艺。但相关记载散见在各类医药、科技著作中，自古以来未曾有阿胶工艺专论，这里只得通过古籍的字里行间对阿胶制作的古法工艺流程进行浅简复原。

文献

历代本草是其记载的主体，各农学、技术类古籍对阿胶制作也有提及。古代文献中对于阿胶制备方法的记载最早见于距今约 1500 年的《齐民要术》。书中记载了中国古代的"煮胶法"，介绍的煮胶原料众多，驴皮是其中的一种。其文对煮胶的工序叙述极为细致，对我们了解阿胶的制备工艺也有很大帮助，兹引其文如下：

煮胶法：煮胶要用二月、三月、九月、十月，余月则不成。热则不凝无饼；寒则冻瘃，令胶不黏。

沙牛皮、水牛皮、猪皮为上；驴、马、驼、骡皮为次。其胶，势力虽复相似；但驴马皮薄，毛多，胶少，倍费樵薪。破皮履、鞋底、格椎皮、靴底、破鞍靴，但是生皮，无问年岁久远，不腐烂者，悉皆中煮。然新皮胶色明净而胜，其陈旧者，固宜，不如新者。其脂肕盐熟之皮，则不中用。譬如生铁，一经柔熟，永无熔铸之理。无烂汁故也。

唯欲旧釜，大而不渝者。釜新，则烧令皮著底；釜小，费薪火；釜渝，令胶色黑。

法：于井边坑中，浸皮四五日，令极液。以水净洗濯，无令有泥。片割，著釜中，不须削毛。削毛费功，于胶无益。凡水皆得煮；然咸苦之水，胶乃更胜。

长作木匕，匕头施铁刃，时时彻搅之，勿令著底。匕头不施铁刃，虽搅不彻底；不彻底则焦；焦，则胶恶。是以尤须数数搅之。水少更添，常使滂沛。

经宿晬时，勿令绝火。候皮烂熟。以匕沥汁，看：沫后一珠，微有黏势，胶便熟矣。为过伤火，令胶燋。取净干盆，置灶埵（丁果反）上。以漉米床，加盆；布蓬草于床上。以大朳把取胶汁，写煮蓬草上，滤去滓秽。把时勿停火！火停沸定，则皮膏汁下，把不得也。淳熟汁尽，更添水煮之，搅如初法。熟后，把取。看皮垂尽，著釜燋黑，无复黏势，乃弃去之。

胶盆向满，舁著空静处屋中，仰头令凝。盖，则气变成水，令胶解离。凌旦，合盆于席上，脱取凝胶。口湿细紧线以割之。其近盆底，土恶之处，不中用者，割却少许。然后十字坼破之，又中断为段，较薄割为饼。唯极薄为佳：非直易干，又色似琥珀者好。坚厚者既难燥，又见黯黑，皆为胶恶也。近盆末下，名曰"笨胶"，可以建车。近盆末上，即是"胶清"，可以杂用。最上胶皮如粥膜者，胶中之上，第一黏好。

先于庭中竖槌，施三重箔樀，令免狗鼠。于最下箔上，布置胶饼，其上两重，为作荫凉，并扞霜露。胶饼虽凝，水汁未尽，见日即消。

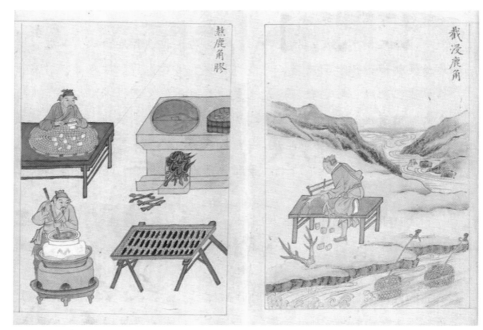

明·文俶《金石昆虫草木状》所绘"截浸鹿角"与"熬鹿角胶"工艺

霜露沾濡，复难干燥。旦起，至食时，卷去上箔，令胶见日。凌旦气寒，不畏消释；霜露之润，见日即干。食后还复舒箔为荫。雨则内敞屋之下，则不须重箔。

四五日，沺沺时，绳穿胶饼，悬而日曝。极干，乃内屋内。悬纸笼之，以防青蝇尘土之污。

夏中虽软相著，至八月秋凉时，日中曝之，还复坚好。

《齐民要术》较为完整地再现了"胶"类制备的全过程。而后宋代的医学著作《本草图经》载："阿胶……今郓州皆能作之，以阿县城北井水作煮为真。造之，用阿井水煎乌驴皮，如常煎胶法。"时代相隔不远的《经史证类备急本草》载："造之，阿井水煎乌驴皮如常煎胶法。"宋至元，对制胶工艺的文献记载较为少见，而明代记载则以《本草纲目》为主，其文曰：

凡造诸胶，自十月至二月、三月间。用沙牛、水牛、驴皮者为上，猪、马、骡、驼皮者次之，其旧皮鞋、履等物者为下。俱取生皮水浸四五日，洗刮极净。熬煮时，时搅之，恒添水至烂。滤汁，再熬成胶，倾盆内待凝。近盆底者，名坌胶。煎胶水以醎苦者为妙。大抵古方所用多是牛皮，后世乃贵驴皮，若伪者皆杂以马皮、旧革、鞍靴之类，其气浊臭，不堪入药。当以黄透如琥珀色，或光黑如瑿漆者为真，真者不作皮臭，夏月亦不湿软。

同时期的《本草蒙筌》《本草乘雅半偈》都对阿胶制作有所描述。其中《本草乘雅半偈》载："煮法必取乌驴皮，刮净去毛，急流水中浸七日。入瓷锅内，渐增阿井水，煮三日夜则皮化。滤清，再煮稠，贮盆中乃集耳。冬日易干，其色深绿且明燥、轻脆。味淡而甘。亦须陈久方堪入药。"

制胶工艺发展到清末出现一系列创新。清代东阿的制胶作坊同兴堂，在借鉴吸收传统炼胶技艺的基础上，进一步发展，总结出一套新的制胶技法，因其中包含了大量的"九"元素，故称为"九九炼胶法"。《中医传统制剂方法（东阿阿胶制作技艺）调研报告》介绍了"九九炼胶法"的相关内容，引录如下：

一、操作工序的设置上融合代表着"阳数"的"九"的易道文化元素。如炼胶九天九夜，九次添加阿井水，阴晾九九八十一天，九十九道工序等等。

二、择取"冬至日"作为炼胶的初始日，按传统医学观点，冬至日乃是一年中阴气最盛之时，阳气初生。九天贡胶炼制取其一阳来复之含义，认为阿胶具有补阴养阳之义。正是因为这一层原因，还形成了在冬至日子时点火熬胶的古典仪式。

三、用水亦取用冬至子时的阿井水（现今为东阿地下水），取阿井水含冬至"至阴"之气。

四、在火的使用方面，选用桑柴火。这种用火法有着道家医学的深厚理念，东晋道医葛洪在《抱朴子·内篇》中指出："一切仙药，不得桑煎不服，桑乃箕星之精，能助药力，除风寒痹诸痛，久服终身不患风疾故也"。

五、使用纯黑乌驴皮为原料，亦体现了医家补益药物的选择的阴阳原理。

六、用银锅、金铲、铜瓢为制胶工具，并认为这是生产道地阿胶的一个必要条件。

从最早的《齐民要术》到较晚时期的《本草乘雅半偈》，从农学著作到医药本草古籍，其对阿胶制作工艺的记载十分相似，由此可以推断古法阿胶的制作从古至今比较稳定，变动不大。

在梳理历代各类文献对阿胶制备方法的记载后可以看出，阿胶的制备工艺经过上千年的发展逐渐成熟，一方面是工序的日益完整，另一方面是工序的严谨性不断提高。最初制胶仅是单纯的工艺流程制作，以出胶为目的；发展到后期，随着传统中医观念渐入人心，制胶过程中融合了许多传统中医思想，比如在取水、制胶中融入了"阴阳"的观念。值得注意的是"冬

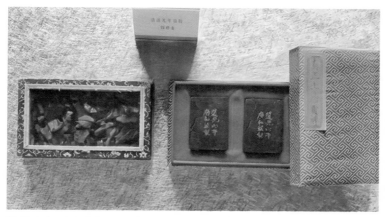

清道光年贡胶（东阿阿胶城贡胶馆藏）

至熬胶"的传统，《阿胶应用大全》记曰：

> 《周易》六十四卦中有一卦叫做"复卦"。"复"作为卦名，就是回复的意思，相当于一年中的冬至，一天中的正子时。从卦像上看，上面五个阴爻，下面一个阳爻，象征阳气初生，故称"冬至一阳生"。可见冬至是阴阳转化的关键节气。

匠人们在冬至之时，各取阴阳之物，至阴之时、至阴之水、至阳之火等等，以熬制出"阴中有阳，阳中有阴，阴平阳秘，水火相济"的阿胶。

在具体的工序细节中，也产生了很多为了提高阿胶品质的做法。例如前文中论述过的阿胶原料皮的变化，由各类动物皮逐渐统一为驴皮，而以乌驴皮为最佳；必冬月熬胶，使胶易凝；熬胶水对于制胶有着至关重要的作用，常用阿井水为之等等。

流程

通过对古籍中有关阿胶制备古法的梳理，结合现代制胶过程中保留的古法技艺，提炼出阿胶传统工艺的全过程，有利于深入挖掘制胶背后的历史文化。

泡皮

取驴皮置于清水中浸泡。此时的驴皮附带毛发及表皮脂肪，直接刮毛或去脂极不方便，故需泡水使其变软。浸泡时间在二到三天或四到五天不等，这期间需每日换水一到两次，皮软即可捞出。必要时需再次进行泡皮操作，时间较第一次短。

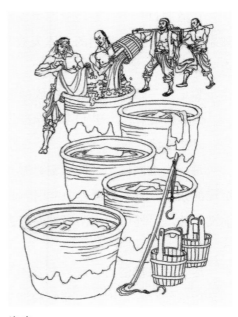

泡皮

刮皮

将泡软后的驴皮置于刮皮架上，用刮刀沿倾斜的角度由上到下，逐层刮去皮毛层、脂肪层。最后将驴皮切成小块备用，长宽的大小通常不超过20厘米，也有切成二到三寸左右见方的。

煮皮

将驴皮块洗净后倒入沸水锅中掇洗，并不断翻动至皱缩成卷。煮皮过程中需要注意控制火候，火太大或时间过长容易使驴皮皱缩过度，胶质流失；火太小或时间太短，则达不到掇洗的效果，刮皮后残留的杂质也无法充分去除。

煎煮取汁

将处理好的驴皮置于制胶锅中，加阿井水以没过驴皮为宜。加热前需在锅底加一"假底"。直火加热，锅底温度较高，"假底"可隔开驴皮与锅底，防止锅底驴皮因温度过高而焦化；"假底"的增加也可以节省人力，工匠不必时时搅拌。随后用桑柴文火直火加热制胶锅，保持锅内胶液微沸状态，维持一到两天，昼夜不停。

在熬制过程中，要注意因蒸发而造成的水分流失，适时适量地补水。熬制一到两天后（熬制的具体天数常有变化，以胶液具体状态作为熬制结束的标准），待锅内胶液渐浓时，倒出胶液备用。锅内再次加入清水，同样步骤重复三到五次。最后将胶液混合，以备后用。

因熬胶结束后，驴皮已基本全部化液，故这一步骤也常被人称之为"化皮"。

过滤澄清

每一次熬制倾出的胶液需趁热过滤。可依次使用细筛、丝棉，过滤出沉淀的杂质。因熬制过程中常用阿井水，故沉淀比较容易形成，其中缘由，前文已述。另外可加入明矾进一步去杂。

打沫

尽管过滤澄清后，胶液已基本呈"澄清"状态，但许多肉眼无法看到的杂质依然存在，因此需要将胶液进行二次提纯，即"打沫"处理。将澄清的胶液或是半凝固状态下的胶态物质再次置于制胶锅内，先武火后文火，

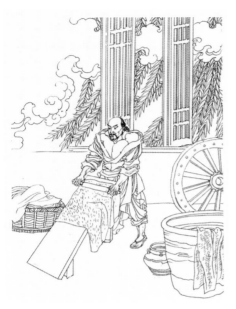

刮毛

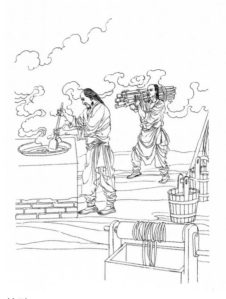

炼胶

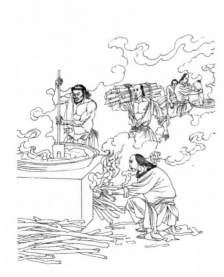

化皮

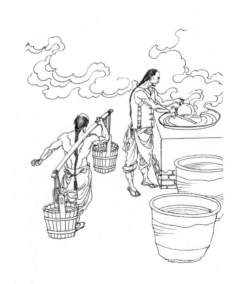

打沫

加热胶液，使胶液始终保持"微沸"状态。如此持续加热，胶液表面会出现一层杂质物，即"打沫"步骤中的"沫"。打沫时，一只手持打沫拐子，一只手持瓢，用打沫拐子将浮于表面的一层杂质轻轻拨入瓢中，多次重复，即可清理干净浮于胶液表面的杂质。

浓缩

浓缩是制胶过程中极为关键的一步。

在打沫的同时，胶液会随着水的蒸发而渐渐变得黏稠。待胶液浓缩到不同的状态时，依次添加冰糖、豆油和黄酒等辅料。至胶液黏稠到不透纸时，加入定量冰糖；至胶液呈"挂珠"状态时，加入豆油；至胶液呈"吊猴"状态时，加入黄酒。继续文火浓缩，至"发锅"。待胶液可以挑起"挂旗"时，停火出胶。加入豆油、黄酒等辅料后，往往还需要"砸油""醒酒"等操作。整个熬制胶液过程中宜文火为主，因为"浓缩"过程时间相对较短，所以这一步骤中不再使用"假底"，而是通过不断搅拌来保证受热均匀。搅拌既可以防止胶液焦化，又方便观察胶液状态，把握辅料添加和出胶时机。但搅拌过程中又极易产生气泡，这一现象称为"发泡"，气泡产生后应及时去除。

"浓缩"这一步骤的难点在于火候和出胶时机的把控。"浓缩"稍有不慎，整锅胶液便要浪费。

凝胶

停火后，将胶液倾于凝胶箱中，至阴凉处待其自然冷却。可提前在凝胶箱的内壁涂抹豆油，以防粘黏。

切胶

晾胶之前，利用双把刀将胶块按照一定的大小比例切开，俗称"开片"。为防止形成多重刀痕，在切胶过程中应双手发力，刀口水平，一刀切下。切胶过程中可在刀上涂抹少量豆油，防止胶片粘连。

切好的胶片多呈长方形，一般以手掌可握住的大小为宜。

晾胶

将切好的大小均匀的阿胶片置于阴凉处充分晾干，不可暴晒。晾胶期

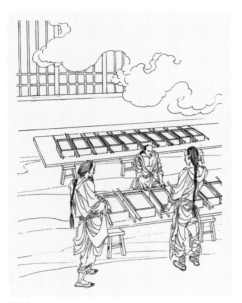

凝胶

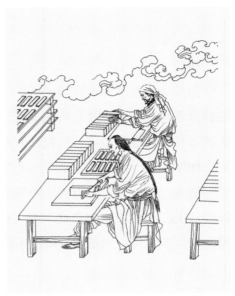

切胶

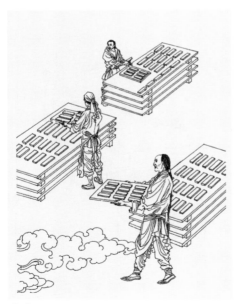

晾胶

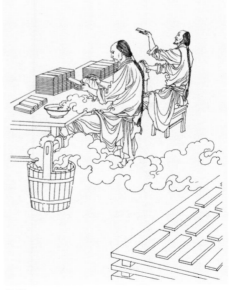

擦胶

间要多次翻动胶块，使两面晾晒均匀。在晾胶床上阴晾数日后，装入木箱，密闭闷置数日，这一过程称为"闷胶"。"闷胶"后，再次晾胶，保证胶片完全干燥。

擦胶

擦胶者用粗麻布蘸取热水（90℃纯化水），沿阿胶表面的纵状纹理擦拭。擦胶处理可以使阿胶片具有极佳的光泽和纹理。擦胶之后，晾干因擦胶沾上的水分即可准备印字、包装、入库。

印字

清末，东阿县家家点火，户户熬胶，在胶块制成后便将自家的堂号印在胶块上。一般以植物颜料为泥，在胶片的正面中心位置印堂号。印字既是一种商业宣传，也是一种防伪手段。

包装

阿胶成品的包装涉及产品的美观与储存。一般以薄纸包裹好胶片，依次排入纸盒中，再装入木箱，以便长途运输。九朝贡胶需要钦差大臣亲自

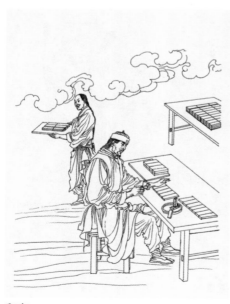

印字

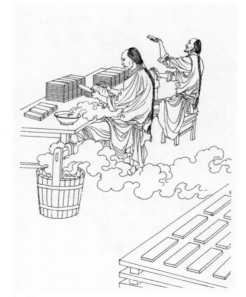

包装

装箱运送到朝廷，以呈送皇室，其包装极为奢华。

阿胶的古法工艺包含十余道工序，历时数日方能成品。在这一过程中，火候、用水量、辅料添加等都有着严格的规定。因此，熬制一块合格的阿胶，并不是一件容易的事情。

附：阿胶传统生产术语

春皮、夏皮、秋皮、冬皮：又可称为"春板""夏板""秋板""冬板"，即在不同季节宰杀毛驴而得的驴皮。驴的宰杀季节决定其名称，如夏季宰杀的驴所产的皮，就称为"夏皮"。熬制阿胶，以冬皮为最好，其皮含胶质最多且质量好。

打沫：又称"提沫"，指除过滤之外又一道去除杂质的步骤。胶液达到适当的浓度，便兑入适量的阿井水，待其稀释后先用武火重新煮沸，再改用文火缓缓加热，胶液内轻浮及细微的杂质便与新水中的金属离子结合为比重较小的络合物浮上液面（与过滤操作中的沉淀物有所区别），由锅边向中央聚集，聚于中央后就用瓢和打沫拐子将上浮物取出，这一操作常称为"打沫一个"。

挂珠：胶液浓缩至一定程度后，用胶铲挑起，胶液呈连珠状流下，流速较慢。此时，可根据其流下速度的快慢，判断其含水量。

挂旗：又称"挂铲"，指用胶铲铲起胶液，胶液会黏附在胶铲上并呈片状缓缓坠落，极似一面旗子，故名。这一现象出现于浓缩阶段，用于辨别判断阿胶熬制的程度，以便判断是否停火出胶。

砸油：在胶液中加入豆油等植物油后，将豆油与胶液充分搅匀的过程。用胶铲或胶勺将胶液挑起，再用力将其砸入锅中，使其充分混合。

吊猴：胶液浓缩至一定程度时，用胶铲挑起，胶液往往悬吊于胶铲上形如猴状，称之为"吊猴"。

发泡：又称"发锅"，往胶液中加入辅料并浓缩至一定程度后，文火加热一段时间，在胶液表面会鼓起较大气泡，如馒头状，这就是俗称的"发泡"。此时，需要用铲挑开气泡。

醒酒：胶液中加入黄酒后，继续浓缩到一定浓度，胶液出现气泡且即将出锅时，停止加热，使胶液中的气体充分逸出，使其表面不再有气泡。

胶凝与凝胶：胶液熬成后，趁胶热倾入已涂有豆油的凝胶箱或凝胶盘中，置于阴凉处使其自然冷凝成大胶块，此过程称为"胶凝"，所得到的固体胶称"凝胶"，又叫"胶坨"。

开片：指的是切胶的步骤。将凝胶切成一定规格的小片称为"开片"。手工操作要求刀口平，一刀切过，以防出现刀口痕迹。

闷胶：又称"伏胶"，瓦箱开片后的小胶片，在晾胶床上阴晾数日后，将其整齐地装入木箱内，密闭闷之，称为"闷胶"。此过程中还包括有立箱、倒箱、压箱等操作。闷胶的主要目的是使胶片内部的水分向外扩散，以缩小胶片的内外水分差，并可起到整形的作用。

晾风：将置于木箱中"闷胶"数日的胶片取出，重新摆放在晾胶床上，使胶片表面闷出的水分蒸发。

炮　制

炮制，古同"炮炙"，最早见于南北朝时期雷敩所著《雷公炮炙论》。中药炮制，是指对中草药等原料进行加工，以提高其药性，进一步增加其药用价值的过程。阿胶以驴皮为原料制成，按照炮制的定义，由驴皮到阿胶的过程就是阿胶的炮制过程。

阿胶的实际临床医用、日常保健应用中，大多以阿胶作为原料，或锉碎为块，或膏化，或烊化，并与其他药材调和使用为主。所以在阿胶制胶完成后，可以将其进一步炮制加工以提高药用价值。在中国，阿胶的炮制也有一段悠久的历史。

理论

中药炮制及相关理论是中国医学的重要组成部分，历史悠久。对"炮制"或是"炮炙"的释义，早已有之。炮是指将肉等物品放在火上炙烤。许慎

《说文解字》曰："炮，毛炙肉也。"谯周《古史考》言："古者茹毛饮血，燧人钻火，而人始裹肉而燔之，曰炮。"《诗·小雅·瓠叶》云："有兔斯首，燔之炙之。"毛传曰："炕火曰炙。"《说文解字》亦云："炙，炮肉也，从肉在火上。"炙与炮的意思大致相同，皆是指放在火上烤。今日的"炙"已经演变为"制"，瞿胜利所作《中药炮制是中医用药的特色所在》一文将"制"解释为"代表更广泛的加工处理技术"，由"炙"到"制"的变化不仅是用字的改变，最重要的是其所包含的范围发生了改变，不再仅限于火烤，而是指包括火烤在内的更加广泛的加工手段。"炮制"的本质技术很早就已经出现，虽然其称谓经过多次变化，如"采造""修制"等别称，但其核心涵义变化不大。成莉《宋以前中药炮制文献研究》中对炮制目的进行了简要介绍：一是"由于中药材在采收时多附有泥土和异物，或有异味，或潮湿不宜于保存等，必须经过一定的炮制处理，使药材达到洁净、矫味、便于存贮的目的。同时，药材需要加工成一定的规格形状，以便于制剂，方便服用"。二是"中药炮制的另一个目的是'减毒增效'，即保证药材的安全和有效"。这两点大致概括了历来对中药进行炮制加工的目的。

最早的有关阿胶炮制的记载见于约成书于战国时期的《五十二病方》。书中有"止出血者，燔发""陈蒿，蒸而取其汁"等记载，结合后世对"炮制"的定义，书中"燔""蒸"等记载皆归属于"炮制"技术。除此之外，净制、切制、水制、水火共制等传统中药炮制方法皆可从此书中找寻到踪迹。

炮制技术发展到汉代，已经逐渐被医药学者所重视，著述之中多有提及。如张仲景的《伤寒杂病论》中就介绍了去污、去毛、锉、捣、水浸、煮沸、蒸、烧、熬、炮、炒、炙等多种不同的炮制技术。南北朝时期，陶弘景在《集注》中首先对炮制技术进行系统性归纳总结；同时期的《肘后备急方》等医药著作也对炮制技术有所记载。我国第一部中药炮制专著《雷公炮炙论》，据说就是由这一时期的医药学家雷敩所作。《雷公炮炙论》对炮制的方法进行了全面总结，并在此基础上对炮制作用也做了系统表述。《雷公炮炙论》的成书在历史上深刻推动了炮制技术的发展。

进入唐宋时期，社会相对稳定，经济发达，包括医药学在内的多种科学技术得到了有利的发展时机。这一时期，炮制技术有了进一步发展，其相关记载不可胜数，如唐代孙思邈《备急千金要方》、唐代苏敬《新修本草》、唐代蔺道人《仙授理伤续断秘方》、宋代王衮《博济方》、宋代寇宗奭《本草衍义》等。前代涌现出的炮制方法进一步完备，炮制理论在这一时期也趋于成熟。

明清时期，炮制技术达到成熟。不仅有明代陈嘉谟《本草蒙筌》、明代李时珍《本草纲目》、明末刘若金《本草述》、清代吴仪洛《本草从新》、清代赵学敏《本草纲目拾遗》等本草类医书对炮制技术进行记载，还涌现出大量炮制专著，如明代缪希雍《炮制大法》、清代张仲岩《修世指南》。《炮制大法》被视为继《雷公炮炙论》之后又一部重要的中药炮制专著。书中将前代的炮制技术归纳总结为十七条，称为"雷公炮制十七法"，如炮、炒、煅、炼、制、飞、曝、露等。

炮制技术历经千年的发展，炮制理论是其不断发展的内在依据。史料中就炮制理论的阐述较少，多是依照临床疗效来反映理论，如用药前后的变化。《别录》中记"辛夷"条："用之去毛，毛射人肺，令人咳。"记载"桑螵蛸"："当火炙，不尔令人泄。"《太平惠民和剂局方》记"槟榔"条："勿经火，恐无力效。若熟使不如不用。"

具体到阿胶炮制的理论，历代医书典籍中的记载就更少，但可以确定的是，阿胶的炮制理论必然是从中药炮制理论中延伸发展出的。而对于阿胶炮制后的临床效果，古籍中的论述则比较丰富。清《本草述钩元》载："调经丸药中用，宜入醋重汤炖化，和药。胃弱作呕者，弗烊化服，打碎同蛤粉、蒲黄、牡蛎粉炒，随宜。"清《本草备要》载："蛤粉炒，去痰；蒲黄炒，止血。"清《药品化义》也说："面与蛤粉同炒，则不粘，去痰用。入膏、汤化、酒化、童便和之更妙，得火良。"文中所提及的"去痰""止血"就是阿胶炮制后药用价值提高的例证。

随着科技的进步，阿胶的炮制技术已经有了极大的提高，而对于其炮制的理论也有了新的认识。《阿胶的研究与应用》从现代技术的角度解释了阿胶的炮制。一则，"阿胶内含胶原蛋白，经炒珠后煎汤不粘锅，服用不腻膈，更有利于人体吸收"。二来，"阿胶中具有滋补作用的主要有效成分为蛋白水解物，这类物质均无臭味。但在制胶时，由于长期浸泡发生腐败，以后在煮胶、收胶、晾胶至出成品过程中一直保留着腐败臭味……经蛤粉或蒲黄炒制后，不仅能使胶剂质地酥脆，便于粉碎；更重要的是此类氨基酸的腐败产物得以挥发，对消化道的刺激作用减轻"。以上两点，黄泰康先生《阿胶炮制史及其研究》一文也早有提及。由此可见，阿胶的炮制是基于中药炮制理论，同时结合阿胶的药用特性，给予进一步发展的结果。

方法

具体到阿胶炮制的方法，古籍文献中的记载非常丰富。《阿胶的研究与应用》一书总结到："阿胶的炮制方法见于历代文献之中的计有 30 种之多，其中汉代 1 种，南北朝时期 1 种，唐代 4 种，宋代 11 种，元代 3 种，明代和清代各 5 种。"

两汉至南北朝，胶或是阿胶的炮制技术开始出现并逐步发展。汉代《金匮要略方论》中有了"炙"用阿胶的记载，可谓是目前可见的最早记载阿胶炮制具体方法的文献，《华氏中藏经》中还有了"炒"阿胶的记载。"炙"与"炒"的意义大致相同，即用火烤，宋代《博济方》就解释两者为："火炙令热为炒。"

南北朝时期宋人雷敩所作炮制专著《雷公炮炙论》载："凡使，先于猪脂内浸一宿，至明出，于柳木火上炙，待泡了，细碾用。"此外，南朝梁国人陶弘景所著《集注》又载："（阿胶）作药用之，皆火炙，丸散须极燥，入汤微炙尔。""凡丸散用胶，先炙使通体沸起燥，乃可捣，有不沸处，更炙之。断下汤直尔用之，勿炙。诸汤中用阿胶，皆绞汤毕，内汁中，更上火两三沸，令烊。"

唐宋时期，阿胶炮制方法更加丰富多样。尤其在宋代，记载其制作方法的作品数量众多，可谓繁荣。《全生指迷方》《银海精微》中提到阿胶"蛤粉炒"，这是阿胶炮制的一大进步，标志着在阿胶炮制过程中开始添加辅料。除此之外，还有很多新的炮制技术出现，详见下表：

阿胶的炮制（唐宋时期）			
专著	作者	朝代	炮制方法
《备急千金要方》	孙思邈	唐	生地黄，三斤切；阿胶，二两；蒲黄，六合；右三味以水五升煮取三升分三服
《全生指迷方》	王贶	北宋	蛤粉拌，炒
《太平惠民和剂局方》	太平惠民和剂局	北宋	麸炒
《太平圣惠方》	王怀隐	北宋	治大衄，口耳皆出血不止；阿胶半两捣碎，炒令黄燥……
《圣济总录》	官修	北宋	锉入糯米二合同炒去米
《产育保庆集》	李师圣、郭稽中	北宋	麸炒
《普济本事方》	许叔微	南宋	碎之，蛤粉炒成珠子
《传信适用方》	吴彦夔	南宋	蚌粉炒成珠
《女科百问》	齐仲甫	南宋	捣碎，炒令黄色
《扁鹊心书》	窦材	南宋	阿胶，蛤粉炒成珠
《宝庆本草折衷》	陈衍	南宋	剉碎，用蛤粉或麸同炒成珠子以用
《小儿卫生总微论方》	—	南宋	蛤粉炒如珠子大 锉，蛤粉炒，去粉
……			

　　除了以上炮制方法外，唐宋时期还出现了一些其他的阿胶炮制方法。燕娜娜等撰《阿胶炮制历史沿革与现代研究进展》一文有所介绍："《备急千金要方》载'烊化'，《千金翼方》载'熬''碎''渍'，《外台秘要》载'水熔'，《食医心鉴》载'炙捣末'。《苏沈良方》载'锉碎，微炒''炒干'。《类证活人书》载'切碎，炒令黄'。《圣济总录》载'炙蜜''炙焙''生用''炙炮'。《类编朱氏集验医方》载'水浸蒸'。"唐宋时期，阿胶炮制技艺的辉煌成就可能也与唐宋社会对医学的重视有关。唐宋时期是中医走向成熟的时期，是中医发展的一个重要节点。宋朝医学分科的发展便是其重要代表。宋朝之前中医分科十分粗略，以"疾医、疡医、食医、兽医"四科为主，到宋朝时进一步细化为九科，这种细化便是以中

医发展为基础。

元明清时期，随着中医学的发展，中医经典著作更加丰富，涉及阿胶的相关医籍也更加完备，阿胶炮制技艺走向成熟，并体现出多样化特征。

阿胶的炮制（元明清时期）			
专著	作者	朝代	炮制方法
《汤液本草》	王好古	元	炮用
《卫生宝鉴》	罗天益	元	炮用
《普济方》	朱橚等	明	煨
《秘传证治要诀及类方》	戴原礼	明	炒成珠为末，米醋熬成膏
《本草蒙筌》	陈嘉谟	明	制之宜锉薄片，蛤粉和炒成珠。入剂不煎，研末调化（药煎熟时，倾净渣滓，将末投内，自然烊化）
《本草纲目》	李时珍	明	阿胶，今方法或炒成珠，或以面炒，或以火炙，或以蛤粉炒，或以草灰炒，或酒化成膏，当各从本方
《赤水玄珠》	孙一奎	明	补中益气汤加阿胶蒲黄，治清气下陷中气不足下血不止
《医宗说约》	蒋示吉	清	酒浸溶蜜内
《外科大成》	祁坤	清	用葱姜取汁各一碗浸胶过宿文火煎胶化入
《握灵本草》	王翃	清	凡用，或面炒，或蛤粉炒，或酒化，或水化
《本草备要》	汪昂	清	阿胶，蒲黄炒止血
《得配本草》	严洁等	清	止血，蒲黄炒。止嗽，蛤粉炒。清火，童便化
《本草求真》	黄宫绣	清	削炒成珠，或面炒、蛤粉炒（去痰）；蒲黄炒（止血）或酒化、水化为用
《类证治裁》	林佩琴	清	盐水炒
《本草撮要》	陈其瑞	清	蛤粉炒化痰。蒲黄炒止血。酒化水化童便和用
《本草害利》	凌奂	清	用面炒成珠，化痰，蛤粉炒止血，蒲黄炒或童便和化，以解其气
......			

总结来看，两汉至南北朝时期，阿胶的炮制技术多以"炙"为主，还出现了"猪脂浸炙"，文献记载相对丰富；至唐宋，炮制方法逐渐增多，蛤粉炒、蚌粉炒、麸炒等炮制方法在这时出现；元明清时期，添加固体辅料进行炮制的技术继续发展，新方法不断涌现，如净草灰炒、砂炒、蒲黄炒等。在此基础上，还出现了用液体辅料进行炮制的技术，如酒化、酒炒水化、米醋熬、童便和用等。

以上所介绍的多种阿胶炮制方法，都是以阿胶为本体，通过添加辅料等方式进行炮制。除此之外，阿胶还有一种作为辅料的使用方式，即用于膏方制作。撰于明清之际的《药品化义》谈到阿胶入膏之用："入膏，汤化、酒化、童便和之更妙，得火良。"制膏拥有完整的工艺流程，其制作过程及其产品与阿胶有诸多相似之处。其过程可简述为浸泡、煎药、沉淀、过滤、浓缩、另煎兑入、收膏、晾膏等。据说，古代制膏周期需要七天七夜。在制膏过程的收膏阶段，常需添加诸多辅料，阿胶就是作为一种辅料被添加使用。制膏的具体过程，在今山东省聊城市东阿县东阿阿胶城内的展馆中进行了直观展示与介绍：

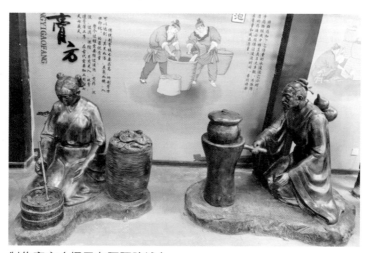

制作膏方（摄于东阿阿胶城）

浸泡：将群药加 8~10 倍量的水浸泡 12 小时。膏方药物组成中根茎类占大多数，为取得优质的药液必须保证浸泡时间，否则将影响出膏量和成品质量。

煎煮：煎药第一煎达到煮沸程度后 1 小时。第二煎加水 5~6 倍，至沸腾后约 30~45 分钟。如特殊要求还可取第三煎。合并药液沉淀。

浓缩：放入铜锅或其他大型容器大火煎煮浓缩。

沉淀：沉淀对于膏体质量有极大的影响，因中药材在经过长时间浸泡煎煮后，会产生很多极其细微的沉淀物，此类沉淀物单纯用筛网很难清除。经过沉淀后再过 80~100 目筛，则可除去绝大部分。

过滤：浓缩至临近收膏的状态，用纱布或 100 目筛再次过滤药液以去除杂质，保证最终膏体的最佳质量。

另煎兑入：人参、鹿茸、西洋参等贵细药物另煎兑入，避免贵重药物的损失。

收膏：收膏期间要加入珍珠粉、虫草等贵细粉末药物，还要加入阿胶、鹿角胶、冰糖、蜂蜜、木糖醇等辅料。所以，收膏是整个制膏过程最关键的工序。收膏必须用文火，每锅膏必须由专人负责搅拌，搅拌人员不得离开，搅拌必须从药锅底部开始，以避免药液黏稠后造成糊锅。糊锅的药液即成废品。在收膏期间，应当有具备收膏合格资质的药师进行现场监督指导，以保证收膏质量。

晾膏：晾膏不得加盖，否则膏体内部水分不能蒸发，会造成未来膏方变质。晾膏还能起到去除因长时间熬制所带来的"火气"。

历经数千年的发展，阿胶的炮制技艺日渐发展成熟。阿胶经过炮制，其药用价值得到进一步提高，应用更加广泛。而炮制工艺本身，也因其所蕴含的中医文化、工匠精神等民族文化内涵而越来越为人们所重视。

阿胶的制备工艺在千年的岁月长河里，久经淘洗，至今已经形成一套完备的工艺体系。其中最为引人注目的，就是"传承"：从最初简单的煮胶，到如今完备的制作工艺，凝聚着无数代制胶匠人们的心血。在今天我们所能见到的阿胶制备工艺中，依然保存着大量的古法。这些存在了千年的经验，依旧在为今日的我们提供着借鉴。千年来，匠人们传承着阿胶的传统制备技艺，一代代相承相续。正因如此，传统制胶工艺才没有在时间的磨洗中黯然，反而愈加生机勃勃。也正是这种传承，保证了阿胶的优良。正如《阿胶应用大全》中所言："东阿阿胶作为物质与文化的载体，传承至今，能保持其品质与疗效的统一，外观与内容的统一，其根本就是保持了古法熬胶技术的原创性与纯正性。尽管年移代革，经历战火兵燹，但品质如一，这就是传承之功，这就是工匠精神的具体体现。"

阿胶的古法制备工艺在未来定会被越来越多的人了解和重视，阿胶文化的前景也必然光辉灿烂。

卷五 ◎ 商业典

明清之前，受制于生产力和需求等因素，阿胶的产业规模极其有限，主要是为封建统治者和上层社会服务，因此阿胶业最初以岁贡的形式存在和发展。阿胶作为贡品始于北魏或更早，北魏郦道元在《水经注·河水》中记载："河水又东北与邓里渠合，水上承大河于东阿县西，东迳东阿县故城北。古卫邑也。应仲援曰：'有西故称东。'魏封曹植为王国。大城北门内西侧皋上，有大井，其巨若轮，深六七丈。岁尝煮胶以贡天府，《本草》所谓阿胶也。故世俗有阿井之名。"这是最早关于阿胶进贡的明确记录。唐宋时期，东阿地区也有向朝廷进贡阿胶的记载，唐杜佑《通典·食货典》中记载"济阳郡贡阿胶二百小斤"。《宋史·地理志》也有相应的阿胶岁贡记述，即"贡阿胶，以顶税赋"。这一时期民间阿胶业得不到发展的另一个重要的原因便是阿井官禁政策，这个政策看似是在保护阿井，但实际上却有可能导致阿井长期弃用而变得淤塞。而且禁锢了炼胶的水源，这便直接使得阿胶产业发展缓慢，无法形成固定的产业规模。虽然在极少地区出现过阿胶作为商品流通的情况，但从总体上看，明清之前我国古代阿胶大部分用于进贡朝廷，民间阿胶不论从产量还是质量上，都无法满足社会的需要。除东阿之外，全国其他地方亦有熬制阿胶的，但产量极低，品质和功效也均不能与东阿阿胶相媲美。因此，民间阿胶行业从总体上看，规模较小，影响甚微。

明清时期虽然依旧实行岁贡制度，但出现了有别于其他朝代的新情况。由于封建商品经济的进一步发展和政府对民间阿胶行业的控制逐步松弛，以东阿私营阿胶业为代表的民间阿胶产业逐步发展起来。明初，由于行政区划的变迁，加之便利的交通和丰富的水源，以东阿镇为中心的新阿城承担了岁贡阿胶的职责，并引发了一批阿胶作坊的兴起。明中后期。东阿城内的阿胶业已形成较大规模，其阿胶产品闻名遐迩。清代，东阿镇阿胶业手工作坊逐渐扩展，大部分阿胶都会作为商品行销四方。清末民初，近代阿胶业逐步发展到了一个成熟辉煌的时期，阿胶品质不断提高，阿胶业也发展壮大，逐步形成了以东阿地区为中心并向全国发散的局面。

本卷介绍有关阿胶商业的内容，分别从生产规模、经营销售、宣传推广、商号堂口来进行介绍。

生产规模

　　关于阿胶的生产制备流程，卷四工艺典已经进行了详细的描述，本卷有关阿胶生产的内容将侧重于历史上不同时期、不同地域阿胶生产的规模。明清之前的阿胶通常作为贡品，生产有以下特点：一是产地集中且固定；二是质量优异；三是生产规模小，产量低，以小家小户生产为主。而明朝中叶到晚明时期，阿胶商业化逐渐加深，为追求利润，生产阿胶的小作坊数量开始增加。这时阿胶的生产特点是质量不能保证，工艺亦难以精进。这种情况造成了明末到清朝初年生产伪胶者大行其道，当时就有学者曾指出"阿胶'货者多伪''真胶极难得'"。阿胶业发展到清朝，得益于商品经济的发展与交通条件的便利，外加生产原料固定、水源充足和工艺精进等原因，阿胶的产量与工艺均有长足的发展。这一时期阿胶业有以下特点：一是生产规模扩大，产量比前代大大增加；二是质量优异，品种增加；三是以手工作坊为主，采取前店后坊、前堂后坊的药堂经营形式。这时期的阿胶生产开始渐成规模，作为一种优质商品走向全国，并开始走向世界。1937年，全面抗战爆发，华北各沦陷城市百业俱废，再加上日寇经济封锁，驴皮货源断绝，阿胶市场因此大大缩小，同其他行业一样，全国阿胶业进入停滞时期，部分厂号仅能勉强维持生产。抗战胜利后，阿胶产量稍高于抗战时期，但终因内战爆发、时局不稳、国统区苛捐杂税、货币贬值等原因，阿胶行业的发展再度受挫，甚至出现了倒退的局面。

　　从明中期私营阿胶业萌芽到民国时期阿胶业兴盛，其生产方式一直较为原始与传统，大多采取手工作坊的形式进行生产。而关于阿胶的产量，各个地方也是各执一词。据1934年出版的《中国实业志》（山东省第九册）记载：此时"东阿县阿胶业，今已不如往昔之盛""……山东济南、东阿、阳谷三处共有专制阿胶药铺十三家，济南五家、东阿七家、阳谷一家。三处年产阿胶38700斤，其中济南33500斤，东阿2700斤……惟旧式药铺多不吐露真相，故上述数字，实有过低之倾向。"本目将简要梳理各地阿胶的生产规模。

东阿镇

东阿镇有世代熬胶的传统。据相关资料，在东阿镇历代有熬胶技术的农民，以农产品换回驴皮，利用冬春农闲季节，先以个体、后以互助合作的方式，熬胶换物或售卖。据道光《东阿县志》记载：此处"邑当南北孔道，水陆要津""舶鲈沿沂，轮蹄杂沓，人聚五音，货居百郡"。每至冬季来临，当地便进入一年一度的阿胶生产旺季。狼溪河畔，业胶者带领胶工，各据一方，在冰冷的河水中浸皮、洗皮、刮毛涤垢，然后运回切割烹煮。城中多处炉火熊熊，青烟阵阵。胶工们或添柴，或铲锅，或续水，胶汁在锅中沸腾翻滚，渐变黏稠，浓郁的胶香气在街巷上空弥漫。其后又是切胶、晾胶。业胶者中，既有购得大量驴皮、雇佣数名胶工的作坊主，又有以农产品换取一些驴皮，利用冬闲制胶易物的农民。繁忙的制胶工作至翌春才告结束。四方药商也每于此间纷至沓来，到各业胶处选购，其中多数阿胶由京杭大运河销往江浙一带。清代医家和学者对东阿阿胶至为赞誉，并多有记述。

明代以前，东阿镇的阿胶生产是以家庭为主，技术只传与子女，家人作助手，世代传承，祖祖辈辈如此。明清之际，阿城的阿胶生产形式出现了私人作坊，较大的有吕姓、岳姓、白姓、雷姓的阿胶作坊，这些个人作坊的阿胶"已制成方块出售"。清中期，东阿城内涌现出一批口碑好、质量优的制胶堂号。如东阿城的涂氏怀德堂于道光八年（1828年）设厂制胶，很快便兴盛起来，当时的怀德堂有10间胶房、10口胶锅，年产1400斤左右。邓氏树德堂弃医专营阿胶，最初有胶房10余间、胶锅10余口，佣工9人，加家人从事制胶者共计12人，年产阿胶1500余斤。而到了同治十年（1871年），树德堂生产规模便成为东阿之首，厂内有特大号胶锅12口，技工杂役20余人，年产胶2000余斤。清末民初，林春堂的生产规模为东阿镇之首，据《东阿镇志》记载："清末民国初，东阿镇最大的制药作坊为王氏林春堂，有制胶房 10 间、技工 5 人、杂工 20 余人，年产阿胶 750 千克左右。"民国年间，林春堂生产规模进一步扩大，有 10 间坐西面东二层楼房，10 余间平房。但由于生产技术和经营模式的限制，东阿镇的阿胶产量始终没有较大的突破。

抗日战争爆发后，阿胶业蒙受巨大的损失，产量急剧下降。据资料统计，1933 年邓氏树德堂年产阿胶仅 400 斤；涂氏怀德堂年产阿胶 400 斤；任氏润惠堂年产阿胶 480 斤；于氏天德堂年产阿胶 400 斤；乾豫泰、怀仁堂、济盛斋、华丰东等 4 家年产阿胶共 1500 斤。

岳家庄

岳家庄在阿城镇西北，由于古阿井位于此地，因此也被当作阿胶的历史源头。阿井附近的阿城、小赵、岳家庄等村庄的村民大都有熬制阿胶的技术。特别是岳家庄，古时几乎家家户户都有熬胶习惯，他们利用农闲，买点驴皮，一家一户支起口大锅熬胶，但产量很小。由于位于原料产地，因此在贡胶时期，官府每年都会向当地人征胶一次，以贡朝廷。

关于岳家庄私营阿胶的发展与生产情况，据《阳谷县医药志》记载："1810 年，张顺在岳家庄开办'和顺堂'，熬制阿胶，年产约一千公斤……""后来岳家庄又有宏济堂、德成堂、魁兴堂、同兴堂、延年堂、庆余堂、玉春堂、同和堂等 17 家作坊。"1860 年到 1938 年，东阿镇的阿胶生产开始转向济南，为了增加知名度，岳家庄也在济南东流水街（今共青团路）建厂熬胶，其中著名的堂号有宏济堂（与乐镜宇的宏济堂重名）等七八家，其中宏济堂盛时年产阿胶 12000 余斤。

济南东流水

济南阿胶业萌芽于乾嘉年间。由于阿胶十分珍贵，因此，古代阿井官禁，阿胶制作技术不得外传，连各户自制阿胶都不允许私自销售。而到了明清之际，由于商品经济的发展，政策松动，阿井附近的农民不断私制阿胶售于济南医药界，乾嘉时期更是私自受济南医药界的聘请来建厂熬胶。清中后期，一些东阿制胶人被济南胶厂公开聘用，阿胶制作技术也渐渐传播至此，并得到进一步的完善，因此济南阿胶产业的发展主要得益于制胶技术的传播与革新。由于阿胶利润较大，其制作技术一直有所保密，从传统的家族内部代代相传，到各家店堂都有自己的独特秘方。因为行业竞争激烈，家族、企业内部的制胶技术也在不断进步与完善，从此阿胶业在济南逐渐发展壮大。

至清道光二十三年（1843年），济南士绅出资在东流水街一带正式建立了阿胶作坊，熬制阿胶。但既无牌号，也无门市，春冬每年产量不过3000斤到5000斤，初夏停工，分销阿胶，年年如此，时辍时续。外加此时本地普通居民多不知阿胶用途，因此销路不广。后来，东阿人刘春云、刘代云、司益臣、刘爱云、刘青云先后到东流水经营阿胶业，带来阿胶制作的传统工艺，奠定了东流水阿胶业的根基。

辛亥革命至抗日战争全面爆发前是济南阿胶业的全盛时期。这一时期济南阿胶生产规模有所扩大，胶店有赵树堂、延寿堂、同义堂、德成堂、宏济堂等数家，固定从业人员约四五十人，春冬开工期间雇佣季节工约六七十人，年总产量约十万斤左右，销售颇广。而在辛亥革命前后，由于阿井水水位下降以及当地用水争端问题，位于阳谷县阿井附近的胶庄产胶量较低。（民国初年，阿井不再官禁，附近农民用此水熬胶，因水不甚旺，屡因挣水不睦，后来协议轮流淘井，共用水，初尚保持甚好，后因争水不睦至填塞淤平。）

1937年底，济南沦陷后，山东境内交通阻隔，货运停顿，华北各地经济陷入停滞阶段，甚至连华北第一大药商组织祁州药会也因战火而解体。由于敌人经济封锁，阿胶的销量一落千丈，致使部分厂号歇业。

其他地区

明末清初之时，随着社会的进步，各种技术之间相互交流，东阿的熬胶技艺也逐步向周边扩散，制胶业形成以东阿为生产技术中心，遍布河北、天津、北京、浙江、江苏等地的阿胶业制造群。为区分原产地，人们在称谓上对其加以区别，将东阿产的称为阿胶，将南方生产的称为驴皮胶。道光年间，河南禹州、周口、山东济南等地亦有阿胶生产作坊存在，但大都昙花一现，没有形成规模。清末民初，江苏无锡朋寿堂、北京同仁堂、敬修堂、永盛合、天津同仁堂阿胶庄及上海等地亦有阿胶生产。据记载，山东烟台以及附近庄口也曾有阿胶生产。然而这些后起之地，并未掌握制胶精髓就照葫芦画瓢，因此产量较少，质量亦差，有些甚至系伪品。

清朝末期，因战事频繁，统治者无暇顾及此事，进贡停止，进贡品变为商品。自此，制胶业得以迅速发展。除山东外，江苏、北京、天津、上海、浙江等地均有阿胶生产，有据可考的制售阿胶的堂坊即达数十家之多。如1874年由"红顶商人"胡雪岩在杭州创办的胡庆余堂，采用山东驴皮熬制"驴皮胶"。抗日战争全面爆发后，战事频仍，商贾逃匿，许多作坊店铺相继关闭，制胶业发展受到严重影响。

经营销售

营销作为商业中最为重要的一环，决定了商业的持续性与生命力。而阿胶的经营与销售更是业内一个值得深究的问题，本目将分别探讨阿胶在历史上不同时期的售价和各个堂号的获利情况、阿胶的销售渠道和阿胶的经营模式，探究近代阿胶业是如何将传统的前店后坊、家庭经营形式与现代企业经营模式相结合，形成一套独属自身的经营理论等问题。

价格产值

宋代经济繁荣，科学文化发展到了一个新的阶段，阿胶的生产也呈现出新的面貌。苏颂在《图经本草》中谓阿胶"今郓州皆能作之"。据宋《元丰九域志》和《宋史·地理志》记载，作为贡品上纳朝廷阿胶者，除郓州外，尚有济州。按宋代郓州辖六县，即须昌、阳谷、中都、寿张、东阿、平阴；济州辖四县，即巨野、任城、金乡、郓城。可见宋代除东阿外，郓州、济州的其他县也有一定的阿胶生产。其产品除纳贡外，多数已作为商品流通，以至苏颂称"都下（汴京城）货者甚多"。囿于传统，他又言"恐非真"，强调"以阿县城北井水作煮为真"。

明人刘若金在《本草述》中记载：每年冬季，当地州县衙门便征集胶工，在官府的监督下，取阿井水熬制阿胶。制成后，一部分加盖东阿县正堂官印，专差上贡朝廷，其余的则由官府馈赠有司及地方大员，或高价出售给巨商大贾。明朝阁臣东阿人于慎行编纂《兖州府志》"土贡"条目时，记载了当时东阿县向宫中贡胶的数量，即"阿胶二十五斤"。同时期的《阳谷县志》中记载阳谷县当时也向宫中进"阿胶二十五斤"。

清朝，部分东阿阿胶仍作为贡品上贡朝廷。据陈邦贤的《中国医学史》记载："清太医院对药物贡品规定为'凡药材本折银钱，旧例各省直出产药材地方，每年解纳本院生药库收贮。委官辨优劣，其出入皆由礼部'。"清康熙《东阿县志》也记载了东阿县"药惟阿胶入贡"，并由东阿县城制胶作坊在官府监督下承制。其中"土贡"条目记载每年向礼部交"阿胶二斤八两，每斤征银一钱"。清道光《东阿县志》对贡胶亦有"本色阿胶于康熙八年奉文照依时价减去银一钱"的记载。1841年，阿城镇岳家庄的各堂口药铺由生产加工开始转向经营，外地来购者每岁络绎不绝，南北省行销数十万元。清道光《东阿县志》记载，阿胶按"每斤征银一钱六分"向官府交纳税银后运销各方，相较于康熙时期每斤多征银六分。

《济南市志》记载："同兴堂在光绪二十年开业时，股金总额仅为三千元（京钱），到一九一九年，一年的纯利即达二千九百八十一吊，足见阿胶的利润是相当高的……（同兴堂）其毛利占总收入的百分之三十八点七。同兴堂的毛利情况，可代表其他各胶店，只是各因产销数量不同而已。盛堂、九鹤、宏济等胶厂的毛利略高于同兴二三成。"

据资料统计，1933年，在东阿城内的各个堂号中，邓氏树德堂资本2100银元，产值2400银元；涂氏怀德堂资本1300银元，产值2400银元；任氏润惠堂资本3500银元，产值3200银元；于氏天德堂资本3300银元，产值2400银元；乾豫泰、怀仁堂、济盛斋、华丰东等4家资本8500银元，产值9400银元。当时的《光华医药杂志》（此杂志刊行于1933年11月至 1937 年 8 月）中记载到："每年装箱出口者，约千箱左右，每箱重约二百斤，共重约廿万斤，其价值最低者，每斤须洋六元，最贵者，每斤须洋三十二元，以最低价格计算，年值洋一百二十万元。"新中国成立后，徐植琬在《山东阿胶》中记载："阿胶的零售价从几角至二十余元。每熬阿胶一锅，须工人两名，工资每日五角。"

销售渠道

早期，各厂店销售阿胶都是坐门等客，销量不大，销售范围也较为有限。到民国时，因山东地区交通日益便利，阿胶产量增多，外加厂家注重宣传推销，并着重发展省外销售市场，因此销售范围大增，市场不仅遍布全国，而且还拓展到海外。

东阿城内的邓氏树德堂主销江南诸省及东南亚地区。涂氏怀德堂产品主要销往江西、云南、湖北、四川、江苏、山东、黑龙江等省，销路最多的是广东、上海，并由华侨转销国外。又根据资料统计，1933 年，邓氏树德堂大部分产品销往江南；涂氏怀德堂主要销往江南，部分产品销往国外；任氏润惠堂销往江南、陕西、山西、河北等地，部分销往南洋等国外地区；于氏天德堂销往山西、陕西等地；乾豫泰、怀仁堂、济盛斋、华丰东等 4 家主要销往无锡、常州、河北和东北等地。王岱新在经营林春堂期间将所制阿胶运往江西，由江西客商包销。

岳家庄的阿胶由于产量的限制，销售范围不如前二者广泛，但利润却不低。清朝中后期，岳家庄的和顺堂阿胶销往祁州、济宁、江浙一带。据《阳谷县医药志》记载："1810 年，张顺在岳家庄开办'和顺堂'……销往祁州、江、浙等地。"

济南东流水的德成堂产品远销四川、云南、湖北、湖南、贵州等省。赵树堂等多家产品销河北祁州（安国）药会及京、津、华南等地。德成堂的阿胶主要销往四川、云南、湖南、湖北等省，行销北方甚少，其主要采用交换的销售方式，即用阿胶来交换云、贵、川、广的贵重药材。这种方式很适用于药栈的销售，因此经销成绩卓著。

随着产量的增加，阿胶逐渐走向商铺这一商业化的道路，以致外地商人到东阿偷师学艺；也有东阿人走出东阿开办商铺者，更有阿胶出口日本、朝鲜等国。据乾隆年间赵学敏的《本草纲目拾遗》记载："近日浙人所造黑驴皮胶，其法一如造阿胶式，用临平宝庄水煎熬而成……与东阿所造无二，入药亦颇有效。盖阿胶真者难得，有浙胶则胜于用杂胶也。"此为外地商人学艺东阿的典型。其后道光年间的河南禹州、周口及山东济南等地亦有阿胶生产。清乾嘉年间出版的日本医家吉益东洞《药征续编》记载："阿胶以阿县所制者为名。今华舶来之物数品，入药当以黄透如琥珀色为上品。或光黑如墼漆、不作皮臭者为良。若真物难得，则此邦皮胶黄透，夏月不湿软者可权用。"可见，当时阿胶已出口至日本。

经营方法

济南阿胶业的发展繁荣充满了近代化因素。先进的企业经营机制促进了行业发展。济南阿胶业从一开始就采用了与东阿手工作坊不同的运作方式。东阿阿胶店堂一般实行家族式管理，从性质上属于自然经济状态下手工作坊式的生产，发展缓慢。而济南是省会城市，商品经济发展较为充分，众多掌握较大资本的资方为利润所驱，投资建立阿胶厂，建立了较为完备的企业分工协作机制，当时阿胶厂的股东主要负责提供资金、购买设备、租赁店面、商品营销，阿胶的生产则聘用经理负责，经理一般是经验丰富、懂技术的阿胶生产能手，经理负责技术指导、经营管理、雇佣工人等具体工作。这样的分工模式确保了厂子所有权和经营权的分离，实现了劳资双方优势互补，强强联合，能迅速地将厂子做大做强。

济南胶店的经理管理模式也在几十年中逐渐发展成熟。起初，胶店的出资人大多不懂生产，所有事情均交经理管理。但这些经理大多是来自东阿的熬胶人，他们多系农民出身，既不识字，也不懂经营。初期的管理是比较混乱的。据说，魁兴堂开业的前两年，年终连账都结不好。其次是资金的积累。早期对货物的盘点，从不留"厚成"（即积累资金），年年结算虽盈余不少，但均为股东、经理分掉，来年重新集资，另行开张，所以各店均没有积累资金，企业发展较迟。1911年后，来自东阿的这些经理大都积累了丰富的经营经验，多数上升为资本主，有的甚至个人出资经营，并自任经理。这些胶店都很重视资金积累，平时账单都留"厚成"很大，企业积累逐年增高，发展迅速。

据宏济堂胶厂老职工讲，按照过去的商业惯例，企业东家（资方）和西家（经理即资方代理人）之间要订立契约，东家出资，西家出人，钱股与人股共分盈利，非至资本亏蚀，资方不得要求散伙；散伙时须清理企业资产，并分给西家一股应得部分。乐镜宇开设的宏济堂则不按惯例，东西家之间没有契约，东家可随时解除西家工作，并且东家直接负责企业的经营管理，乐镜宇就自任宏济堂的总经理。经理只负责企业中的日常事务，盈利分配、人事安排均须由东家决定。如宏济堂第一任经理沈锡五（原官药局的经理继任经理）就是因经营无状被乐镜宇解除职务，后刘瀛洲又以与内东辛德馨有矛盾，而被辛氏的亲信黄孟稀和乐镜宇之友钱宝亨所顶替。

在劳动力方面，因制胶生产有季节特点，胶店雇佣的工人多是季节合同工。这些工人大都是来自东阿的农民，农民于秋后来，麦收前回，既不影响农业生产，还能多些收入，可谓两得其便。这些季节工大多又都是经理的亲戚、街坊乡邻，既好笼络管理，又可保证技术不会泄漏。

另外，店规与工人待遇等方面也逐渐完善起来。起初，多数厂店并无店规，资本主很少过问店中事务，凡事多由经理做主。由于很多胶店经理都是东阿人，一般来济南办事的、做买卖的乡亲大都前来歇脚，胶店便会免费提供食宿，以至于济南的很多胶店几乎成了东阿人的"旅馆"。夏季停工期间，店内宿食客人往往比柜上人还多，各店这种现象成了一种惯例。直至1927年，同兴堂的股东们订立店规"清查户口，不应住闲"，此事才逐渐禁绝。由于熬胶工艺的保密性，因此胶店工人待遇较其他行业为好，但其工作强度与危险性也比较高。工人被雇来后都没有用工合同，因此，工人患病，胶店都是推而不管，直接送回原籍。1937年，九鹤堂工人开始要求订立合同，并写明了胶店对于工人生病、病故等事件所负责任。

宣传推广

民国时期，各阿胶厂店对阿胶品牌的宣传也随着传统经营方式的改革而发生转变。晚清民国之际，西方现代企业的宣传理念和品牌思维传入中国，这也使得各售胶店铺在宣传方面下了不小的功夫，他们在筹备增大销售规模、扩大流通市场等各个方面大做文章，营造品牌效应，增加产品的知名度。各厂店或是张贴海报、刊登报纸、大量散发宣传广告以吸引消费者，抑或是另辟蹊径，通过新奇的赠品捕捉满足消费者的好奇心等等。总而言之，在西方文化与国人智慧的双重影响下，各地的阿胶品牌获得了良好的宣传效果。本目将介绍不同阿胶商铺对于自家产品的宣传推广工作。

包装

在阿胶经营上，产品包装经过了一个由简单到精致的过程。起初，阿胶商铺销售阿胶时对产品的包装十分随意，仅仅用纸将其进行简单的包裹，再用绳子将其系紧打包，每斤一包，直接售卖。后来，为了外地运销方便，一些店铺开始改为用葛贝盒包装。清末时，厂店多改用布盒、绫盒及梳头盒进行包装。辛亥革命后，阿胶销路逐渐广阔，济南商人效仿西方人采用精致包装吸引顾客的方法，首次改用精巧华丽的玻璃锦盒来包装阿胶，华美的包装与滋补珍品阿胶的价值正相匹配，这使得阿胶更加受到上层社会的喜爱。

宣传

在早期的阿胶经销中，各家不太注意宣传，仅作一般介绍。直到1937年，九鹤建厂，其经理赵九皋（名鹤）十分重视宣传，花费数万银元在商标与广告上大做文章。他不惜花重金聘请济南皇宫照相馆的摄影师去东阿镇、阿井等地摄像，将东阿镇、古阿井、狮耳山、狼溪河等东阿特色景点尽数拍摄下来，同时还拍下东阿的黑驴在山上吃草、河边饮水和群驴放牧的镜头。皇宫照相馆在当时是济南最好的照相馆，拍摄的照片清晰、美观。赵氏又找人将独特的照片配以文献资料说明，装订成小册子，放在阿胶盒内赠与顾客，或是印发成宣传单馈赠游人，借以证明九鹤阿胶是山东知名的阿胶品牌，以扩大品牌和产品的知名度。

除了大量散发宣传单外，赵九皋还雇了乐队沿大街小巷进行宣传，在上海、杭州、长沙等地四处游街表演，同时喊出"五岳最名是泰山，山东特产是阿胶"的口号，声势相当浩大，取得了很好的效果。他的这一措施，吸引了广大中下层人民的注意。沿街宣传这一做法的独特之处在于增加了宣传受众，过去商家做广告多是刊登在报纸上，但当时报纸的受众群体多为社会上层人士，因此不太能吸引到劳动人民的注意。而沿街宣传措施则是弥补了登报宣传的不足，把阿胶推向了社会下层。

赵九皋同时还十分重视品牌效应，从他的"九鹤"牌阿胶商标就可以看出一二。九鹤阿胶的商标为九只展翅高飞的仙鹤，中间标着"九鹤"二字。这吸引人的图案象征着吉祥如意，仙鹤寓意长寿，正对应阿胶保健养生的功效。赵九皋得意这个商标，特配以文字说明，在省内外报纸上大做广告达半年之久。这使得九鹤阿胶庄的名声不仅响彻山东，更是传遍华夏大地。

其他的阿胶商家常将特地印制的广告传单在街头、集市散发。清道光年间，同义堂的阿胶广告传单正面大标题是"山东同义堂阿胶厂"，文字部分主要介绍了阿井的由来、阿胶的历史等；文字中间有阿井图案，其上加盖一枚红印；在阿井图案下面，则印有三个碑式图案，分别写有"顺治五年立""天下第一泉"和"康熙叁拾年立"字样；背面介绍阿胶的治疗、进补功效，以及各种服用方法。落款处印有"道光八年冬至东阿县重刊"和"山东济南西关东流水街九五号同义堂监制"字样。19世纪80年代以后，以散发传单方式进行宣传的厂店愈来愈多，在街头随处可见。

济南著名的阿胶堂号宏济堂也十分注意宣传，与其他堂号不同，宏济堂是将自家药店的药品说明书作为赠品赠与消费者。在宏济堂刚开业不久，经理乐镜宇就从北京带来了一套雕刻好的木版同仁堂老号生产的成药说明书，这套版画共有500多块，实为药材使用说明书。在印刷成册后，每当

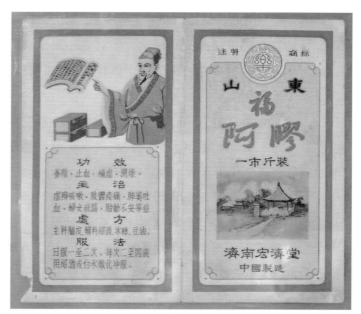

民国宏济堂说明书商标（中国阿胶博物馆藏）

有顾客购买阿胶，便可以拿到一本，这种方法既满足了顾客的实用需求，又能为堂号进行宣传，可谓是一举两得。民国九年(1920年)宏济堂开设了西号之后，又在济南刻制出属于宏济堂自己的木版（也有500多块），尔后，便用它代替了之前的木刻板说明书。到了1923年，宏济堂又刊出《宏济堂药目》一书，内容系宏济堂所制的膏、丹、丸、散、片剂等成药的简略说明书，前面还刊有前清遗老杨士骧、陆润庠为其作的序言，凡各地代销或批购药物者，宏济堂都会赠送一本，以收宣传推销之效。

商号堂口

东阿镇

明洪武八年（1375年），因黄河改道，山东布政使司决定将原东阿县城迁入古谷城旧址（今平阴县东阿镇）。

明朝的阿胶作坊大多已不可考，但据文献记载，明末清初之时，东阿镇一带的制胶业已十分兴旺，城内熬胶作坊林立，从业人员颇多，已经是"妇幼皆通煎胶"。至清中期，东阿城的阿胶作坊已有十数家，大多数是前店后坊的形式，即前面为药店，兼行医，后面为生产作坊。清末民初，由于药材市场需求甚旺，阿胶更趋于一时之盛，东阿城家家户户卖阿胶。当时规模较大的制胶作坊就有"邓氏树德堂""涂氏怀德堂""任氏润惠堂""于氏天德堂""王氏林春堂""王氏景德堂""孙氏怀仁堂""安氏义寿堂""庄氏太子衡老药店""陈氏东岳衡药店""卢氏协裕阿胶庄""信春堂"等十几家驰名的老号胶庄，其中以生产"九天贡胶"的邓氏树德堂和"十二天贡胶"的信春堂最为著名。这些店堂各有所长，有的专制阿胶，有的前店后厂兼具制售功能，有的则行医兼制阿胶，形成了多种发展模式。

民国初期，东阿县政府又先后设立乾豫泰、怀仁堂、济盛斋和华丰东

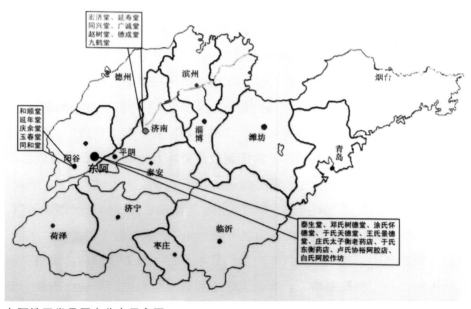

东阿地区堂号历史分布示意图

等新字号阿胶药店。可到了民国中后期，由于军阀混战，许多作坊纷纷关门避乱。据《山东实业志》记载，民国中期东阿城内仍存在七家售卖阿胶的作坊，其中开设最早、规模较大的有邓氏树德堂、涂氏怀德堂、于氏天德堂三家。

邓氏树德堂

据《平阴县志》记载，树德堂制作经营阿胶历史比较久远，其主邓氏一族祖籍东阿城，堂号始于明末。邓氏世代从事制胶兼行医，经世代苦心研制，不断改进工艺，并借助临床经验，摸索出一整套专门的技术。其所产阿胶色质俱佳，居东阿诸家之冠，被选为贡品。咸丰至光绪间，树德堂业主邓发经官府引荐多次赴京纳贡。

涂氏怀德堂

涂氏怀德堂是东阿城前店后坊兼行医的代表，其家族祖籍江西南昌，世代行医，道光八年（1828年），其祖涂我梗因慕阿胶之乡的盛名，阖家迁徙东阿城，始建涂氏怀德堂，研制阿胶兼行医。自此，代代相传，至1940年日军侵占东阿镇，制胶业中断，算下来怀德堂也拥有百余年的历史。

涂家在清朝曾经出过两位名医，分别是涂我梗和涂令照。涂我梗精通医道，曾著《涂氏耐冬轩医案》二十册。此二人在去世后分别被清廷追赠"通议大夫"和"中宪大夫"。而涂氏阿胶能够从一家"外来户"发展到遐迩闻名，主要是得益于他们丰富的临床经验与实地钻研阿胶研制方法的精神，不断总结，改进工艺，筛选配方，最终在福字、禄字、寿字等阿胶牌号的基础上，加以改进，先后研制出"参茸阿胶""藏红花阿胶""上清胶""阿井牌胶""柏枝阿胶"等著名品牌。涂氏制胶注重阿井水和选皮，用料以黑驴皮为主，占总量的80%，每张驴皮必须在10斤以上，无虫蛀、霉烂，干燥，无泥沙。熬胶时分成黑驴皮锅、杂色皮锅、边皮锅、碎皮锅和腿部皮另熬。并根据皮的种类和不同药物配方命名分级，如"上清阿胶"要下辅料冰糖、南酒（绍兴酒）、芝麻油。打沫时加阿井水，每一道工序都精益求精。据其传人回忆："制胶要精心，每道工序不能有丝毫马虎，要确保质量，坚守信用，保持荣誉。"这就是涂氏工艺精神与经营理念所在。

王氏林春堂、王氏景春堂

"王氏林春堂"为王姓家族阿胶老品牌和老字号，至今有近三百年的历史。雍正八年(1730年)，江西举人王立笛赴京会试不第，滞留东阿城开办林春堂药铺，并开始熬制阿胶。清末，族人王岱新由江西到东阿城继承林春堂药铺，抗战时，林春堂毁于日军之手。"王氏景春堂"是王岱新胞弟王景新在抗日战争前夕于斑鸠店行医开办的"王氏林春堂"分号，抗日战争时期迁回东阿城，在西城大街路南设立"景春堂"，其经营规模虽比不上"林春堂"，但作为王氏"林春堂"派生出来的店铺，在民间也享有盛誉。

陈氏东岳衡药店

陈氏东岳衡老店是东阿城内知名的阿胶老店之一。陈氏世居东阿直沟头庄，祖上遵循"济世活人"之古训，代代行医，悬壶济世，道光年间始做阿胶。咸丰年间，店主陈清瑞将店面迁至东阿东门里，店门冲要，规模扩大，生意越做越兴旺。陈氏东岳衡主产加药料的"福字精制""禄字真正""寿字上品"和"禧字上品清胶"四个品种的阿胶，因其诚信经营，品质上乘，不仅被东阿县衙作为珍品进贡皇家，产品还远销江南诸省及海外。

岳家庄

据史书记载，阿胶"出东阿，故名阿胶"。历史上的东阿县城曾长期坐落于现今的阳谷县阿城镇西3公里，又因为这里有古阿井，因此被认为是阿胶熬制的重要源头。

嘉庆十五年（1810年），岳家庄贡胶师张顺开设"和顺堂"，打破皇家垄断，开始由单一的家庭作坊转向生产经营。因此，张顺便成为最早的贡胶祖师。《阳谷县医药志》记载："1810年，张顺在岳家庄开办'和顺堂'，熬制阿胶，年产约一千公斤，销往祁州、江、浙等地。"张顺"和顺堂"的出现，不仅仅是阿胶生产规模开始由少量的贡胶转而面向市场，更重要的是张顺打破了熬胶技艺传承的旧传统。他"因才利导"，开始有选择地、大规模地纳收门徒，将所掌握的上乘手艺传给了一干徒弟。自此后，在张顺的带领下，先后有刘怀贤的"宏济堂"、刘广合的"德成堂"、刘爱云的"魁兴堂"、张贵芳的"同兴堂"、刘学成的"庆余堂"等16家阿胶堂号开张营业，贡胶熬胶技艺传承和发展达到了历史鼎盛时期。和顺堂在历史上也多次变换堂号，如嘉庆十五年（1810年）最早称"和顺堂"，道光二十一年（1841年）改为"魁兴堂"，咸丰十年（1860年）改为"宏济堂"，到了民国时期，为响应实业的号召，将堂号改为厂，于民国三十六年（1937年）改称"福兴古阿井阿胶厂"。

小赵庄

同兴堂

清嘉庆六年(1801年)，东阿人氏刘延波在东阿地区的小赵庄建立同兴堂胶庄，取"同举胶业，兴德为先"之义，决心以德兴业，重振阿胶行业。同兴堂堂训为"为商兴业务循道，选料制作必以德，童叟无欺为良善，治病救人报国恩"。

刘延波对阿胶制作工艺进行了较大的改革，创造了"九九制胶法"，较好解决熬胶易糊、易黑等技术难题，提高阿胶质量与出胶率。针对胶块

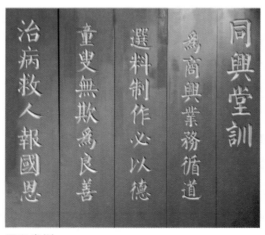

同兴堂训

大小、重量不一等问题，同兴堂推行标准化，统一阿胶形状，将传统的散碎阿胶统一成块状，改进包装形式，规定胶块一两为一块，一斤为十六块。

清嘉庆二十五年（1820 年），刘延波二子刘玉节承业，他继承并发展刘延波的经营思想和制胶技艺。道光四年 (1824 年)，刘玉节耗费重金聘请高级工匠，按照宫廷贡品制作要求，精心打制口径一尺八寸、深一尺五的银锅一口、金铲一柄，用于阿胶精炼打沫。道光六年（1826 年），同兴堂阿胶被选为贡胶，奉旨每年进呈，专供皇室服用，同兴堂成为当地阿胶业领导者。最鼎盛时，同兴堂曾拥有雇工 150 多人，作坊占地 30 余亩，熬胶锅 20 余口，年产阿胶约 10 万斤。道光二十五年 (1845 年)，刘玉节二子刘广泉承业。1855 年，同兴堂所在小赵村被大水淹没，厂房、设备尽毁，水患退去后，原址复建的同兴堂不复往日风光。

同治六年（1868 年），刘广泉之子刘怀贤继承祖业，这一时期同兴堂日益走向衰落。光绪十四年 (1889 年)，刘怀贤之子刘占江主持同兴堂，这时的同兴堂更是内外交困，今不如昔。1905 年，刘占江为拯救其侄子刘立淇，变卖祖上传下来的圣旨、银锅金铲、黄马褂，同兴堂停业。后刘立淇死于狱中，刘家绝嗣，制胶技艺传给刘占江妻侄赵锡寅。

济南东流水

济南东流水堂号简述

清道光二十三年 (1843 年)，济南五龙潭泉群畔的东流水街附近出现了小型阿胶作坊。"东流水"一词出自明崇祯十三年（1640 年）的《历城县志》，书中记载："船巷，西门外，亦名东流水。"此街直到 20 世纪 80 年代尚存。这些作坊传由东阿城人邀集济南士绅出资创办，起初，仅租房数间，院内搭棚，置大锅数口，并无字号，生产季节一过，即分销所产阿胶，锁房走人，且时辍时续。而到清末之时，济南的阿胶生产已具规模。

赵树堂是济南阿胶业中年代最久、发展最快的一家。从道光二十四年（1844 年）开始，中医赵树堂就开始采取订货自销的办法，向作坊订制阿胶，然后加盖自己牌号，加工包装运销河北祁州药会及京津等地。

1860 年至 1938 年，凭借着济南广阔的市场，阿胶业迅速发展了起来。最早来到济南发展的有刘春云、刘代云、司益臣、刘爱云、刘青云等人，他们都是东阿人，来到济南寻找商机。这批人先后到东流水经营阿胶业，带来阿胶制作的传统工艺。

清同治年间，济南"滋德堂"等三户聘请东阿人刘春云、刘代云兄弟在东流水街设立"魁兴堂阿胶店"，刘氏兄弟任正副经理，设门市部，固定职工五六人，熬制阿胶时从东阿雇佣工人十几人。魁兴堂虽日益发展，获利也逐年增多，但刘氏兄弟不和，至光绪二十年（1895 年）魁兴堂歇业。后赵树堂、刁济贤等五户出资，设"同兴堂阿胶店"（与小赵庄的"同兴堂胶庄"重名），刘春云族弟刘爱云集股金，倒兑了魁兴堂的店底，经营阿胶三十八年。1933 年 11 月，"同兴堂"改为"同义堂阿胶店"。

光绪二十年（1895 年），济南"广德药栈"股东秦虚竹在东流水街也开设了"广诚堂阿胶店"，聘请刘青云为经理。这些胶店均向河南禹州药

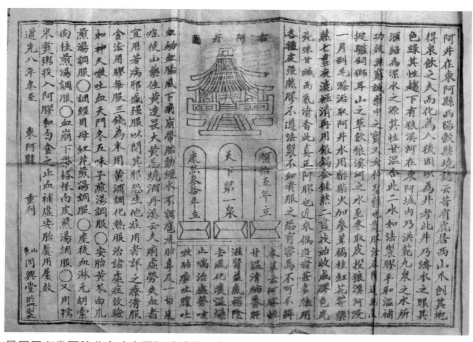

民国同兴堂阿胶药方（中国阿胶博物馆藏）

会推销，很快便打开了市场。

宏济堂阿胶厂的资东乐镜宇是北京同仁堂乐家人。宣统元年（1909年），宏济堂药店在东流水街设了"宏济阿胶厂"，从阳谷聘请胶工刘怀安来济南熬胶。初期设备简陋，仅有两口铜锅，但经理乐镜宇十分重视产品质量的把控和提升。宏济堂的阿胶有福禄寿喜财等十二种型号。其产品主要行销于京津各地的乐家店铺，另外销于浙江、福建、安徽以及上海、广州、武汉等省市。

1929年以后，早期捷足先登的"延寿堂"由于屡换经理，营业不振，"同兴堂""广诚堂"经营保守，生意萧条，皆先后倒闭。"赵树堂"生意卓著；"德成堂"以药栈为后盾，又是采取交换药材的办法，当时销量最多；"宏济堂"胶厂因资金雄厚，且乐家字号先声夺人，因此这三家胶店形成后来居上的形势。

1937年1月，益华药店经理重庆人赵鹤（字九皋）在估衣市街开设九鹤堂阿胶庄。赵鹤原专营仁丹制销，后见阿胶有利可图，遂开设阿胶店，专营阿胶。九鹤堂阿胶庄算是东流水内开设最晚的阿胶店铺。赵鹤善于经商，在营销过程中有不少创新。如赵鹤认为传统阿胶每块二两过重，将其改为每市斤一百多片。他十分注重宣传，声势盛极一时，后因战争遭受损失，经同业相助才得复兴。

阿胶在历史上拥有多重身份，政治领域中作为朝廷贡品，医学领域中作为珍贵药品，生活领域中作为养生礼品，商业领域中则作为特殊商品。以商业视角观察阿胶历史文化，可以发现其涉及商业运作的全过程。从收购驴皮到消费者食用阿胶，中间涉及制作、销售、宣传等环节，牵涉作坊、商号、药店等组织，关联工匠、医生、消费者等群体，关乎养驴区、制胶地、消费习惯、售卖技巧、成本利润等经济要素。尽管阿胶商业化进程开启较晚，但在引领消费、反推生产等方面的作用和影响是不言而喻的。正是凭借商业贸易的开拓流通和千年传承的道地之名，阿胶才逐步打破了地域限制，扩展了消费者群体，走进了千家万户，走向了国际市场。可以说，阿胶的大众化很大程度上源自它的商业化、市场化。这不仅壮大了传统的制胶业，助推其走向新的历史发展阶段，而且满足了人民群众的需求，推动了地方经济发展，弘扬了千年中医药文化，其中的经验值得当代企业吸收借鉴。

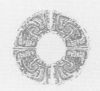

卷六 ◎ 礼俗典

天下阿胶出山东，山东阿胶出东阿，阿胶与东阿关系之紧密不言而喻。在东阿阿胶发展的千百年间，其对于东阿乃至全国的礼俗都有深刻的影响。本卷从礼俗角度出发，探寻阿胶的生产与应用在古代社会中衍生出的礼仪活动、风俗习惯，剖析其礼俗中所蕴含的独特文化内涵。

在与阿胶相关的礼仪活动中，最重要的便是每年冬至时举行的祭祀古阿井活动，这项祭祀活动曾因年代久远而濒临失传，后在各界人士的努力下又重新为世人所知。除了对阿井的祭祀外，许多炼胶作坊还有向灶神祈祷的传统，这一方面是受传统灶神信仰的影响，另一方面则是人们认为灶神是能够直接影响阿胶炼制的重要神灵。另外，阿胶在民间也有除了药用外的其他应用，最值得一提的便是在婚俗上的应用。早在唐代，阿胶便是作为士昏礼"纳采"的礼品，由男方赠给女方，以期结得良缘。

祭阿井

每年冬至时节，东阿业胶者便会聚在古阿井旁举行盛大的汲水炼胶祭告阿井仪式，这项祭祀活动屡经坎坷，发展至今。古阿井曾长期为官府封禁垄断，祭阿井也成为官府参与的一项祭祀活动。清王朝被推翻后，这项祭祀活动却因种种难题濒临失传。2007年以来，东阿阿胶股份有限公司和一众礼学专家，通过走访大量业内老工匠，融合东阿地区民俗、国家祭祀和民间祭祀的内容，基本复原了这项几近失传的祭祀活动。2022年，冬至东阿阿胶汲水炼胶祭告大典被列为东阿县第八批县级非物质文化遗产名录，得到了更好的继承和发展。

祭井缘由

阿胶真者，煮用阿井

东阿阿胶一直被中医药学家视为"道地药材"之代表，道地者自有非常之处。"道地药材"是优质中药材的代名词，自古以来一直受到医家、病者、养生者的重视和追捧。《本草衍义》中便有"凡用药必须择州土所宜者，则药力具"的说法。因为道地药材具有品种优良、炮制考究的特点，医师也常以"道地"作为选药、用药的重要标准。以驴皮胶为例，东阿阿胶与其他地区的驴皮胶虽然都是以驴皮为原料熬制而成，但是惟有以阿井之水为引，燃以桑木柴，使用古法将健壮黑驴之皮炼制若干天，再按照比例加入适量的黄酒、豆油等辅料，才能炼成道地的阿胶。

在炼制道地阿胶的过程中，水是一个关键因素。明代谢肇淛在其《五杂俎·地部》中就说："易州、湖州之镜，阿井之胶，成都之白丸子，皆以水胜耳。"宋代唐慎微《征类本草》引苏颂《本草图经》云："（阿胶）以阿县城北井水作煮为真。造之，用阿井水煎乌驴皮，如常煎胶法。"可以说，阿井水是制作道地阿胶的必备原料。许多炼胶者在炼胶过程中，虽然无法在每个用水的环节都使用阿井水，但也都会想方设法地以"阿井水为引"，再加入他水进行炼制。正是因为阿井水在阿胶炼制过程中的重要作用，以及业胶者们对于炼制道地阿胶的严谨，人们对阿井产生了一种崇拜，在取水炼胶之前也积极参与对阿井的祭祀。

官禁阿井

阿胶因为其独特的药用价值，自古以来就是当地官府进献给朝廷的地方特产。东阿上贡阿胶的最早记载见于郦道元所著的《水经注》："大城北门内西侧皋上，有大井，其巨若轮，深六七丈。岁常煮胶以贡天府。《本草》所谓阿胶也。"从《水经注》来看，阿胶很早便是东阿地区进贡朝廷的贡品，《通典·食货》中提到济阳郡需要进献"阿胶二百小斤"，历代《东阿县志》中也有很多贡阿胶的记载。

正因阿井关系到地方为中央上贡的阿胶，阿井便为官府长期封禁。关于古阿井官禁的说法最早可追溯到唐代，至今在东阿县还有唐太宗派遣尉迟敬德为钦差前往东阿重修阿井并宣布阿井官禁的传说。而到北宋时便有史料记载证明阿井为官府所封禁了，如唐慎微的《证类本草》中记录了北宋《本草图经》中关于封禁阿井的记载："其井官封，真胶极难得。"由于东阿位于黄河沿岸，古阿井常因黄河泛滥改道而淤塞，影响取水炼胶，而为了保证每年贡胶的品质和数量，地方官府会时常组织人员修整疏浚。

同时在每年取水炼胶祭祀时，地方官府也常常参与到祭祀的活动中，以期得到神灵的庇佑，炼制出上好的阿胶"以贡天府"。

与礼人员及礼器

囿于史料缺漏，现已无法确切了解到古代官方祭祀古阿井的具体仪程。笔者仅能通过古代州县祭祀的人员、陈设祭器的基本规范、流程，结合文庙祭祀并参考冬至东阿阿胶汲水炼胶祭告大典，对传统祭祀古阿井的人员组成和所用祭器的情况进行基本介绍。

冬至东阿阿胶汲水炼胶祭告大典是东阿县县级非物质文化遗产，是整合了民间流传已久的汲水炼胶祭告大典传统习俗，借鉴文庙祭祀、宗庙祭祀，经过世代阿胶人的实践与摸索最终形成的祭礼。祭告大典中的人员、陈设的礼器以及启井封、迎神、三献礼、望燎、汲水、点火等9个环节，大致还原了古代汲水炼胶祭告大典的原始风貌，对于我们了解古代祭古阿井的人员构成、祭器陈设等各个方面有极高的参考意义。

与礼人员

献官。献官就是在祭祀典礼中，向神位献礼供祭的人。献官又分正献官、分献官和陪祭官。正献官又称主祭官，是在祭祀大典中向神位供祭献礼的人，一般由地方官府的人员或者当地从事炼胶行业主要堂号的掌门人来充任。如果有中央特派到地方监督炼制阿胶的官员，则由其担任主祭官，地方官府人员等担任分献官或陪祭官。而在今天的冬至东阿阿胶汲水炼胶祭告大典中，则主要是以东阿阿胶制作技艺传承人为献官。

礼生。礼生是古代州县祭祀活动中负责礼仪方面的生员。礼生按其在祭祀中承担的任务不同，分为"爵帛生"和"赞礼生"。爵帛生在祭祀过程中负责捧献酒爵、巾帛，同时负责保证祭品的洁净，擦拭祭祀所用礼器等。赞礼生主要负责在祭祀过程中高声赞礼，把握整个祭祀流程的节奏。赵克生的《何谓礼生？礼生何为？——明清礼生的分类考察与职能定位》一文梳理了明清时期的礼生情况，将构成礼生群体的人员按照其来源不同，划分为"作为差役的礼生""儒学生员充任的郡县礼生"和"私礼生"三类。

明洪武二十年（1387 年）之前，参与祭祀古阿井的礼生或许也是由地方政府所选拔的民间"俊秀子弟"充任。由于弊端丛生，洪武二十一年（1388 年），朱元璋废除专差礼生，改由儒学生员来兼任礼生，《明实录·太祖高皇帝实录》记曰：

> （洪武二十一年二月十二日）先是，命郡县籍民充仪从，及选民生资质祥雅者为礼生，遇迎接诏敕、进贺表笺及春秋祭祀，则令赞礼供事。而郡县富民夤缘有司，假此为名，影蔽差役，或因以为奸。至是事闻，命罢之。遇迎接诏敕之类，以儒学生员赞礼，事毕仍令肄业。

乐舞生。乐舞生主要为朝会、官方的宴会以及祭祀活动提供乐舞。关于乐舞生在明清时期的设置情况，张咏春在《宠儿抑或弃子——明清两代的乐舞生》中提道："明王朝立国之初，即设置乐舞生，形成'中央—各地王府—地方官府'的基本分布架构。"在地方上，乐舞生主要集中在府、州、县学中。《明会要》中便有明太祖时期朝廷制作乐器并颁赐地方的记载，其记曰：

> （洪武十七年）六月辛巳，命礼部制大成乐器，以颁天下儒学。二十六年正月，大成乐器成，命颁给天下各府学，其州、县学如式修制。

在明清时期，地方的乐舞生编制也有明确的规定。《钦定大清会典事例》记曰：

> 乾隆五年奏准，各省府州县学乐舞生，每学遵用六佾，即照乐舞之数，额设三十六名，外加四名，以备临时更替之用。

除了上述的三类人员外，为了维持祭祀仪式的秩序，同时彰显祭祀典礼的庄严，在祭祀古阿井时也会有专门的旗手或武士参与。

如今，参与汲水炼胶祭告大典的人员及数量安排具体有：主祭官1人，鸣赞1人，引赞2人，读祝官1人，供案礼生4人，香几、盥洗、水樽、酒樽礼生各2人，燎所礼生1人，司祝、司帛、司香、司爵各1人，司号4人，司灯、司炉、司鼓各2人，旗手或武士20人，舞生16人，纠仪官1人。

礼器

一、笾

《说文解字》曰："笾，竹豆也。从竹，边声。"笾形如"豆"，盘平且浅，圈足较矮，沿直立，是古代祭祀、宴飨时用来盛放果实、干肉的竹制食器。

笾常用于古代祭祀及宴饮，这在许多典籍记载中便可得到印证。如《仪礼·聘礼》即记曰："凡致礼，皆用其飨之加笾豆。"《左传·昭公》记曰："季孙宿如晋，拜莒田也。晋侯享之，有加笾。"《史记·乐书》记曰："布筵席，陈樽俎，列笾豆……故有司掌之。"明代刘基的政治寓言《卖柑者言》中也说："若所市于人者，将以实笾豆、奉祭祀、供宾客乎？"

笾的使用在古代有着严格的规定，不仅由"笾人"专门掌管，笾中所盛放的食物也须随场合的不同而调整。《周礼·笾人》载：

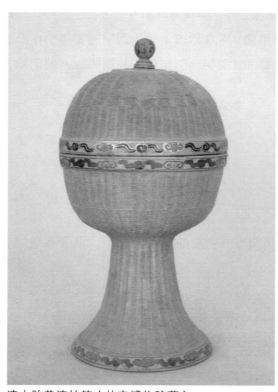

清木胎黄漆竹笾（故宫博物院藏）

笾人掌四笾之实。朝事之笾,其实麷、蕡、白、黑、形盐、膴、鲍鱼、鱐。馈食之笾,其实枣、栗、桃、乾䕩、榛实。加笾之实,菱、芡、栗、脯,菱、芡、栗、脯。羞笾之实,糗饵、粉餈。凡祭祀,共其笾荐羞之实。丧事及宾客之事,共其荐笾羞笾。为王及后、世子共其内羞。凡笾事,掌之。

二、豆

豆,其形似高脚盘,盘下有柄,柄连圈足,或有盖。豆是专门盛放肉酱、腌菜的食器,《说文解字》即记曰:"豆,古食肉器也。"

作为重要的礼器,豆在祭祀、飨宴时使用的数目也有明确的规定。一般来说,人们通过陈列不同数量的豆以显示使用者身份等级的差异。《礼记·礼器》载道:"天子之豆二十有六,诸公十有六,诸侯十有二,上大夫八,下大夫六。"列豆的数量也因年龄长幼而有所不同,《礼记·乡饮酒义》记曰:"六十者三豆,七十者四豆,八十者五豆,九十者六豆,所

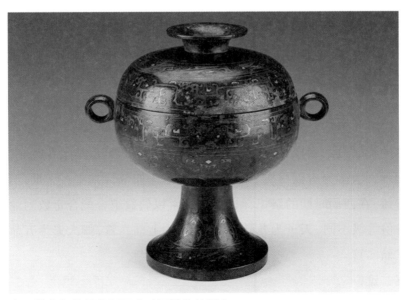

东周错金银夔凤纹铜豆（孔子博物馆藏）

以明养老也。"

豆由"醢人"负责掌管，在不同的场合，豆中盛放的食物也不同。《周礼·醢人》载：

> 醢人掌四豆之实。朝事之豆，其实韭菹、醓醢、昌本、麋臡、菁菹、鹿臡、茆菹、麋臡。馈食之豆，其实葵菹、蠃醢、脾析、蠯醢、蜃、蚳醢、豚拍、鱼醢。加豆之实，芹菹、兔醢、深蒲、醓醢、箈菹、雁醢、笋菹、鱼醢。羞豆之实，酏食、糁食。凡祭祀，共荐羞之豆实，宾客、丧纪亦如之。

三、鼎

鼎，是古代用来煮肉、盛肉的炊具。《周礼·亨人》记曰："亨人掌共鼎镬，以给水火之齐。"郑玄注："镬，所以煮肉及鱼腊之器。既孰，乃脀于鼎。"《说文解字》记："（鼎）三足两耳，和五味之宝器也。"

早在新石器时代，人们便在陶罐的底部用三条腿进行支撑，生火烹煮食物。到了商代，随着生产力的提高，人们开始以青铜铸鼎，这时的鼎不仅是一种炊具，更成为一种在祭祀、飨宴时使用的重要礼器。到周代时，鼎更成为王权与政权的象征。鲁宣公三年（前606年），楚庄王讨伐陆浑之戎后，"观兵于周疆"而问周王使者"九鼎"之重，其挑衅之意不言而喻。

四、簋

簋（guǐ），《说文解字》曰："簋，黍稷方器也。从竹、从皿、从皀。"簋是古代用来盛饭的食器，南宋的宋伯仁有诗曰："祭器古不轻,斯焉盛黍稷。"

簋的形制复杂多样，大多数为圆口、圆腹、圈足，其足在腹底，有两耳或无耳，大多为青铜材质。另外，有的簋为四耳，方座，三足，有的簋还配有盖。在西周时期的祭祀、飨宴时，簋常以偶数组合配合奇数列鼎使用，依照身份等级不同，天子为九鼎八簋，诸侯为七鼎六簋，卿大夫为五鼎四簋，士为三鼎二簋。

五、簠

簠（fǔ），其用途与簋相近，是在祭祀和宴飨时用来盛放黍、稷、稻、

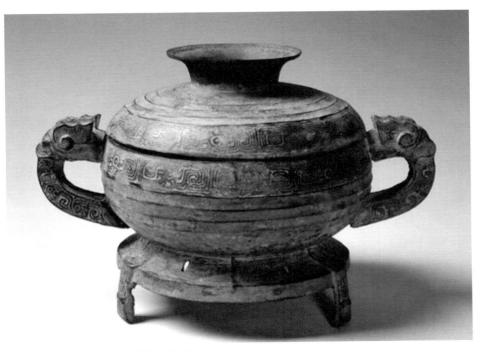

东周窃曲纹铜簋（河南博物院藏）

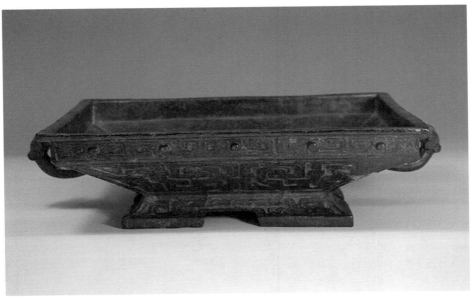

东周夔龙纹铜簠（孔子博物馆藏）

粱等饭食的食器。簠的基本形制为长方体，棱角突折，壁直立，且底部较平坦。有盖，盖的形状与器身大小相同，可以分开作两个器皿使用。《周礼·舍人》记曰："凡祭祀共用簠簋，实之陈之。"郑玄注曰："方曰簠，圆为簋，盛黍、稷、稻、粱器。"

簠在不同时期的称呼不同，其被称为"簠"并确定下来大致是在西周时期。《礼记·明堂位》曰："有虞氏之两敦，夏后氏之四琏，殷之六瑚，周之八簋。"《圣门礼志》中则曰："祭器也，夏曰瑚，商曰琏，周曰簠、簋……以实稻粱黍稷。"

六、罍

罍（léi），古代祭祀时用以盛水或用于盛酒的器具。罍颈短，腹大，有的罍为大口，有的则较小。

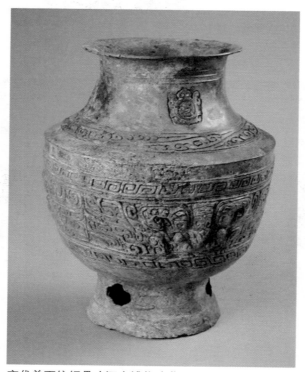

商代兽面纹铜罍（河南博物院藏）

罍虽然也用于盛酒，但在祭祀时，罍更多的是被用作水器，与洗一起配合使用。《仪礼·少牢馈食礼》记曰："司宫设罍水于洗东，有科。"

除了笾、豆、簠等祭器外，在汲水炼胶祭告大典中所使用的其他祭器及道具还有爵、勺、樽、铏、燎炉、香盒、托盘等20多种。兹将祭告大典中所用的祭器及数目详列表于下：

笾	簠	鼎	香几	挑炉
6个	1个	1个	1张	2个
豆	铏	爵	罍	勺
6个	1个	3个	2个	3个
簋	烛台	供案	洗	托盘
1个	2个	1张	2个	4个
提灯	樽	盥洗桌	茅沙池	帛篚
2个	1个	3张	1个	1个
香盒	木主	爵垫	巾	燎炉
1个	1个	3个	2条	1个
羽	龠	戟		
16只	16只	20杆		

祭祀仪程

冬至东阿阿胶汲水炼胶祭告大典有启井封、迎神、三献礼、望燎、汲水、点火等9个仪程，包括鞠躬、盥洗、酹酒、上香、献帛、献爵、读祝等200多项传统祭祀礼仪。其具体仪程如下：

（一）启井封

鸣赞唱：启户！

鸣赞唱：执事者各就各位！

鸣赞唱：乐舞生就位！

鸣赞唱：纠仪官就位！

鸣赞唱：陪祭官就位！

鸣赞唱：主祭官就位！

鸣赞唱：启井封！

引赞唱：升坛！

引赞唱：启井封！

引赞唱：复位！

鸣赞唱：鼓初严！

鸣赞唱：鼓再严！

鸣赞唱：鼓三严！

（二）迎神

鸣赞唱：迎神！

鸣赞唱：安神位！

鸣赞唱：参神！

鸣赞唱：跪！一叩头！再叩头！三叩头！平身！

（三）三献礼

鸣赞唱：行初献礼！

引赞唱：升坛！

引赞唱：诣盥洗所！

引赞唱：盥洗！

引赞唱：进巾！

引赞唱：诣水樽所！

引赞唱：举爵！

引赞唱：进巾！

引赞唱：诣酒樽所！

引赞唱：邑酒！

引赞唱：诣大唐钦令阿胶井神位前！

引赞唱：上香！

引赞唱：献帛！

引赞唱：献爵！

（四）读祝

引赞唱：读祝！

读祝生唱：

维某年冬至大吉之日。东阿阿胶官办作坊奉旨汲水，以香帛粢盛素品，敬陈明荐，祭告于大唐钦封阿井之神。曰：

……（祝文）

尚飨！

引赞唱：复位！

鸣赞唱：行亚献礼！

引赞唱：诣盥洗所！

引赞唱：盥洗！

引赞唱：进巾！

引赞唱：诣水樽所！

引赞唱：举爵！

引赞唱：进巾！

引赞唱：诣酒樽所！

引赞唱：酹酒！

引赞唱：诣大唐钦令阿胶井神位前！

引赞唱：献爵！

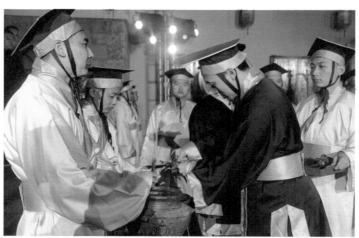

盥洗（摄于东阿阿胶城）

引赞唱：跪！叩头！平身！

鸣赞唱：行终献礼！

引赞唱：诣盥洗所！

引赞唱：盥洗！

引赞唱：进巾！

引赞唱：诣水樽所！

引赞唱：举爵！

引赞唱：进巾！

引赞唱：诣酒樽所！

引赞唱：邑酒！

引赞唱：诣大唐钦令阿胶井神位前！

引赞唱：献爵！

引赞唱：跪！叩头！平身！

鸣赞唱：复位！

（五）送神

鸣赞唱：行送神礼！

鸣赞唱：跪！一叩头！再叩头！三叩头！平身！

鸣赞唱：送神！

鸣赞唱：行撤馔礼！

（六）望燎

鸣赞唱：望燎！

引赞唱：升坛！诣望燎所！

读祝生唱：献于井神香一炷！帛一端！祝文一版！

引赞唱：复位！

（七）汲水

鸣赞唱：汲水！

（八）取火

鸣赞唱：取火！

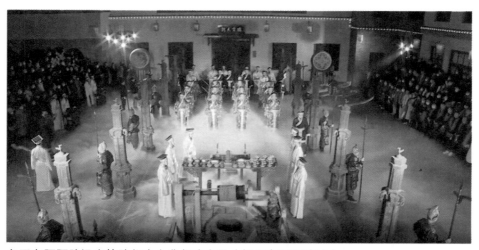

冬至东阿阿胶汲水炼胶祭告大典仪式全景（摄于东阿阿胶城）

鸣赞唱：点火炼胶——

礼生传令：点火喽——

礼生传令：点火喽——

礼生传令：点火喽——

（九）传薪火

鸣赞唱：礼成！

礼生传令：炼胶喽——

礼生传令：炼胶喽——

如今，冬至东阿阿胶汲水炼胶祭告大典在每年的冬至都会定期举办，成为阿胶文化的重要组成部分。

祭礼的文化内涵

在古代，各行各业几乎都有在特定时间进行其本行业专门祭祀的传统，而选择在什么时间、如何祭祀则是出于对自身行业特点的考量。东阿地区炼胶多选择在冬至时开始，这一方面是考虑到冬至时气温较低，有利于凝胶，方便阿胶的炼制；另一方面，人们认为冬至为至阴之日，此时炼胶燃以至阳之木桑柴，可收得阴阳相济之效。所以，汲水炼胶祭祀阿井的仪式也便被选择在了冬至日这天了。

传统汲水炼胶祭祀阿井的仪式是在历史中逐渐形成和发展起来的，其吸收千年以来的文化观念、礼制风俗、技术工艺，历经千年传承发展，从而成为一套系统的、独特的祭祀仪式。汲水炼胶祭祀阿井，展现出千百年来阿胶传承者对大自然馈赠的感恩与敬畏。而在冬至日对传统炼胶祭祀古阿井进行复原、演练、传承、弘扬，更是延续并深掘大典所蕴含的历史底蕴的必然。如今，冬至东阿阿胶汲水炼胶祭告大典已成为科普"择时而食"的中药学滋补理念的重要途径，更是传承和守护阿胶文化、弘扬传播中医药文化的有效载体与重要形式。

传统炼胶祭告大典集中展现了东阿独特的地域文化。阿胶因出自东阿而名，而东阿也凭阿胶而名誉天下，阿胶与东阿在历史上与文化上彼此相依，难以分割。传统炼胶祭告大典以祭祀阿井之神、炼制优质的阿胶为核心，具有独特的地域性。在冬至日对阿井进行献祀祭告，也彰显出东阿尊礼重德、厚俗善风的地域精神和地域文化。

传承炼胶祭告大典是新时代背景下，东阿阿胶继承和弘扬中华优秀传统文化、增强文化自信的重要举措。传统炼胶祭告大典是传统文化中的典范礼仪，而礼仪的举行则能起到凝聚人心、普及文化、教育大众的积极作用。《左传·隐公十一年》记曰："君子谓庄公：'礼，经国家，定社稷，序民人，利后嗣者也。'"《荀子·成相》载："治之经，礼与刑，君子以修百姓宁，明德慎罚，国家既治四海平。"对传统祭告大典的传承与创新，是东阿阿胶股份有限公司响应新时代号召，推动中华优秀传统文化"创造性转化、创新性发展"的重要举措，也是增强中华民族文化自信的有益实践。

冬至东阿阿胶汲水炼胶祭告大典在千百年的传承、发展、完善过程中，形成了三个主要特征：

第一，传承有序，源远流长。无论唐朝大将尉迟敬德奉太宗之命重修古阿井、实行阿井官禁的传说是否可靠，但从文献记载来看，至少自北宋时起，阿井确为官府封禁。而阿胶又是地方官府每年上贡朝廷的重要贡品，所以在冬至炼胶之时，地方官府对祭祀阿井特别关注。民国以后，这项祭祀礼仪则由东阿县内从事阿胶行业的乡贤传承。历经千年传承至今，虽然有些祭祀仪程濒临失传，但始终保持着传统祭祀仪程的基本面貌。

第二，仪式庄严，内涵丰富。炼胶祭告大典仪式严密，气氛也是十分庄严肃穆。整套仪程环环相扣，条理有序，两百多项传统祭祀礼仪体系完整有序。不仅如此，每一项祭祀礼仪都有其独特的作用和寓意，所用的每一件礼器、乐器，以及每一份供品也都有独殊的历史文化价值。而整个典礼包含着中华传统文化中的多种元素，传统礼俗、传统艺术、传统技艺交相辉映，更突显出中国风格、中国气派。

第三，与时俱进，不断完善。冬至汲水祭祀古阿井的仪式也不是一成不变的，其仪程与所用礼器、供品等也根据不同时代的文化要求而加以更新。在古代，民间祭祀也有着严格的要求和规范，地方官员也要求阿井祭祀随国家会典的变化而不断调整，一方面使祭祀阿井的仪程遵照封建王朝的祭祀要求；另一方面，人们通过完善祭祀的仪程与祭祀用品来更好地奉祀阿井之神，以期得到神灵的眷顾，从而炼出更高品质的阿胶以向朝廷进献。随着新中国成立，祭祀阿井的仪式也不断与时俱进，不仅将传统祭祀中的跪拜礼改为鞠躬礼，并且将祭祀时所用的供品牺牲删繁就简，使祭祀古阿井既传承了传统祭祀仪式的基本要求，又符合当代人的价值观念和时代需求。

近代以来祭祀阿井面临的困境

目前，传统汲水炼胶祭祀阿井的存续状况并不乐观，传统祭祀阿井的传承和发展面临诸多困境。

第一，传统汲水炼胶祭祀阿井的祭祀礼俗濒临失传。冬至炼胶对阿井祭祀起源于唐宋时期，因为阿井为官府所封，只有官办作坊在炼制阿胶时才能使用阿井水，并且是奉旨祭祀；而民间作坊则无法接触、了解其具体的仪程。近代以来，因为祭祀阿井礼仪步骤繁冗复杂、所用的祭器要求高，传统祭祀仪式也逐渐为人们所淡忘，传统祭祀技艺濒临失传，从而影响了祭祀阿井传统的赓续。

第二，民众对传统文化及祭祀礼仪认知度下降，对于炼胶祭祀阿井的认同感也不断降低。在取水炼胶之前对阿井进行奉献，是人们对即将开始的炼胶活动取得圆满成功的祈祷，蕴含了广大民众对自然馈赠的敬畏与尊重，同时也寄托着人们对未来的期盼。随着时代的发展和现代文明的冲击，传统习俗和礼仪也逐渐消失，人们对于传统礼仪、风俗知之甚少，尤其是年轻一代对于传统祭祀仪式蕴含的人文关怀、深厚文化了解较少，对传统礼俗文化的认同感和归属感也趋于淡化。

第三，传统祭祀阿井仪式传承人青黄不接。传统的祭祀仪式因礼仪规制的原因，适用的场合和场次都受到了限制，不能作为一项技能以产生市场经济效益，更难维持一个专业团队的人员生活。而且传统祭祀礼仪的学艺过程枯燥，更需要责任与担当，而年轻人往往对此容易产生畏难情绪，潜心学习者甚少。随着老一批传承人的逐渐退出，传统祭祀阿井仪式面临着后继无人的困境。

祭礼的传承

相传，传统汲水炼胶祭祀阿井的仪式源自唐代，本来只有官办作坊才有奉旨祭祀阿井的权力，其后历代地方官府也常参与到祭祀阿井的过程中。一般的民间炼胶作坊大多采取民间祭祀的方式，其祭祀对象也多以作坊创始祖师爷、灶神以及取水地的水神为主。

到民国时期，炼胶行业祭祀限制有所放宽，炼胶行业祭祀的官方属性也相对淡化。因东阿及其附近地区熬胶作坊甚多，行业祭祀也变得相对多样，虽然传统祭祀阿井的仪式有所残缺，但一些大型作坊仍保持了一定规模的汲水祭告仪式。

改革开放后，随着企业文化建设的不断加强，东阿阿胶股份有限公司作为大型国有企业，肩负着继承阿胶文化的重任，先后建成了"中国阿胶博物馆""中国毛驴博物馆"等文旅单位。2007年，"东阿阿胶制作技艺"被列为山东省非物质文化遗产，2008年被列为国家级非物质文化遗产。为

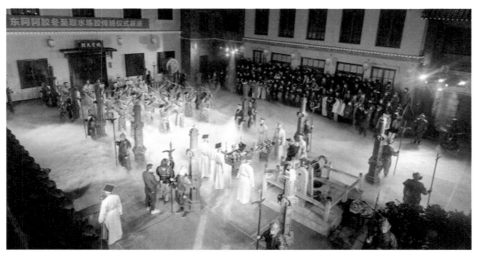

冬至东阿阿胶汲水炼胶祭告大典仪式全景（摄于东阿阿胶城）

了复兴千年中医药文化和冬至进补的民俗文化，东阿阿胶股份有限公司从2007年开始举办首届"中国冬至阿胶文化节"，恢复了中断150多年的贡胶生产历史，阿胶汲水炼胶祭告仪式作为贡胶生产的核心文化展现形式也随之恢复。东阿阿胶制作技艺的传承人作为祭告仪式的传承者，集体参与传统阿胶汲水炼胶祭告典礼。

2015年，为发掘再现传统炼胶汲水祭告仪式，东阿阿胶股份有限公司邀请部分国内礼仪专家进行了论证，走访了大量的行业老人，经过比对辨认以及专家认定，大致确定了祭祀礼器、祭祀流程、祭祀规格等基本内容；同时经过专家建议，借鉴了文庙祭祀、宗庙祭祀、民间祭祀以及东阿区域民俗等多方面的因素，并经过专家认可，确定了服装、道具、场景设施等相关物品。

2018年，为推动冬至东阿阿胶汲水炼胶祭告大典持续传承和发展，将该仪式规范成中国阿胶行业标志性的祭祀仪式，打造阿胶文化的独特符号，冬至东阿阿胶汲水炼胶祭告大典以展演的方式由东阿阿胶旅游养生公司主持。郭衍荣作为主要负责人传承、发掘和弘扬该祭祀仪式，在继承传统阿胶汲水炼胶祭祀仪式的基础上积极探索，不断革新，使冬至东阿阿胶汲水炼胶祭告仪式在保留和再现传统文化礼仪的基础上，与时俱进，不断完善发展。

保护传统阿胶汲水祭告仪式的未来展望

阿胶汲水炼胶祭告仪式自 2007 年恢复以来，已逐渐成为阿胶行业的盛典，同时带动了东阿县及济南、河北等地阿胶生产企业也在每年冬至举办同类型的祭祀活动。阿胶汲水炼胶祭告仪式逐渐成为阿胶生产中一种普遍的行业活动。

为更好地对传统阿胶汲水炼胶祭告仪式的历史文献进行挖掘整理，实现传统阿胶汲水炼胶祭告仪式历史文化价值的深入研究与开发，推动传统阿胶汲水炼胶祭告仪式相关文化产品开发、传统知识保护，规范传统阿胶汲水炼胶祭告仪式礼仪、祭祀流程，东阿阿胶股份有限公司又提出针对传统阿胶汲水炼胶仪式的五年保护计划：

时间	保护措施	预期目标
2022 年	普查、保护老药师；采取措施，鼓励传授技艺，培养壮大年轻一代阿胶汲水炼胶技艺传承人队伍	每年为退离休老药工查体一次，发放滋补保健品；培养传统制胶技术人员 200 名
2023 年	收集、整理、研究传统阿胶汲水炼胶祭告仪式，进一步完善、规范传统阿胶汲水炼胶祭告仪式流程	有效保护和合理利用阿胶历史文物，扩大阿胶传统制作工艺应用范围，开发生产"九朝贡胶"等高端产品
2024 年	搜集整理保护传统阿胶汲水炼胶祭告仪式历史资料、文物等；开办阿胶传统医药文化电视大讲堂	充实阿胶博物馆文物史料馆藏。多功能、全方位展示传统阿胶汲水炼胶祭告仪式流程及文化，达到保护、弘扬的预期目标
2025 年	与山东大学、曲阜师范大学、礼仪研究学者等合作传统阿胶炼制的系统研究，召开研讨会，请专家论证，编写阿胶专著	每年一场专题研讨会，每两年出版一部阿胶研究专著
2026 年	在东阿阿胶城贡胶馆设立传统阿胶汲水炼胶祭告仪式传习所。	建设面积不低于 2000 平方米的传统阿胶汲水炼胶祭告仪式传习所，功能齐全，设施齐全

同时，为了落实五年保护计划，东阿阿胶股份有限公司提出了六条具体保障措施：

1. 加强组织领导：成立遗产申报领导小组和阿胶文化保护委员会；聘请专家授课，通过申报非物质文化遗产，增强保护意识。

2. 建档：通过搜集、记录、分类、编目等方式，完善传统阿胶汲水炼胶祭告的史料档案。

3. 保存：用文字、录音、录像、数字化多媒体等手段，对保护对象进行真实、全面、系统的记录，并积极搜集有关实物资料，充实阿胶博物馆，妥善保存并合理利用。

4. 传承：成立以传统制胶艺人为主体的阿胶传统工艺顾问小组，发挥老艺人的"传帮带"作用，举办培训班，培养年轻一代传统阿胶汲水炼胶的研究和管理人才。

5. 传播：优化和发展传统阿胶汲水炼胶祭告仪式流程和礼仪，让该仪式成为东阿阿胶城常规演出节目，通过大众传媒和互联网的宣传，大力弘扬东阿阿胶贡品文化，加深公众对传统祭祀礼仪的了解。

6. 保护：成立东阿阿胶文化遗产挖掘保护机构，建立东阿阿胶传统技艺挖掘整理委员会，在阿胶研究所下设立阿胶传统制作技艺研究和保护室，防止对非物质文化遗产的误解、歪曲或滥用。

相信在各方力量的参与下，冬至东阿阿胶汲水炼胶祭告大典将更好地传承、发展下去，成为展现阿胶文化、中医药文化的闪亮名片。值得欣慰的是，东阿阿胶汲水炼胶祭告大典在2022年已被成功列入东阿县非物质文化遗产名录。

祭灶神

灶神信仰历史悠久，早在先秦时期就有祭祀灶神的记载。灶神作为家神，其在民间也获得了普遍的崇拜，被人们尊称为灶王爷、灶君司命等。在山东农村地区，人们往往在腊月二十三或者二十四祭祀灶神，因为他们认为灶神在这一天要回到天庭向玉帝汇报这家人一年的功过是非，所以人们会在这天陈设酒菜、甜食，希望灶神可以"上天言好事，回宫降吉祥"。在从事炼胶行业之人的心目中，灶神不仅可以向上天汇报他们这一年的情况，更是一位能够保佑他们炼制一锅好胶的神祇。因此，业胶者不仅在传统的小年祭祀灶神，更会在炼胶之前举行一个专门的祭祀仪式，祈求灶神庇佑炼胶顺利。

灶神形象概述

关于灶神形象的起源问题，自古以来便众说纷纭；而近代以来，随着研究的逐渐深入，关于灶神的起源则又有了一些新的观点。

在古代，一些人认为灶神是古代圣人去世后其魂灵所化。《史记·孝武本纪》记："是时而李少君亦以祠灶。"《索隐》曰："《说文》：'《周礼》以灶祠祝融。'"而《淮南子·氾论训》记载："故炎帝作火，死而为灶。"注曰："炎帝神农以火德王天下，死托祀于灶神。"孔颖达则认为："颛顼氏有子曰黎，为祝融，祀以为灶神。"无论是炎帝或者祝融，都是因为与"火"有着密不可分的关系，并且因为"顺天时、救民疾"，才被尊为"灶神"。但是还有一些人认为灶神是"老妇""先炊"这样的女性角色。例如《庄子·达生》就记载："灶有髻。"司马彪注曰："灶神，着赤衣，状如美女。"《酉阳杂俎》记曰："灶神名隗，状如美女。"

陈寿祺认为祭灶是"老妇之祭"，《五经异义疏证》曰：

异义：灶神。今礼戴说引此燔柴盆瓶之事。古周礼说：颛顼氏有子曰黎，为祝融，祀以为灶神。许君谨案：同《周礼》。

……

寿祺谓：郑驳异义辨灶神非祝融，审矣。注礼器破"奥"为"爨"，非也。郑礼器注云："奥，或作'灶'。"许君引《大戴记·礼器》云：

"灶者，老妇之祭。"是小戴作"奥"，大戴作"灶"，奥、灶声近，爨则远矣，无容致误。祭灶必先奠于奥，既又迎尸入奥，二事一时，故灶或误奥。老妇先炊，以配灶神，故灶亦可言老妇之祭，犹勾龙为后土，后转以配社，因谓社为后土也。郑欲示分别，故据特牲馈爨、饔爨言之，不如从大戴作"灶"为正。

但是，皮锡瑞则不以为然，其《驳五经异义疏证》中记道：

灶神

……

锡瑞案：陈驳郑义，非也。《通典》引郑玄云"臧文仲燔柴于灶，夫子讥之"，正同大戴作"灶"。注礼器亦云"或作灶"。必谓"奥"当为"爨"者，正以爨、灶有别。记云"老妇之祭，盛于盆，尊于瓶"，与祀灶礼陈鼎俎不同，而与旧说云祭馈爨、饔爨无笾豆俎相合，故谓此当为"爨"，不当为"灶"也。孔疏申郑，分别祝融、灶神与爨极明晰，惟以老妇配灶神犹有误。古无老妇配灶之说，五祀皆不闻有配，何独灶神有配？灶神虽非祝融，而列于五祀，配以老妇，不太亵乎？灶神直当祭灶，惟宗庙祭后之爨以宗妇主祭，故祭先炊老妇之神耳。陈引孔疏，不加驳正，反援句龙配社以傅会之，非是。《通典》引马融与古周礼说同，是古文说。郑冲云"五祀非四时五行阴阳之正"，是今文说。郑君注祭法"七祀"云："此非大神所祈报大事者也。小神居人之间，司察小过，作谴告者尔。"正与郑冲说同。郑君兼通今古文，其解"五祀"依经立训，而其意则以今文说为正。故驳异义谓灶神非祝融，是老妇也。锡瑞谓：祭法天子至庶人同祀灶，其礼当有等差。天子诸侯其礼尊，或可如古文说祀祝融。若士庶人亦得祀上公贵神于灶陉，必无此礼。当从郑君之义。

在皮锡瑞看来，陈寿祺的论证有失偏颇，虽然可能只有"天子诸侯其礼尊"而祀祝融，但是也不应该如陈寿祺所说，祀灶神为"老妇之祭"。

而近代以来，一些学者认为灶神信仰应当是源于动物崇拜，而灶神可能也是一种动物的演化。比较有代表性的是我国民俗学家杨堃先生的观点，他在其《灶神考》一文进行了周密的论述，最终得出一个假设：灶神可能是由"蛙"（鼃）演化而来。叶乃度从"灶"（竈）字的字形角度进行分析，认为灶神原是"一个蟾蜍居于炉灶之中"。而袁珂则是从音韵学的角度上进行解释，推测灶神最初的形象应该是"蟑螂"。

灶神的职能与演变

民间俗信中，灶神是一个主管人间饮食、执掌灶火的神，因"有功于人"而得以接受人们的祭祀。后来，灶神也具备了监督人间是非功过的职能，郑玄注《礼记》时即说灶神是一个"居人间察小过作谴告"的小神。到了魏晋时期，道教不断发展，民间的部分神祇逐渐被纳入道教系统中，灶神也逐渐"道家化"。灶神成为道教系统中的一个神祇后，其监督人间百姓的是非功过并将之汇报给上天的职能变得更加清晰，灶神也被尊为"九天司命灶君""福水善火定福府君"等。这之后，更形成一个相对完整的灶神体系，正如《太上灵宝补谢灶王经》中记：

> 昔登昆仑之山，有一老母独处其中……惟此老母，是名种火之母，能上通天界，下统五行，达于神明，观夫二炁，在天则为天地，在人间乃为司命。又为北斗七元使者，主人寿命长短，富贵贫贱，掌人职禄。又为五帝灶君，管人住宅，十二时辰，普知人间之事，每月朔日记人造诸善恶，及其功德，录其轻重，夜半奏上天曹，定其薄书，悉是此母也。凡人间灶皆有禁忌，若不忌之，此母能致祸殃，弗可免也。

到了唐代，灶神体系则更加完备，灶神也已有了专门的"属神"。《酉阳杂俎》中便记载了灶神属神的构成：

> 其（灶神）属神有天帝娇孙、天帝大夫、天帝都尉、天帝长兄、硎上童子、突上紫宫君、太和君、玉池夫人等。

灶神拥有了可以监察人间功过而告之于天的职能后，其原本的主掌饮食之责渐渐淡化。魏晋以后，关于灶神主管"察人是非"的记载也越来越多。如东晋葛洪《抱朴子·内篇·微旨》记曰："又月晦之夜，灶神亦上天白人罪状。大者夺纪。纪者，三百日也。小者夺算。算者，三日也。"《酉阳杂俎》也记载："（灶神）常以晦日上天，白人罪状，大者夺纪，纪三百日，小者夺算，算一百日。故为天帝督使，下为地精。"不仅如此，灶神也因其具有监察人间功过并向上天汇报的职能而衍生出许多其他的能力，以至于人们相信只要自己恭敬地供奉灶神，便能得到灶神的眷顾，事事如意。清代宣统年间的《灶王府君真经》就这样记道：

> 灶王爷司东厨一家之主，一家人凡作事看的分明。
> 谁作善谁作恶观察虚实，每月里三十日奏报天庭。
> ……
> 读书人敬灶君魁名高中，种地人敬灶君五谷丰登。
> 手艺人敬灶君百能生巧，生意人敬灶君买卖兴隆。
> 在家人敬灶君身体康泰，出家人敬灶君到处安宁。
> 老年人敬灶君眼明脚快，少年人敬灶君神气清明。
> 世间人你何必舍近求远，游明山过海滨千里路程！
> 灶君前只要你诚心祝祷，无论你什么事也敢应承！
> 只要你存好心善行方便，我与你一件件转奏天庭。
> 为名的管保你功名显达，为利的管保你财发万金。
> 有病的管保你沉疾全愈，求寿的管保你年登九旬。
> 求儿的管保你门生贵子，求妻的管保你天降美人。
> 见玉帝我与你多添好话，祷必灵求必应凡事遂心。

灶神在人们心目中，也逐渐成为一个有求必应，带有全能性质的神。所以，在业胶者看来，只要虔诚恭敬地向灶神献祭和祝祷，不仅可以得到灶神对自己以及家人的赐福，也会保佑自家炼制的阿胶品质优良。

祭灶习俗

早在商代，"灶"就成为商人国家祭祀的对象，商代的"五祀"之中就有祀灶之祭。到了周代，随着礼乐秩序的确立，不同等级的人可以祭祀的对象也有所区别，以至于除了天子"七祀"外，诸侯、大夫等都有对应的"五祀""三祀""二祀"的对象；而在不同时期，"七祀""五祀"的祭祀对象也并不一致，《通典·天子七祀》中便梳理了自商至唐以前的这种流变：

> 殷制，天子祭五祀：户一，灶二，中霤三，门四，行五也。岁徧。诸侯大夫与天子同。
>
> 周制，王为群姓立七祀：曰司命，曰中霤，曰国门，曰国行，曰泰厉，曰户，曰灶。诸侯为国立五祀：曰司命，曰中霤，曰国门，曰国行，曰公厉。大夫立三祀：曰族厉，曰门，曰行。适士立二祀：曰门，曰行……
>
> 汉立五祀。《白虎通》云："户一祀，灶二祀，门三祀，井四祀，中霤五祀。岁一徧，有司行事，礼颇轻于社稷。"
>
> 后汉建武初，有五祀之祭：门，户，井，灶，中霤也。有司掌之，其祀简于社稷矣。人家祀山神、门、户。
>
> 魏武王始定天下，兴复旧祀，而造祭五祀：门、户、井、灶、中霤也。
>
> 晋傅玄云："帝之都城宜祭一门，正宫亦祭一门，正室祭一户，井、灶及中霤，各择其正者祭之。"以后诸祀无闻，唯司命配享于南郊坛。
>
> 隋制，其司命、户以春，灶以夏，门以秋，行以冬，各于享庙日，中霤则以季夏祀黄帝日，各命有司祭于庙西门道南，牲以少牢。
>
> 大唐初，废七祀，唯季夏祀祭中霤。开元中制礼，祭七祀，各因时享，祭之于庙庭。司命、户以春，灶以夏，门、厉以秋，行以冬，中霤以季夏。其仪具开元礼。

民间祭灶则与国家祭灶有所不同。国家祭祀要求祭灶仪式规范，场面庄重；而民间祭祀则相对简易。而且民间祭灶过程中"祝祷"的比重相对更大一些，这也反映出民间祭祀的目的性更加明显。法国著名汉学家谢和耐认为人们之所以崇拜神灵，为他们修建寺观，"主要目的似乎都在于保佑人的利益"。业胶者不仅在"送灶"时祭灶，祈求灶神返回天上后"多言好事"，保佑自己和家人平安顺遂、财源滚滚、子孙功名显达；也会在点火炼胶之前祭祀灶神，希望灶神能够保佑炼胶过程一切顺利，炼制出一锅品质优良的阿胶。

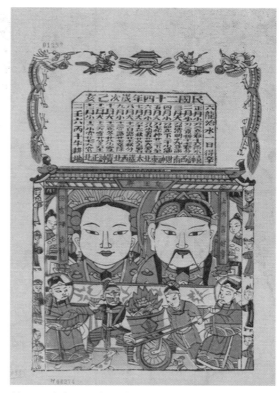

灶王图（中国国家图书馆藏）

送灶

送灶是在小年时祭祀灶神的传统习俗。在东阿地区，人们认为灶神在腊月二十三这一天返回天宫。除了业胶者们在这一天祭祀灶神外，其他各行各业的人们也都选择这天祭祀灶神，为之送行。一般来说，送灶大致分为这么几个步骤：送灶预备、揭旧灶神像、焚化纸钱与旧像、念祝词、行礼、礼毕。

腊月二十三日下午，男主人将送灶所需的香炉等祭器取出，并擦拭干净；而女主人会准备送灶所需的新鲜瓜果、灶糖等供品。灶糖是一种麦芽糖，又甜又粘，《海盐县图经》解释在送灶的时候要摆灶糖的原因："送灶用糖粉团，以灶神朝天言人过失，用糖取胶牙意。"一来，所谓"吃人家的嘴短"，

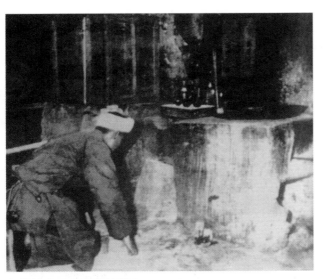

拜灶神（重庆图书馆藏）

人们认为灶神享用过甘甜的灶糖后必然会神颜大悦，不好意思将自己家不好的事情讲出来；二来，人们认为即使灶神真的想说，但是黏黏的灶糖也可以将灶神的嘴给粘住，这样灶神自然也就无法说自己家的坏话了。

待到将近六点，男主人就要前往厨房，将原来张贴在灶上的灶神像小心翼翼地揭下。有的地区在揭下旧的灶神像后，将新的灶神像再贴到原处；而大部分地区则是揭下旧像后，待到除夕"接灶神"时再将新的灶神像贴到原处，以象征着灶神回天述职完毕重新返回人间，并且与诸神一同享受人间除夕的供养。

在东阿，人们在腊月二十三的晚饭一般是饺子，大致取"送行饺子迎风面"之意。而待饺子出锅后，则需要先盛三碗置于灶上，然后由家中男主人在灶前上三炷清香，再焚化纸钱，并将旧的灶神像一并焚掉，同时还要口念祝词。送灶时的祝词各有差异，如"今年腊月二十三，三送灶王上西天，免去口舌和是非，多带钱粮回人间"，又或"灶王灶王你上天堂，多说好，少说坏，五谷杂粮你全带来"。虽然祝词的具体内容有所不同，但是基本都是人们希望灶神可以"上天言好事"，然后回到人间后可以多带钱粮，带来吉祥。待到纸钱及旧灶神像焚毕，就意味着灶神已经回到天上。然后对着灶行一跪拜礼，再次遥祝后，送灶便完成了。

熬胶前的祭灶

由于缺乏相应的资料，笔者在了解熬胶之前对灶神的祭祀时，只能依据走访那些从事阿胶炼制的老师傅所得的口述材料，并通过他们所描述的情况尽可能还原在炼胶之前炼胶作坊的祭灶活动。

炼制阿胶前的祭灶仪式往往是由这一阿胶作坊的话事人或者炼胶的老师傅主持，大致分为祭灶前的清洁、摆贡、上香、焚化纸钱、祈福、奠酒五个环节。

与家庭对于灶神的祭灶不同，阿胶作坊在祭灶前的准备则显得更加复杂和细致。首先需要将所有的灶清理干净，并且保持锅灶的洁净。然后对祭祀所用的香炉、烛台、燎炉等进行仔细检查，以防止祭灶的祭器出现磕碰损坏的情况。若祭器发现损坏便需要及时修补或者更换，以免怠慢亵渎神灵；如果并未损坏也需要擦拭干净。如果所供物品比较多，往往需要在灶前另备一供桌。然后按照一定的要求摆放不同的器皿，然后再以此摆列五谷、瓜果、酒水等。

待一切准备妥当，便以作坊的掌柜或者老师傅为首，向炉灶所在之处恭献清香，然后再焚化纸钱。待纸钱焚尽后，再行祝祷礼，祈求灶神保佑熬胶时火候恰当，熬制出的阿胶品质优良。最后奠酒一杯，祭灶便结束了。还有的作坊在奠酒后还有跪拜礼，但是也有一些作坊则没有这项仪程，祭灶仪式在奠酒以后便算结束了。

值得注意的是，许多阿胶作坊往往因规模相对较小，财力有限而无力筹办相对盛大的祭灶礼，但往往也会在熬胶之前对着灶口简单的上香、焚化纸钱，进行简单的祭灶活动。

婚俗用胶

除了药用，阿胶在民间也不乏有其他的用途，比如在古代成亲"纳采"之礼的礼品中就包括阿胶。

士昏礼与纳采概述

婚礼受到古人的高度重视，《礼记·昏义》即记曰："昏礼者，将合二姓之好，上以事宗庙，而下以继后世也，故君子重之。"因此，先秦贵族在成婚之前有一套特定的礼仪程序，士阶层所行婚礼被称为"士昏礼"。

《仪礼》对士昏礼每个阶段的具体仪程有着非常详细的记载，不仅包括纳采、问名、纳吉、纳征、请期、亲迎六个仪程名称，还有每个环节需要带的礼品、男方和女方需要行的礼仪，乃至对行礼时的地点和方位都有十分详细的规定。

纳采，是男方请媒人前往女方家中求婚的环节。郑玄注曰："达，通也。将欲与彼合婚姻，必先使媒氏下通其言，女氏许之，将归卜其乃后使人纳其采择之礼。"

作为士昏礼的第一个环节，纳采历来便为人们所重视，其礼品、仪节也十分讲究。《仪礼·士昏礼》中记：

> 昏礼：下达，纳采，用雁。主人筵于户西。西上，右几。使者玄端至。摈者出请事，入告。主人如宾服，迎于门外，再拜。宾不答拜。揖入。至于庙门，揖入。三揖，至于阶，三让。主人以宾升，西面。宾升西阶，当阿，东面致命。主人阼阶上，北面再拜。授于楹间，南面，宾降，出。主人降，授老雁。

纳采礼品与阿胶

关于纳采的礼品，历代有所不同。最初的纳采礼所用的礼品为雁，初用活雁，后以木雁代替，《三国演义》中赵云随刘备入东吴迎亲时便捧着一只木雁。《白虎通·嫁娶》解释说："取其随时南北，不失其节，明不夺女子之时也。又是随阳之鸟，妻从夫之义也。又取飞成行，止成列也。明嫁娶之礼，长幼有序，不相踰越也。"到了汉代，纳采的礼品逐渐丰富了起来，而"胶"也成为聘礼之一，《通典·礼略》记曰：

> 臣谨按：后汉之俗，聘礼三十物者，以玄纁、羊、雁、清酒、白酒、粳米、稷米、蒲、苇、卷柏、嘉禾、长命缕、胶、漆、五色线、合欢铃、九子墨、金钱、禄得香草、凤凰、舍利兽、鸳鸯、受福兽、鱼、鹿、乌、

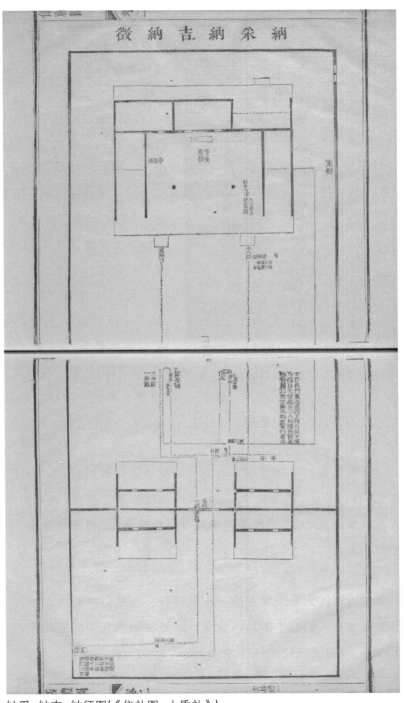

纳采、纳吉、纳征图(《仪礼图·士昏礼》)

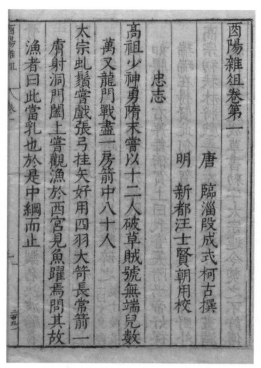

《酉阳杂俎》书影（明万历时期新都汪士贤校刊本）

九子妇、阳燧鑽，凡二十八。又有丹为五色之荣，青为东方之始，共三十物，皆有俗义，不足书。

汉代纳采礼品中的胶是不是阿胶，我们不得而知；但是到了唐代，阿胶则明确成为纳采的礼品之一。《酉阳杂俎·礼异》中记："婚礼纳彩，有合欢、嘉禾、阿胶、九子蒲、朱苇、双石、绵絮、长命缕、干漆。"

人们挑选在"六礼"的礼品时选择阿胶，主要是对男女双方婚姻稳固、夫妻和睦的祝愿。《酉阳杂俎·礼异》记载："九事皆有词：胶漆，取其固。"而明代方以智却认为用胶是取"胶漆九子"之义，其《通雅·礼仪》记曰：

> 纳币筹实，有胶漆九子之称，今犹古也。邈园曰："金陵人家行聘礼，行纳币礼，其筹盒中，用柏枝及丝线络果作长串，或剪彩作鸳鸯，又或以糖浇成之，又用胶漆丁香粘合彩绒结束，或用万年青草、吉祥草，相诩为吉庆之兆。"

无论是以阿胶寓意夫妻和睦、比翼连枝，还是以阿胶寓意吉祥多子，都展现出阿胶在人们心中的独特含义。阿胶在纳采礼中的应用丰富了阿胶的文化内涵，具有特别的历史价值。

卷七 ◎ 古迹典

　　东阿设县极早，历史悠久，其治所在历史上屡有变迁，故而形成了"东阿地区"这一历史地理范围。在东阿阿胶文化形成与发展的历史过程中，东阿县、阿城镇、东阿镇等地区留下了大量与阿胶文化相关的古迹，如海内罕见的阿井、神奇的狮耳山、沧桑的永济桥等，此外，还有兼具研究价值与历史价值的道光贡胶等。这些历史文物与风景名胜不仅与阿胶的生产密不可分，而且还是阿胶历史文化的见证。不少文物收藏于新建博物馆内，故本卷择取中国阿胶博物馆、中国毛驴博物馆、阿城镇、东阿镇四地的主要文物和名胜进行介绍，以期展现东阿阿胶文化的深厚历史底蕴。需要说明的是，古卷所言"古迹"是一个宽泛的概念，凡与阿胶相关之文物、典故皆可收录于此。

中国阿胶博物馆

　　中国阿胶博物馆位于泰山脚下、黄河沿岸的聊城市东阿县，由东阿阿胶股份有限公司出资兴建，是全国首家以阿胶为主题的专题性博物馆。中国阿胶博物馆是东阿阿胶世界景区的主要组成部分，该景区是国内首家以阿胶健康养生体验旅游为特色的主题景区。领略阿胶三千年养生文化，体

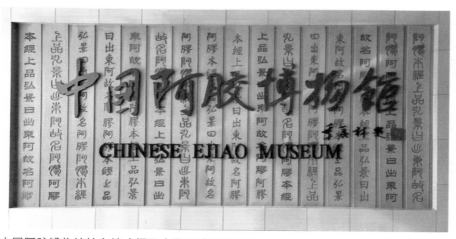

中国阿胶博物馆馆名墙（摄于中国阿胶博物馆）

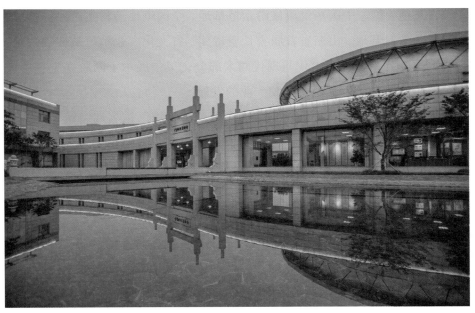

中国阿胶博物馆外景

验现代化制胶工厂以及中医理疗、养生美食、生态景观，即为阿胶世界的建设目的与特色所在。而中国阿胶博物馆便是展现"阿胶三千年文化"的主要场所。在聊城市东昌府区东昌湖风景区内有一处同名博物馆，也是由东阿阿胶股份有限公司投资所建的。本节的介绍以位于东阿县的中国阿胶博物馆为主。

概述

中国阿胶博物馆始建于 2002 年，建筑面积达 1400 多平方米，坐落于东阿阿胶公司新址内，毗邻阿胶世界景区另一组成部分——东阿阿胶体验工厂。阿胶博物馆与阿胶体验工厂相配合，既体现阿胶深厚的历史文化底蕴，又展示现代化的阿胶生产线，如同在历史与当下之间建起了一座无形的桥梁，使游览者可以在时光的长河里碰触阿胶文化。目前，中国阿胶博物馆已荣获国家 AAAA 级景区、国家首批工业旅游示范基地、中央爱国主义教育基地、国家中医药健康旅游示范基地、全国道地药材生产保护基地、全国科普教育基地、山东省首届省长质量奖、省文化产业示范基地等荣誉。

馆内陈列主要分为古代与现代两大部分，集中展示了阿胶在千年历史长河中的发展变化以及现代阿胶产业的发展。

步入博物馆大厅，迎面可见"中国阿胶博物馆"馆名墙，馆名由著名学者季羡林先生题写。大厅一侧的塑像是五位在东阿阿胶发展史上作出突出贡献的人物，分别是张仲景、陶弘景、孙思邈、李时珍和当代阿胶工业化奠基者刘维志先生。另一侧是一台蒸球化皮机，这台机器是1977年由东阿阿胶公司自主研发的中国第一台蒸球化皮机。走过大厅，就正式进入了博物馆展陈区域。馆内共设有十一个展厅，分别介绍了"东阿与阿胶""论道阿胶""道地之源""百年回想""薪火相传""辉煌荣誉""匠心传承""产品展示""荣誉厅""科技研发""墨宝留香"等内容。前四个展厅分别从不同的角度诉说着阿胶的发展历史。"东阿与阿胶"介绍了东阿优越的自然地理环境与雄厚的文化基础，并阐述了被誉为"阿胶之魂"的东阿水与东阿地理环境之间的关系。第二厅"论道阿胶"介绍了阿胶之名、上品阿胶、道地阿胶、阿胶的食用价值、贡胶及其监制等问题。第三厅"道地之源"说明了东阿阿胶所具有的不可复制的四大优势：其一是东阿阿胶只产于东阿，其产地明确，质量上乘，疗效确切，是谓道地；其二是阿井水；其三是黑驴皮；其四是已被列入国家级非物质文化遗产名录的东阿阿胶制作技艺。第四厅"百年回想"展厅介绍了慈禧太后与阿胶的故事，以及东阿阿胶品牌的源头——同兴堂。

随着社会的发展，人们越来越重视养生保健，作为滋补佳品的阿胶自然成为人们青睐的对象。为此，制胶、售胶也一度成为获利极丰的行业，一时间，各地出现了众多制胶、售胶的药堂、门坊。但是东阿阿胶的地位却并没有因此而被撼动。"薪火相传""辉煌荣誉""荣誉厅"等展厅为我们展示了东阿阿胶进入近现代以来取得的众多荣誉，这些荣誉正是东阿阿胶焕发勃勃生机的最好见证。1915年，阿胶荣获巴拿马万国博览会金奖，自此，阿胶得到了更多人的肯定，走出国门，走向世界。新中国成立后，东阿阿胶取得了更多的荣誉。东阿阿胶连续在 1980 年、1985 年、1990 年获得国家质量金奖，这是国家对高品质品牌的最高奖励。东阿阿胶于 1991 年荣获长城国际金奖，也是中药品类中唯一获得该奖的企业。此外，东阿阿胶还获上海世博会千年金奖、米兰世博百年品牌企业、全国质量奖、巴拿马博览会 100 周年金奖、全球卓越绩效奖、山东省省长质量奖等荣誉。同时，东阿阿胶也在继承传统的基础上不断寻求创新。"科技研发""产品展示"展厅就集中展示和介绍了东阿阿胶在技术上的多项创新成果，并介绍了其研发出的 OTC、保健品、生物药三大门类百余种产品，如复方阿胶浆、桃花姬阿胶糕、花简龄阿胶粉、真颜小分子阿胶等。

近年来，中国阿胶博物馆已经成为弘扬阿胶文化的重要依托，多次与全国乃至世界中医药文化机构开展文化交流活动，已经成为继承与发扬中国中医药文化的重要基地。如同中国阿胶博物馆解说词中所讲的："千百年来，中医药以一种生活方式，融入了我们祖祖辈辈的日常起居，守护着中华民族的繁衍生息。作为国内首家以阿胶为主题的博物馆，中国阿胶博物馆深度挖掘传统中医药文化及阿胶文化资源，并加以传承创新，让越来越多的人感受到了中医药文化的魅力和影响力。"

主要展品

中国阿胶博物馆内收集文物千余件，系统而直观地向大众展示了阿胶文化的千年发展脉络。其展品大致分为五类：一是与中医理论、中医文化以及阿胶文化有关的著述，如《神农本草经》《本草纲目》等经典医学著作；二是与中医药及阿胶有关的历史实物资料；三是制胶匠人所使用的生产工具；四是阿胶的系列产品；五是近年来东阿阿胶所取得的辉煌成就。各展厅内容紧密联系，将历史与当下相连，打造出弘扬阿胶文化的圣地。

谈其主要展品，首推中国阿胶博物馆的镇馆之宝——清道光八年贡品阿胶。此胶至今已有 190 余年的历史，但其胶面依旧光亮如新，透如琥珀，表面印字也依旧清晰可识，让人为之惊叹。此胶由"京城四大名医"之首肖龙友先生的孙女肖承惊教授无偿捐赠给中国阿胶博物馆。此贡品阿胶之所以为人们所重视，被奉为镇馆之宝，有两则原因。一则是因为此胶年代久远，保存下来极为不易，作为历史的见证而被人重视。二是陈年阿胶的药用价值高。《本草从新·药性总义》中记载："诸胶之类皆以陈久者为佳，或取其烈性减，或取其火性脱。"清代曹炳章在《增订伪药条辨》"阿胶"条中提道："真阿胶烊化后，气清香，其原块在十年以内者，苍翠色，质尚坚；至五六十年以上者，色转黄而质松脆更佳。肺劳服之，殊有奇效。"许多中医名家也都认为："阿胶宜陈，人参宜新。"而这块贡胶经历了190余年的历史，为我们研究陈年阿胶的药用价值提供了不可多得的实物材料，对于研究、推进阿胶生产技术提供了极大的帮助。

除了镇馆之宝之外，馆内还保存有众多珍贵展品，上文述及博物馆大厅一侧陈列着的蒸球化皮机就是一例。这台蒸球化皮机的背后有着一段真实而感人的故事。1975年，刘维铦同志正式向厂党支部领导提出了研制阿胶生产线和蒸球化皮设备的方案，得到了党支部的大力支持。申请资金20万元，由于资金紧张，上级只批了5万元。刘维铦同志坚定地说："买

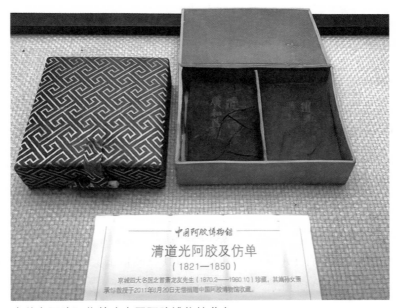

清道光阿胶及仿单（中国阿胶博物馆藏）

材料自己造！"他和工友们挥舞着木槌，砸向1厘米厚的钢板，炉火熊熊，炙热难忍，工友们没喊一声苦一声累，就这样经过几十天的奋战，蒸球奇迹般地造出来了！蒸球化皮机的使用，使工效提高31倍，煤耗降低40%，出胶率提高15%，阿胶质量显著提升。这台蒸球化皮机也成为中国第一台蒸球化皮机，助推"阿胶工业化生产迈向崭新时代"！

馆内还存有一幅慈禧太后像，传为慈禧太后御赐。据说慈禧太后为妃时患有血症，常有不适。一日，一官员向其进策，建议服用阿胶以疗养身体。于是，慈禧便经常服用阿胶，一段时间后，病情渐渐好转，并顺利诞下皇子。此后，慈禧太后便经常服用阿胶以保养容颜、调理身体。慈禧太后感念阿胶之功，便御赐画像一幅，这大大增强了东阿阿胶的影响力。

"九九炼胶法"在本书第四卷介绍阿胶制备工艺时已提及，它是由清代制胶作坊同兴堂在传统技艺的基础上创新而得的制胶新法，因多项流程中包含"九"的元素，故被称为"九九炼胶法"。中国阿胶博物馆内专设一处"阿胶传统制作工艺场景"，为参观者展示出"九九制胶法"的完整

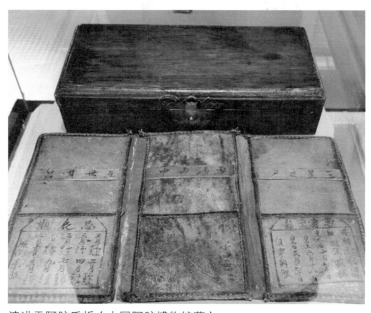

清进贡阿胶手折（中国阿胶博物馆藏）

流程以及独特之处。"九九制胶法"的产生与应用不仅是阿胶制备工艺达到成熟的体现，还是阿胶文化进一步兴盛的标志。

此外，馆内还保存有清末东阿涂氏怀德堂保存的贡折，它是清朝末年东阿著名的阿胶庄之一——涂氏怀德堂保存的文物。它一面记载的是万寿圣节时怀德堂进贡阿胶，也就是在皇帝生日时须进贡阿胶；一面记载的是帝后忌辰时怀德堂进贡阿胶，就是在皇帝或皇后驾崩等需要祭祀的日子里须穿素服进贡阿胶。可见，进贡阿胶的时间、进贡人员的穿着都有严格的规定。

同时，在馆内还展示有大量的"仿单"，其意义大概相当于今日我们所使用的药品说明书，为我们研究阿胶历史文化也提供了极大的参考。每张仿单上最具代表性的图案是古阿井的亭子，其上印有红章以便辨认。仿单详细记载了阿胶的制作方法及其效用，其文曰：

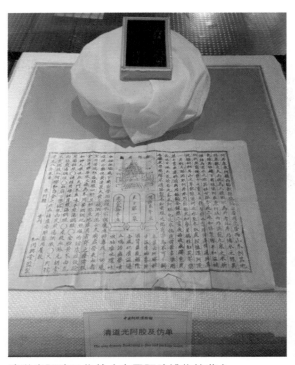

清道光阿胶及仿单（中国阿胶博物馆藏）

阿井在东阿西、阳谷县境。志云："昔有虎居西山，爪刨其地，得泉饮之，久而化为人。后因以为井。"考此井乃济水之眼，其色绿，其性趋下。有狼溪河在东阿城内，乃洪范九泉之水所汇归，为漯水之源。其性甘温。合此二水，如法制胶。平和温补，功效无穷。诚药中之宝，又女科圣药也。制胶法，春间选纯黑健驴，饲狮耳山之草，饮狼溪河之水，至冬取皮，投狼溪河浸一月，刮毛涤垢，取阿井水用药柴火，加参茸、橘桂、红花等药，熬七昼夜，漉极清，再用银锅、金铲熬二昼夜始收。成胶色光亮，味甘咸而气清香，此真正阿胶也。近来伪造者甚多，杂用各种皮张熬胶，不遵法制，不知者服之恐有害焉，不可不辨。《本草》云："阿胶性甘温，清肺养肝，滋肾，益气补阴，去风，化痰，润燥，止喘。治虚劳咳嗽、肺痈、吐脓、吐血、衄血、肠风下疠、崩带、胎动、经水不调、癥痔肺毒及一切风症。使山药佐黄连，畏大黄、忌烧酒。"丹溪云："久痢虚劳失血者宜用。若病邪盛强，服以闭其邪，恐生他症，用者详之。"疗清服食法，用胶每服三钱为末，用黄酒调化热服，治诸虚症，效验如神。咳嗽吐血，天门冬、五味子煎汤调服。安胎，黄芩、白术煎汤调服。调经，贝母、红花煎汤调服。产后血淋，元胡索、肉桂煎汤调服。血崩下带，椿根、白皮煎汤调服。又用糯米煮粥，投入阿胶和匀食之，止血补虚、安胎，屡用屡效。

道光八年冬至，东阿县重刊，东山同兴堂监制。

中国毛驴博物馆

中国毛驴博物馆位于聊城市东阿县西郊，亦由东阿阿胶股份有限公司出资建设，是全国首座以毛驴以及驴文化为主题的专题性博物馆。毛驴博物馆与黑毛驴繁育中心的组合也已经成为弘扬毛驴文化的新依托，其所开发的众多独具特色的毛驴文化体验活动，集科普性、文化性、娱乐性于一体，为毛驴文化的传播做出了重要的贡献。

概述

中国毛驴博物馆主建筑由中国农业大学、清华美院共同设计，展陈面积一千二百余平方米，分为"序厅""远古走来""驴背之上""济世之驴"与"艺术之驴"五个部分，展现了驴文化的产生、发展与兴盛。

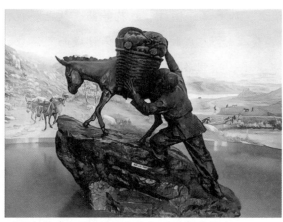

"同心协力"雕塑（摄于中国毛驴博物馆）

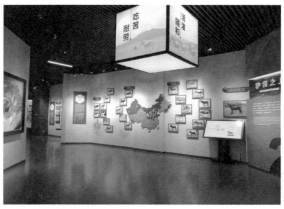

中国毛驴博物馆"驴背之上"展厅

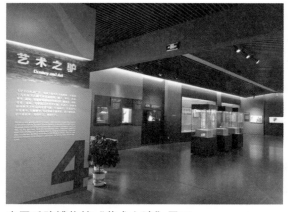

中国毛驴博物馆"艺术之驴"展厅

"序厅"由前言、壁画、主题雕塑三部分组成。此展厅首先以"同心协力"雕塑引入，再以写实油画为衬托，展示了数千年中毛驴与人类相伴相随、同心协力的点点滴滴，展现了毛驴"平生一向无索取，一捧草料已为甘。尽管身小力有限，惟求奉献在人间"的无私精神。在中国，驴蹄是吉祥辟邪之物，摸前蹄寓意金榜题名，摸后蹄寓意步步高升。"同心协力"雕塑的设置也以独特的方式为游客提供了摸驴蹄以求好寓意的机会，极富互动的乐趣。之后，展厅以"远古走来"为主题介绍了毛驴在动物学意义上的始源以及在几千万年间的进化演变。驴，民间俗称毛驴，在动物学分类中属于脊索动物门、哺乳纲、奇蹄目、马科、马属、驴亚属，草食性动物。野生毛驴主要分为亚洲野驴与非洲野驴两大品种。

驴具有耐热、耐寒、耐渴、耐粗饲、善于奔跑的习性。毛驴因为其耐苦、耐劳的特点，而被人类驯化，走进了人类的日常生活中。

"驴背之上"展厅为人们介绍了毛驴与人类社会的点滴。毛驴在人类社会中发挥了不可替代的作用，尤其是在农耕活动中，毛驴或耕种，或驮载，或骑乘，或杂役，或拉车，为人类生活提供了巨大的便利。经过长久的相处，毛驴已经不仅仅是一种劳力，更寄托着劳动人民对生活的希望。毛驴不仅是人类生产劳动的好帮手，其自身也有许多宝贵的资源，可谓"浑身都是宝"。例如：其肉可食用，是餐桌上的美味，民间有"天上龙肉，地上驴肉"之说；其皮可以熬制阿胶，具有独特的药用价值……随着科技的发展、社会的进步，毛驴的价值也被进一步发掘与利用。养殖毛驴也成为脱贫、富民的重要方式。如此来讲，毛驴对人类的贡献可谓巨大，堪当"济世之驴"的美誉。

毛驴在走进人类生活的过程中，也被赋予了诸多文化符号，产生了独具特色的毛驴文化。如唐代杜甫所作《奉赠韦左丞丈二十二韵》诗云："此意竟萧条，行歌非隐沦。骑驴十三载，旅食京华春。"（《杜工部集》卷一）再如南宋陆游所作《剑门道中遇微雨》云："衣上征尘杂酒痕，远游无处不消魂。此身合是诗人未？细雨骑驴入剑门。"（《剑南诗稿》卷三）此外，坊间流传的诸如钟馗嫁妹、包公审驴等民间故事中也包含有众多毛驴的文化形象。

毛驴博物馆的建设具有重大意义，中国马学专家韩国才先生就指出："建设毛驴博物馆，一是为了把驴文化整理挖掘出来，通过博物馆的形式把它固化下来、永远传续下去；二是为了通过发扬光大驴文化，进而带动驴产业更好的发展；三是搭建起一个驴产业科研、生产、教育以及国内外交流平台。"东阿阿胶文化旅游专家尹杰先生更是进一步升华了毛驴文化的意义："毛驴博物馆讲述毛驴故事。驴背之上有文人墨客的苦思诗韵，有乡佬农夫的辛勤耕耘，有皇家贵族的趣闻雅事，有走卒贩夫的劳碌奔波，有万里不平的路，有千古未了的情！"

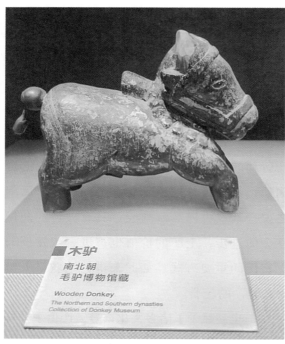

南北朝木驴（中国毛驴博物馆藏）

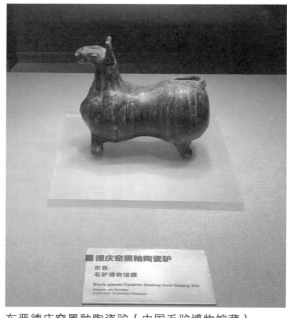

东晋德庆窑黑釉陶瓷驴（中国毛驴博物馆藏）

主要展品

中国毛驴博物馆内现有各类藏品五百余件，其中东晋时期德庆窑黑釉陶瓷驴、南北朝时期的木驴、北宋的骑驴玩偶等独具特色，颇有趣味。这几件藏品，或以陶瓷制，或以木制，材质多样；以大小看，多以小型器物为主。例如南北朝时期的木制驴，大小不及手掌，从表面磨损程度看，此木驴颇似孩童把玩之物。其四肢短小而粗壮，头部比例较大，更显憨态可掬。

东晋时期德庆窑黑釉陶瓷驴也是馆内展陈的极有特色的一件藏品，这只陶瓷驴头部与四肢皆短小，身体则相对较宽大，比例并不协调，体态滑稽。若不细观，实难看出其为毛驴。

毛驴博物馆还展示了诸如驴铃、驴鞍、驴蹬等与毛驴生产息息相关的生产工具，极富有生活气息。

此外，毛驴博物馆收集到的诸多历史典籍也为我们了解毛驴文化提供了重要参考。现略举毛驴博物馆所藏数种历史典籍加以介绍。

中国毛驴博物馆收藏有手抄本《齐民要术》一套。《齐民要术》为北魏贾思勰所撰农书，是研究中国古代农业的重要文献，历代注解层出不穷。《四库全书总目提要》记此书曰："考《文献通考》载李焘孙氏《齐民要术音义解释序》曰，贾思勰著此书，专主民事，又旁摭异闻，多可观，在农家最岿然出其类。"《齐民要术》卷九载有煮胶之法，已见录于本书"工艺典"部分，此不俱引。

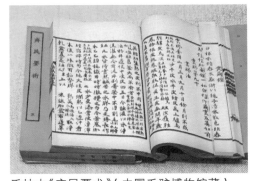

手抄本《齐民要术》(中国毛驴博物馆藏)

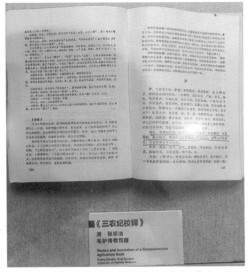

《三农纪校释》（中国毛驴博物馆藏）

《三农纪》是清人张宗法所撰写的一部综合性农学著作。因张宗法在"老农""牧童""耕夫"的鼓励规劝下完成此书写作，故此书名为《三农纪》。《三农纪》中有关于驴的相法、药用价值等方面的介绍，现录之如下：

驴，《说文》云："胪也。"胪在腹前，其力在前。北人呼曰"卫"，取其善走而行快也。一名骞驴，其形长硕、广额、硕耳、修尾。鸣声长大，可能应更。有肝无胆，竖鬃圆蹄。《域外志》云：有兽名卢，食草木叶，吐果絮，人取之为绪，作布如华中之蚕是也。锦囊诗云：系蟹悬门出鬼疾，画驴挂壁止儿啼。应岁而产，形有大小，色有黑、白、青、褐。

能驮驼致远。善行陆，恶泥淤，惧津渡。食少易喂。其性劣，偏多怪僻，驯教贵善。西北以两驴代耕驾。皮可韦。晋代尚其品，唐宋名士亦多乘游。饲牧与马同养，染症与马同治，但性赋与马异耳。

相法：宜面纯耳劲，目大鼻空，颈厚胸宽，胁密臁狭，足竖蹄圆，起走轻快，臀满尾垂者可致远；声大而长，生鸣九声者善走。不合其相者非良物也。

本性：性劣，肉辛，动气、发痼疾。孕妇利病，有疮者禁食。脑髓味美，其禁尤重。鞍下肉，毒。

方治：《唐书》：许胤宗奉御，调治反胃，竟不能疗。忽一卫卒服驴尿得瘥。次日奏知，但宫人反胃者同服，初服二合，食止吐，半晡时再服，食乃定。服不可过多，病深者七日当好。凡幼年反胃者，并可服之。

附：黑毛驴繁育中心

国家级黑毛驴繁育中心毗邻中国毛驴博物馆，此中心是东阿黑毛驴重

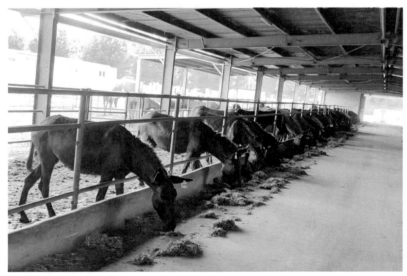

黑毛驴繁育中心内景

要的养殖繁育中心，占地约二百亩，是目前国内唯一的黑毛驴种驴繁育基地，存栏量已达上万头。中心内设有毛驴良种繁育中心、科技研发中心等科研机构，还有东阿黑毛驴种公驴站，主种驴还有"黑驴王子"之称。这里所饲养的毛驴与其他地方略有不同，最特殊之处在于其全身被毛呈乌黑色，体型也较其他驴种大，是经特殊选育的优良毛驴。

培育、饲养东阿黑毛驴的原因是黑驴驴皮乃上佳的阿胶制作原料。清代医药学家陈修园指出制作阿胶必须使用黑驴皮。此外，诸多医书中都有提及"胶必得乌驴皮煎者""阿胶……必取乌驴皮"。乌黑色驴皮熬出的胶有特殊价值，无论是在外在形态还是在药用价值上，都有着优异之处。研究、繁育优良的黑毛驴品种，是黑毛驴繁育中心的主要任务，这不仅为阿胶制作提供更加优质的原料，也为毛驴良种优化做出贡献。

在毛驴繁育期外，繁育中心可开放以供人们参观。人们可以通过喂食等方式，与毛驴进行接触、互动，这有助于人们更深入地体验毛驴文化。

古阿井

说起阿胶，必提阿井。北魏郦道元《水经注》卷五记载："大城北门内西侧皋上有大井，其巨若轮，深六七丈，岁尝煮胶以贡天府，《本草》所谓阿胶也。"东汉出现"阿胶"之名，北魏文献又有阿井之载，自此以后，史书、医籍多有关于阿胶、阿井的记叙。可以说，阿井成为阿胶历史文化中不可或缺的一部分。

阿井地处今阳谷县阿城镇西北，位于东阿故城遗址中央。现在的阿井为新中国成立后重修，井深数丈，青砖砌就，井口以青石板覆盖，呈长方形。在井北约 3 米处有一石亭，建于清光绪五年（1879 年），仿唐代建筑风格，六角对称，造型古朴，结构精巧。亭内有神兽驮碑，碑高约 5 尺，宽 2 尺余，其上篆刻有"古阿井"三个大字。亭正面额题"济人寿世"四字，两旁石柱镌刻楹联"圣代即今多雨露，仙乡留此好泉源"。井亭后面左右石柱镌刻楹联"力可回澜重建泉源来井底，心存济世长流膏泽在人间"。此井现

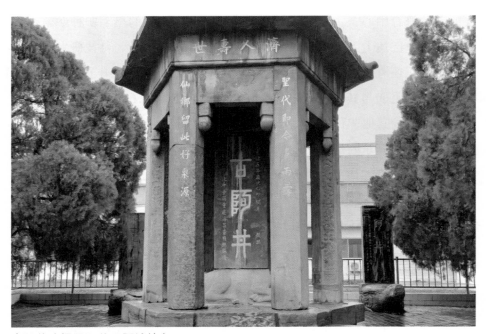

古阿井（摄于阳谷县阿城镇）

为省级重点文物保护单位。

  阿井历史悠久，关于此井之起源还有几则传说。一是虎刨得泉。相传，很久以前，古阿城西山上有一只猛虎。忽有一日，此虎双爪刨地得到一泉，喝下泉水之后，变化成人。百姓以此水神异，围泉筑井，并以此井水熬制阿胶，这便是阿井。二是神农掘井。清代孙星衍《岱南阁集》卷二《重修阿井碑记》曰："按《太平御览》引《周书》云：'黄帝作井。'《世本》云：'伯夷作井。'《淮南子》云：'伯益作井。'然《艺文类聚》引盛宏之《荆州记》'随郡北界有九井，相传神农既育，九井自穿'，则神农时有井明矣。"相传，神农氏在深山采药，忽然望见一处清澈见底的泉水涌动，掬而饮之，顿觉甜润可口，神清力增，遂令人在此掘泉为井，因为泉水周围长着阿魏草，故人称阿井。三是九龙居井。传说，阿井原为泉水，是济水潜流所注，旧泉有九孔，泉窟中住着九条青色蛟龙，故也称"阿龙井"，井水也被称为"龙涎"。康熙《阳谷县志》卷八收录的明人吴凯《阿井胶泉》诗中有"灵源疑出蛟龙窟，淑气原从天地贻"之句，光绪《阳谷县志》卷十六所收的清人赵培征《咏阿胶井》中亦有"淑气问钟疑凤髓，灵源妙化想龙涎"之赞。这几则传说反映出古人认为阿井出于天地之造化。

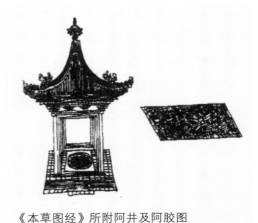

《本草图经》所附阿井及阿胶图

自北魏以来，阿胶一直是进献朝廷的贡品，因此史书称东阿有"阿胶役"。阿井水对阿胶生产极为关键，受到了历代统治者的重视和保护。据传，三国魏太和三年（229年），陈王曹植受封于东阿后，就曾奉旨重修阿井，并创建了六角亭。唐贞观元年（627年），唐太宗李世民派鄂国公尉迟恭为钦使，重修阿井。据宋《重修政和经史证类备用本草》卷十六记载，阿井有四角亭，四根方立柱，有基座，南向有阶。元代于钦《齐乘》卷三中载："阿井在县东北，金天眷间重修，有碑存，今复废。"明天顺七年（1463年），阳谷知县王昌裔等重修阿井、井亭，并建官厅数间。万历三十七年（1609年），施尔志、徐之洪、胡合与东阿知县郑国昌、阳谷知县范宗文、寿张知县周三锡等人筹金重修。清康熙四十一年（1702年），阳谷知县苏明杰重修阿井亭。嘉庆元年（1796年），阳谷、东阿共同修井，孙星衍作《重修阿井碑记》。光绪五年（1879年），阳谷知县赵树南重修阿井亭，并题写楹联"圣代即今多雨露，仙乡留此好泉源""力可回澜重建泉源来井底，心存济世长流膏泽在人间"。

据当地传说，李世民与阿胶颇有渊源。唐初，李世民率军攻打王世充，两军在洛阳城下形成了对峙局面。一日，李世民亲率小队轻骑勘察地形，不料王世充早在其必经之路上设下埋伏，李世民等人一时间被大军围困，幸得尉迟恭拼死护驾，唐军最后退守至东阿一带。当地百姓早已盼望唐军到来，见唐军人困马乏，百姓们便纷纷用阿胶熬汤献给李世民等人。唐军服用阿胶后，第二日便精神焕发，李世民回营后随即率大军打败了王世充。此后，李世民得知了阿胶的功效，便将阿胶列为皇室贡品，并派尉迟恭到东阿封禁了阿井。据说尉迟恭封井之事出于《元和郡县图志》，然今核查，却无记载，当为民间讹传。这则故事虽是民间传说，但确有一定史事依据。《旧唐书·太宗上》记载：

> （武德三年）七月，总率诸军攻王世充于洛邑，师次谷州。世充率精兵三万阵于慈涧，太宗以轻骑挑之。时众寡不敌，陷于重围，左右咸惧。太宗命左右先归，独留后殿。世充骁将单雄信数百骑夹道来逼，交抢竞进，太宗几为所败。太宗左右射之，无不应弦而倒，获其大将燕颀……九月，太宗以五百骑先观战地，辛与世充万余人相遇，会战，复破之，斩首三千余级，获大将陈智略，世充仅以身免。

武德三年（620年），李世民率军攻打洛阳王世充时曾先后两次以少胜多。特别是第一次慈涧之战，李世民被王世充大军围困，形势危急，险些兵败，他独身殿后并以精妙箭法俘获敌将，方才逃脱。历史上，李世民并未率军退守至东阿地区。唐初，唐军在山东济州地区的作战当为武德五年（622年）李世民率军扫平徐圆朗部。《元和郡县图志》卷十载："武德五年讨平徐圆朗于今郓城县，置郓州为总管府。"《旧唐书·刘黑闼传》："黑闼与范愿等以千余人奔于突厥，山东悉定。太宗遂引军于河南以讨徐圆朗。"平定徐圆朗虽是李世民率军为之，但主将为李勣。《旧唐书·李勣传》："圆朗重据兖州反，授勣河南大总管以讨之，寻获圆朗，斩首以献，兖州平。"巧合的是，李世民率军平徐圆朗时，尉迟恭亦在军中，《旧唐书·尉迟敬德传》称其"又从破徐圆朗"。平徐圆朗事虽在山东地区，与东阿较近，但不能确定李世民曾到东阿。所以，整体来看，这则故事以李世民战王世充之事为主体，并且糅合了讨徐圆朗等其他史事记载。

在慈涧之战中，李世民身陷重围而幸得脱身，后又迅速重整旗鼓再次以少胜多，最终击败了窦建德和王世充，此种经历极易被民间加工演绎，东阿之人便将此故事与阿胶结合，将唐军武力充沛、战斗不止的原因归于阿胶。李世民作为中国古代著名的明君，具有非凡的历史魅力，将其作为故事主角不仅能突显阿胶之贵，而且有利于向大众传播。另据《通典》记载，当时济州每年上贡的阿胶有二百小斤，阿胶颇受皇室青睐。又传杨贵妃曾暗服阿胶滋补养颜，这表明唐玄宗之前便有阿胶上贡皇室，皇室已有应用阿胶的记录。这也为民间提供了演绎的基础。而尉迟恭作为唐初名将，在《说唐》等小说影响下，其在民间的知名度颇高，更被百姓奉为门神，门神本身就有护卫安全的神格，而阿胶作为滋补珍品可调理身体，延年益寿，有保障健康之能，从这个意义来讲，尉迟恭禁阿井正对应阿胶护卫健康。

由此可以看出，民间文化的产生与当地的历史底蕴、地理条件、特色物产和民众对于历史的认知和想象、对等级权威的认可和借用等等密不可分。可以说，这种文化是底层民众的社会心理与社会生产的物质现实相结合的产物，随之产生的传说、信仰、习俗等皆出于一定之现实，并又为现实服务，满足民众的某种利益和精神需求，从而丰富了地方文化的内涵和影响，中国的神灵信仰等文化培育皆可借此一窥。

然此则故事的文化意义不止于此，回到阿胶一题上来，如果将这个故事置于阿胶历史文化发展的进程中来看，其实际上是民众对于阿胶文化建构的重要一环。一方面，在唐代以前，阿胶早已经被列为皇家贡品，《水经注》中已有明文记载，而唐代有关阿胶进贡的记载实则见于《通典》，此间近三百年的历史中，并没有关于阿胶的官方记载。另一方面，唐宋间关于官禁阿井的记录也是空缺的。目前，北宋的文献中已明确称阿井上有四角亭，类唐代风格，北宋王朝也采取了官禁阿井的措施，然有唐一代的文献中却未见此二事。由此，自北魏至宋代关于阿胶入贡与官禁阿井的记载就缺少了唐代这关键一环，而李世民困东阿而食胶与帝命尉迟恭官禁阿井的故事正好弥补了这一空缺，连接起了这段历史，让阿胶历史更为完整。在这个理路下，整个故事也尤显"顺理成章"，流传极广，传扬至今，在冬至东阿阿胶汲水炼胶祭告大典中就有"大唐钦令阿胶井神位"，可见此事影响之深远。

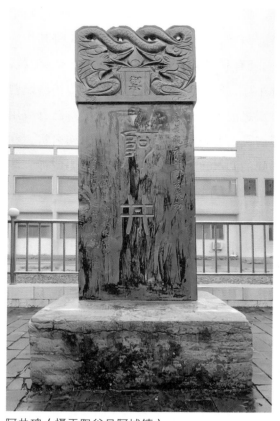

阿井碑（摄于阳谷县阿城镇）

官禁阿井一说起自唐代，但有文献可考者则是始于北宋时期。北宋《证类本草》卷十六记载："阿胶，今郓州皆能作之，以阿县城北井水作煮为真。"《证类本草》提到"阿井水煎乌驴皮"所得"阿胶"为"真胶"，而阿井水因"其井官禁"而使"真胶极难得"，结合宋朝对于医学的重视程度，可知阿井水与乌驴皮所成阿胶在当时已十分贵重，官禁而平民百姓难得。元明清时期亦有官禁。清揆叙《隙光亭杂识》卷二记载："阿胶者，东阿县有阿井，前明时有内监守之官，东省者欲得此井水必用名帖致意内监，乃可得。"嘉庆《大清一统志·兖州府·古迹》记载："《齐乘》：'（阿井）今水不盈数尺，色正绿而重，周为垣，掌之于官。'"尽管明清时期阿井的水位已经下降很多，以致当时出现了以他水熬制阿胶的情况，但是，由于历代医家的推崇，阿井水仍被视为生产正宗阿胶的要素之一。李时珍《本草纲目》卷五十二载："阿井，在今山东兖州府阳谷县东北六十里，即古之东阿县也。有官舍禁之。其井乃济水所注，取井水煮胶，用搅浊水则清。故人服之，下膈疏痰止吐。盖济水清而重，其性趋下，故治淤浊及逆上之痰也。"

尽管历朝官府对阿井极为重视，但是，由于黄河的泛滥改道，阿井渐渐淤塞，水位逐渐下降。阿胶生产用水也开始以东阿地下水等代替阿井水，使得阿井在东阿阿胶生产过程中的角色发生了变化。明末顾炎武《肇域志》卷十九记载："今其水不盈数尺，色正绿而重。"清人包世臣《闸河日记》称"井宽三尺许，深四五尺，色深黑"。清代揆叙《隙光亭杂识》卷二记载："阿胶者，东阿县有阿井，前明时有内监守之官，东省者欲得此井水必用名帖致意内监，乃可得。时井已渐湮，所得亦不过斗许，监以封贴于盛水盎上，并送阿井图，示郑重意。然后以此斗许之水入他水中，合黑驴皮熬之成胶，今则瓦砾满中，欲得水者，先须浚井。"据《阳谷县志》记载，阿井在光绪年间做过最后一次整修，在清末再次淤塞，在民国年间彻底干涸。

随着生产技术的进步和自然条件的变化，阿井水不再是熬制阿胶的必要原料。但经过历朝历代的文化构建，阿井作为东阿阿胶生产行业的文化符号的地位已然根深蒂固。新中国成立初，阳谷县政府在古阿井原址处重修古阿井，这也正是我们现在所见到的阿井。古阿井的重修对于阿胶产业的发展有着重要的意义，促进了阿胶文化的发展和继承，为今人走近阿胶、了解阿胶打开了一扇窗。

附：古阿井相关碑文

万历《兖州府志》卷五十一收录有明天顺七年（1463 年）礼部侍郎许彬所撰《重修阿井记》：

> 予昔掌太常，每岁四时分祭五祀，岁暮又合祭之。五祭者，门、行、井、灶、中霤也。井之利济于民，载于祀典尚矣。况其清冽溶液，有裨国用者哉？兖之东阿、阳谷县界古阿城内旧有井一泓，阔围如车轮，名曰"阿井"。厥味甘美，邻境汲以熬胶，岁供国事弗歇。今岁秋，少监奉命亲临是井，汲以熬胶，果微殊常。嗟其井亭倾圮，泉源涸涩，甚非珍重妙化者。遂命兖州守郭鉴，使司副理问吴琛，率知州潘洪、知县阳谷王昌裔、东阿徐思孝、寿张张翱鸠材傫工，甃石及泉，覆亭其上。其北创建官厅三间，以为官僚往来栖息之所。缭以周垣，辟以门户。经始于九月之望，落成于十月之朔。官僚隶属，群目环视，莫不颂公爱国之诚恩而庆斯井之遭遇也。工既告成，太守具其事速，宁

阳典史许廷兰持以授予，嘱为之记。考之古，若苏耽之橘井、陆羽之茶井、葛洪之丹井，固皆泉之清洁、山之精气所发者也。《尔雅》谓"改邑不改井"，井以不变为德。李白云："古甃冷苍苔，寒泉湛明月。"杜甫云："月莢瞿塘云作顶，乱石峥嵘俗无井。"盖井之见重于世而致词之咏歌也如是，况兹井殆有甚焉者耶？自古及今，清洁不移，为良剂以益寿、以回生。上利国家，下利生民，生移造化于不知不识，其为世重有如是哉？是宜记之以告于鲁人，俾勿亵焉。

光绪《阳谷县志》卷十二收录有明万历三十七年（1609年）工部王汝训所作《重修阿井碑记》：

古之记井者曰："主发生以流润，当赫曦以伏炎。"彼其五家之一，二舍之一，泛泛清通者，不过仅为饮而已。惟阿则不然。考之《禹贡》，其源盖济水所经，在古寿张亭菏、汶之间，今东阿、阳谷之分界也。水重可熬胶，胶可疗风疏痰。天顺间，上遣右少监韦公同医士方贤往验之，因额其事。何物一泓而至勤圣意若是？延至于今，亭垣圮坏，而其泉亦稍稍出之微，当事者慨然有湮没之惧矣。水部施君治河之三年，议修兹井，命别驾徐君率属两簿，卜日揆工，走匠役治焉。谓其亭狭，不足纳日月，导四方风气，扩而大之若干丈。泉旧有九孔，淤塞殆尽。今一一寻源委浚之。其流且倍出焉。亭之北，构正厅三楹，又一楹祀龙之神以报，井周遍瓦垣一百二十丈。予家距阿井仅五十里，里居时习闻施君百度厘举，其兴利之大者，有若均赋役、浚故渠、平市值之类；其剔弊之大者，有若锄强暴、绳堤岸、严柳栽之类；其风世范俗之大者，有若崇圣祀、课青衿、表节妇之类。未可更仆数也。井之役盖特秉心塞渊之一事哉！予自旧都奉命迁冬卿，道过安平，别驾造予请记。别驾王父东山公，旧以水部驻安平督河，修五空桥。厥冡公孺东，予辛未榜人也，以直谏忤江陵，寻晋符卿兼御史，治水田，浚滹河，盖三世治河云。别驾娓娓述施君诸善政，固予曩所习闻者，而近日益多。予益喜施君之克勤水土，及于井渫，其利溥矣。是役也，施君损俸金百之半，别驾徐君、东阿郑令君、阳谷范令君、寿张周令君各醵金有差，而别驾胡君以新任后至，例得并书。施君名尔志，浙之嘉兴人，壬辰进士。徐君之洪，江西贵溪人，胡君名合，蜀之高县人，俱选贡。郑君国昌，陕之邠州人，范君宗文，洛阳人，周君三锡，濬县人，俱名科甲。阳谷簿夏长春，六安州人，寿张簿夏时熙，江夏人，朝夕拮据，劳绩居多焉。

清嘉庆元年（1796年），孙星衍《岱南阁集》卷二《重修阿井碑记》曰：

阿井辟自上古，《神农本经》有阿胶，《水经注》："河水于东阿县西，东径东阿县故城北，大城北门内西侧皋上有大井，其巨若轮，深六七丈，岁常煮胶以贡天府。本草所谓阿胶也。"按《太平御览》引《周书》云："黄帝作井。"《世本》云："伯夷作井。"《淮南子》云："伯益作井。"然《艺文类聚》引盛宏之《荆州记》"随郡北界有九井，相传神农既育，九井自穿"，则神农时有井明矣。汉魏已来，《别录》《图经》则称或煮牛皮，或煎乌驴皮。其井官禁，海内古迹，莫先于此。今在阳谷东阿二县之界。明兖州守郭鉴率牧令等建亭修井，礼部侍郎许彬记其事于碑石。今经数百余年，亭亦渐圮。阳谷金令湘、东阿蔡令临到官已来，以兴废继绝为念，闵斯颓废，陈请甃石加床，属予记事。予惟阿胶治疾以济水性重而伏，能分清浊之界，入河泆出，挟沙不扬，是其效也。古语云："阿胶不能止黄河之浊。"禹之治水，引济达河，故无横决之害，济分流则河患成矣。治河比之治性情，欲其阴阳相辅，是以《神农经》称为主心腹内崩，轻身益气，血阴气阳，引火下沉，则无血崩气逆之疾。以胶收水，或牛或驴，旧不必拘，其重在济水，尤重在阿井之济水者。古人能别水性，如易牙之辨淄渑，或神农于此尝味寻源，为济性最正之处。迂儒不信水有伏流渡河之说，岂可谓之知言哉？今县每岁煎胶入贡，与古不异。须昌、寿良之地，大河所经，若微乡微子冢犹且迷失，独幸此井未湮。予于丙辰之岁兼摄运河都水使者，巡工至此，得观上古遗迹，惜求唐宋石刻荡然无存，欣闻两令修井犹属搜寻残石遗字，以广异闻云。

东阿古城遗址等

东阿古城遗址

东阿古城遗址位于今阳谷县阿城镇西北。古阿城，春秋时期属齐国，为齐国西部重镇，春秋时称柯，战国时改名阿邑。秦灭六国之后，改称东阿。北魏时期，东阿县治所东迁，此城逐渐被黄河水淤废，现在只存留断壁残垣。该遗址东西长2000米，南北宽1500米，仰韶、龙山、汉代文化层厚约2.5米，多次有陶、铜、铁等古器物出土，现为省级重点文物保护单位。道光《东阿县志》卷四中记有关于东阿故城的信息："《山东通志》云有四。一在县西四十里。阿城镇为汉故县，属东郡。一在县西南十二里，南谷镇，宋开宝二年徙治所于此，后发为镇。一在县南三十里利仁镇，太平兴国二年所徙。一在县北八里新桥镇，绍兴三年金人所置。至今洪武八年迁今治，

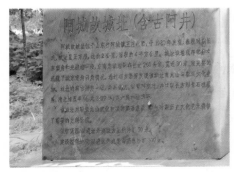

阿城古遗址介绍（摄于阳谷县阿城镇阿城故遗址）

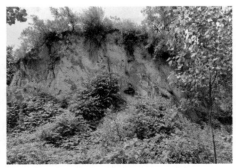

故阿城遗址（摄于阳谷县阿城镇）

即故谷城也。"这反映了东阿县城自汉代至明代的变迁。如今存于阿城镇的东阿古城是在春秋战国时期就存留下来的旧东阿城遗迹，对于东阿古城变迁的追本溯源有着重要意义。

东阿古城遗址呈圆角方形，边长2000米，周长8000米。城的东南角和北城墙段保存较好，其他城墙也略高于现周围地表。东南角城墙保存段长达250米，宽近30米，地表以上高14米，地表以下2米多，较完整地表现了城东南角转角情况。断面上反映城墙以主体墙和后期修补墙两部分组成。主体墙为板筑棍夯，夯层平整，夯层厚6～10厘米不等。修补部分面积不大，在城墙的内外皮处，夯质较好。北城墙西段，现在地表以上部分保存达12米，长宽和夯质结构与东南角相同。城墙夯土呈灰色。东阿古城内包含有龙山文化和岳石文化时期的石器、蚌器和陶片等。城垣东北角至西南角部分已查明，东、南城垣被战国时期的城垣所压，西北角和西垣因春秋战国时期及其后修筑城垣时在城内挖土，已遭严重破坏，但大致位置可以确定。东阿在历史上曾经多次更换治所，而东阿古城遗址是在春秋战国时期的城池遗址，对于研究古东阿治所的变迁和古城池的结构具有重要意义。

狮耳山

狮耳山，又名虎窟山、死儿山、龙凤山，海拔250米，位于山东平阴县东阿镇西2公里的范庄村南，东近狼溪河，西临黄河。道光《东阿县志》卷三记载："县西三里，《酉阳杂俎》以为燕建平中济南太守胡咨得白虎于洞中，故以名山。今其南岩有二洞，一向北者，白虎洞也；其一西向，大可数丈，谓之夕阳洞。洞口悬崖丈许为一佛堂。崖下有泉，其旁故多林木，风声飒飒，不秋而寒，

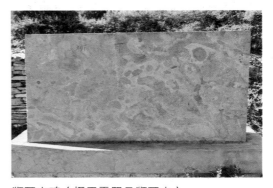

狮耳山碑（摄于平阴县狮耳山）

以为邑一景。峰顶高峻，西临大清，渔舟贾艇，映带日月。旁眺百里，势尽水陆矣。其北岩有寺，寺在岩下。岩上有泉，瀑布下注。"

山顶为平坦的石坪，坪上有建于清朝的圣人庙及修庙的石碑。登顶远望，西南东平湖水如银镜，西望黄河如带，山环水绕，绿树青山，景色如画。

狼溪河

狼溪河是黄河下游的一条支流，因为发源于大寨山（又名狼山）脚下

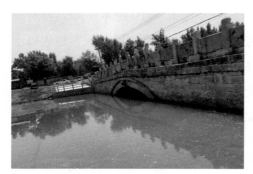

狼溪河（摄于平阴县狼溪河）

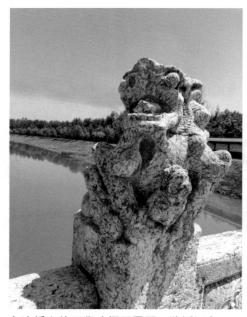

永济桥上的石狮（摄于平阴县狼溪河）

的狼泉而得名，是山东平阴县内最主要的一条河流，流经洪范池镇、东阿镇，在东阿镇大河口村注入黄河。道光《东阿县志》卷三记载："狼溪者，即东南山中诸泉水也。"狼溪河汇集了东南山中的九股泉水，即狼泉、书院泉、洪范池、白雁泉、长沟泉、日月泉、丁泉、扈泉、墨泉这九泉，被人们称为"洪范九泉"，是如今平阴县的代表景观。乾隆《泰安府志》卷三记载："城在两山之间，诸泉水会于楮村，并西山北流穿城而过，至旧城之南入大清河。以其或出狼泉，故名狼溪……《水经》云：'狼水出东南大槛山，迳谷城西西流，泉出城东，近山，迳谷城东北，西注狼水。以其西流，故即名焉。'溪水不盈数尺，泠泠流石间，清澈可玩。萦延二十余里，两岸桃柳宛如画图。"这更加证明了狼溪河之水为诸泉水汇集而成。狼

溪河四周风景绝妙，是一山水乐处。民国《东阿县志》有"旧城对峙古东阿，中有狼溪一水沱。画出桥边好风景，两行云树浮春波"之赞语。

狼溪河将东阿镇分成东西两城。在狼溪中流，永济桥横跨溪上，成为重要的交通枢纽。永济桥原名狼溪桥，距今有 500 多年的历史。据乾隆《泰安府志》卷六记载，狼溪桥于明弘治十三年（1500 年）修建，垒石成三孔桥。之后，桥被大水冲毁，嘉靖三十三年（1554 年）重建为一孔木桥，为避水冲，增桥高为四丈，更名"永济桥"。隆庆三年（1569 年）重修，稍减其高。现存桥为明万历四十二年（1614 桥）时建。桥为单孔拱桥，高 55 米，宽 6.25 米，全部为青石砌成。桥面两侧护栏以栏板和石柱扣结而成，上雕彩云纹饰。石柱上雕刻有石狮、石猴等，形象逼真，神态各异。当地有歌谣"十五个狮子二个猴，四四一十六个蘑菇头，独石一百零八块，南北三十二个水流沟"。

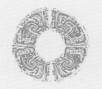

卷八 ◎ 艺文典

东阿阿胶文化源远流长，在中医药家族中可谓独树一帜。自汉唐至晚清，阿胶一直是进贡之品，享用者多为社会名流与达官贵人。从"阿胶不能止黄河之浊"到"若教能止黄河浊，便抵宣房百万金"，千百年来，人们在阿胶的制作、消费过程中赋予了阿胶各种寓意，积淀了深厚的文化底蕴，并流传下来很多有关阿胶的诗词歌赋、奇闻轶事和民间传说。如：曹植《飞龙篇》将阿胶视为仙药；阿娇舍生取义，当地人以"阿胶"纪念阿娇的古老传说；杨贵妃暗服阿胶的故事等。抗战时期，还有徐运北去延安给毛主席送阿胶的红色事迹。浩瀚的历史文献及传奇故事赋予了阿胶深厚的文化内涵。本卷分为诗词、传说、文摘三目，从文学评论的角度解读阿胶在文学史及中国传统文化方面的内涵与意义。

诗 词

有关阿胶的诗歌创作历史悠久。三国时期杰出诗人曹植为东阿王时便写下有关阿胶的诗篇，从而开启了记录阿胶的文学创作的历史，影响深远。在之后的朝代中，大量文人墨客在诗歌中称赞阿胶的医学价值，将阿胶视作文化符号，使得阿胶在中国文学史上留下属于它的文化印记。

名篇赏析

飞龙篇

（三国）曹植

晨游泰山，云雾窈窕。

忽逢二童，颜色鲜好。

乘彼白鹿，手翳芝草。

我知真人，长跪问道。

西登玉堂，金楼复道。

授我仙药，神皇所造。

教我服食，还精补脑。

寿同金石，永世难老。

（《北堂书钞》卷一百六十）

太和三年（229年），38岁的曹植徙封东阿。初来东阿时，曹植由于一身的抱负无处舒展，忧郁成疾，身心憔悴，骨瘦如柴，在东阿当地医者的照顾下，他的身体才逐渐恢复，这其中阿胶发挥了不可忽视的作用。之后，曹植便常常服用阿胶，滋补身体，恢复气血，于是感念而作《飞龙篇》。

《飞龙篇》中描写了曹植登临泰山偶遇仙真羽士之景，将阿胶誉为"仙药"。本诗对于阿胶具有不可忽视的历史意义。曹植是以诗记录阿胶的第一人。自此，阿胶由一

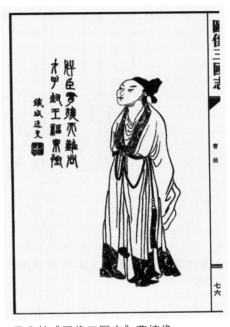

吴兆基《图像三国志》曹植像

味中药一跃成为文人墨客所称颂的对象，其文化意义和文学价值大大加深。曹植开创了将阿胶视作文学意象的典范，让阿胶成为一种文化的记忆。

黄河

（唐）罗隐

莫把阿胶向此倾，此中天意固难明。

解通银汉应须曲，才出昆仑便不清。

高祖誓功衣带小，仙人占斗客槎轻。

三千年后知谁在？何必劳君报太平！

（《甲乙集》卷一）

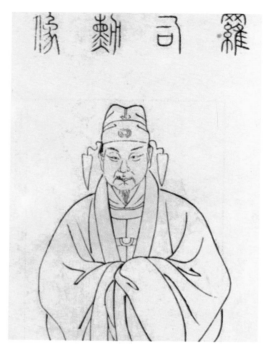

清顾沅撰，孔继尧绘《吴郡名贤图传赞》罗隐像

罗隐（833–910年），原名罗横，字昭谏，杭州新城（今浙江富阳）人，唐代文学家。

《黄河》是唐代诗人罗隐创作的一首七言律诗。罗隐十次参加进士考试，均以落榜告终，因而对于唐王朝压抑人才的做法深恶痛绝，便写下此诗以讽谏朝廷。诗的首联以黄河无法澄清作比喻，暗示当时科举考试的虚伪性。颔联借黄河曲折蜿蜒和浑浊不清的特征，表达对权贵利用科举营私的指责。颈联用典，进一步讽刺世家望族对爵位和升黜的把持。

尾联直抒胸臆，表露作者对科举和官场的失望。"天意难明"揭露了封建王朝上层的腐朽黑暗。"应须曲"可见封建官场手段的卑鄙无耻。"高祖誓功"出自《史记·高祖功臣侯者年表》："封爵之誓曰：'使河如带，泰山若厉。国以永宁，爰及苗裔。'"应劭注解曰："封爵之誓，国家欲使功臣传祚无穷。带，衣带也；厉，砥石也。河当何时如衣带，山当何时如厉石，言如带厉，国乃绝耳。"汉高祖刘邦此语意指愿保功臣家族世代不失爵。"高祖誓功衣带小"一句正表达了罗隐对晚唐权贵垄断官位的不满。"仙人占斗"批判了封建统治者尸位素餐。"何必劳君报太平"表明诗人已经看出唐王朝即将灭亡的命运。诗人借有关黄河的一些典故，句句切中晚唐科举弊漏，对晚唐混乱黑暗的现实作了痛快淋漓的揭露和鞭笞。《黄河》在此类诗作中很具有代表性，以寓言写物，巧妙贴切，新警深刻，构思独特。

赛神

（唐）元稹

村落事妖神，林木大如村。

事来三十载，巫觋传子孙。

村中四时祭，杀尽鸡与豚。

主人不堪命，积燎曾欲燔。

旋风天地转，急雨江河翻。

采薪持斧者，弃斧纵横奔。

山深多掩映，仅免鲸鲵吞。

主人集邻里，各各持酒樽。

庙中再三拜，愿得禾稼存。

去年大巫死，小觋又妖言。

邑中神明宰，有意効西门。

焚除计未决，伺者迷乘轩。

庙深荆棘厚，但见狐兔蹲。

巫言小神变，可验牛马蕃。

邑吏齐进说，幸勿祸乡原。

逾年计不定，县听良亦烦。

涉夏祭时至，因令修四垣。

忧虞神愤恨，玉帛意弥敦。

我来神庙下，箫鼓正喧喧。

因言遣妖术，灭绝由本根。

主人中罢舞，许我重叠论。

蜉蝣生湿处，鸱鸮集黄昏。

主人邪心起，气焰日夜繁。

狐狸得蹊径，潜穴主人园。

腥臊袭左右，然后讬丘樊。

岁深树成就，曲直可轮辕。

幽妖尽依倚，万怪之所屯。

主人一心好，四面无篱藩。

命樵执斤斧，怪木宁遮髡。

主人且倾听，再为谕清浑。

阿胶在末派，罔象游上源。

灵药逡巡尽，黑波朝夕喷。

神龙厌流浊，先伐鼋与鼍。

鼍鼋在龙穴，妖气常郁温。

主人恶淫祀，先去邪与惛。

惛邪中人意，蛊祸蚀精魂。

德胜妖不作，势强威亦尊。

计穷然后赛，后赛复何恩。

（《元氏长庆集》卷一）

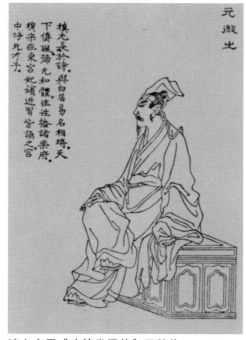

清上官周《晚笑堂画传》元稹像

元稹（779-831年），字微之，别字威明，河南洛阳人，唐朝文学家。元稹在唐贞元九年（793年）举明经科，贞元十九年（803年）举书判拔萃科，曾任监察御史等职。元稹初入官场，意气风发，欲一展抱负，但却得罪守旧派官员及宦官，仕途不顺，接连贬官，最后由于暴疾死于武昌军节度使任所。他与白居易交好，共同发起了新乐府运动，世称"元白"。

本诗是文学史上第一首主要记叙阿井的诗篇。阿井指位于山东省阳谷县阿城镇的一座水井，井水清冽甘美。历史上，阿井与阿胶生产密不可分，历代医药学家皆有记叙。传说此井为泉，系济水潜流所注，旧泉有九孔，泉窟中住着九条青色蛟龙，故也称"阿龙井"。关于阿井，本书史志典、产地典、工艺典、古迹典等处皆有介绍，此处不再赘言。

我欲往沧海

（北宋）王安石

我欲往沧海，客来自河源。
手探囊中胶，救此千载浑。
我语客徒尔，当还治昆仑。
叹息谢不能，相看涕翻盆。
客止我且往，濯发扶桑根。
春风吹我舟，万里空目存。

（《临川文集》卷八）

王安石（1021-1086 年），字介甫，号半山，谥文，封荆国公。世人又称王荆公，北宋抚州临川人（今江西抚州人），北宋著名政治家、思想家、文学家、改革家，"唐宋八大家"之一。王安石变法以富国强兵为目的，以"理财"和"整军"为中心，涉及政治、经济、军事、教育等各个方面。王安石变法增加了政府财政收入，推进了军队建设，但由于用人不当及执行过程中出现偏差，变法也带来一些负面效果，加之朝廷"新旧党争"，王安石变法受到不少朝臣的非议。王安石被迫在熙宁七年（1074 年）、九年（1076 年）两次辞去相位。其后，在神宗支持下，新法仍基本推行。神宗去世后，其子哲宗即位，高太后听政，起

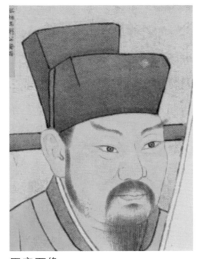

王安石像

用司马光为相，又废除了新法。王安石在施行变法过程中，触犯了保守派的利益，又被牵涉到党争之中，力不从心，便写下《我欲往沧海》来抒发自己的无奈。

这首诗创作于王安石为相之时，表达了王安石对于自己欲通过变法扭转乾坤的抱负。"手探囊中胶，救此千载浑"可以说是诗中最核心一句，王安石实行变法却无奈受到浑浊官场的阻碍。与《黄河》类似，本诗也借用了"阿胶不能止黄河之浊"之典。但即便将囊中阿胶全部倒入水中，也无法彻底使水变得清澈，须先治理河流的源头。王安石目睹浑似黄河的社会，认为必须进行"澄源"的彻底改革，不能止于治标之政。

阿井胶泉

（明）吴铠

一派寒流开碧甃，九霄方物达蓬莱。

灵源疑出蛟龙窟，淑气原从天地胎。

九土所钟惟上品，千年制贡岂凡材。

悚砂煮石终何事，丹井药炉亦可哀。

（光绪《阳谷县志》卷十五）

吴铠（约 1491– 约 1539 年），字文济，号石湖，明山东阳谷县（今山东阳谷）人。明正德九年 (1514 年) 进士，初任行人之官，升南道监察御史，因父丧守孝未就，期满后历任监察御史、福建按察司副使、陕西肃州兵备、陕西布政使、云南按察使、都察院右金都御史并巡抚宁夏，有清正之誉，在阳谷被尊为乡贤。光绪《阳谷县志》卷十五中收录了吴铠所写《阿井胶泉》。

本诗展现了明朝诗人吴铠在观瞻阿井之后所感所思，认为阿井好似蛟龙之窟，拥有上天所遗留的温和之气、神灵之气，在近千年的制胶过程中起到了不可或缺的重要作用。《阿井胶泉》一诗简洁明了，中心主旨简明，表现了阿井在阿胶炼制的过程中不可或缺的特性，显示出阿井独特的文化内涵和底蕴。

其他古诗

阿井

（明）谢肇淛

济水伏流三百里，迸出珠泉不盈咫。

银床玉甃开苍苔，馀沥争分青石髓。

人言此水重且甘，疏风止血仍祛痰。

黑驴皮革桑柘火，灵胶不胫走邮函。

屠儿刲剥如山积，官司催取类飞檄。

驿骑红尘白日奔，夭札疲癃竟何益。

我来珍重勤封闭，免适业钱充馈遗。

任他自息仍自消，还却灵源与天地。

（道光《东阿县志》卷十五）

过阿城

（明）谢肇淛

荒隧宿寒烟，苍藟罥樕栗。

行人耕废坂，牛羊下颓壁。

百里有遗墟，芳草无阡术。

子奇昔为政，同载皆耆逸。

销兵作农具，制挺挞强敌。

惠爱流嘉闻，丘壑存遗迹。

云何阿大夫，挥金事交暱。

誉言虽日闻，辛自膏镤锁。

井邑故不殊，善败迥超轶。

悠悠千载事，谁复论名实。

驱车再三叹，西风动芦荻。

（乾隆《兖州府志·艺文志五》）

阿城舟中送别张洪阳宫保南旋

（明）于慎行

一笑相看共白头，君今亦遂碧山游。

忧时早辟留侯谷，蹈海初浮越相舟。

千里人随江浦月，十年书隔蓟门秋。

灯前斗酒休辞醉，别后关河雁亦愁。

（《谷城山馆诗集》卷十四）

咏阿胶井

（清）赵培征

阿井传来不记年，清流澈底一寒泉。

溶溶玉液三霄露，点点丹砂九空渊。

淑气问钟疑凤髓，灵源妙化想龙涎。

仙胶炼就称良剂，寿世回生几万千。

（光绪《东阿县志》卷十六）

咏阿大夫

（清）赵培征

大夫原系牧民官，却将此职等闲看。

若非齐威惩谄略，仕宦于今尽贪奸。

（光绪《东阿县志》卷十六）

阿井灵胶

（清）张六吉

济脉天开一线泉，灵根亭碧古城边。

谁知鞠草平原日，新向龙湫叠石年。

炼就三花丹聚顶，烹成九点玉生烟。

浪传橘井能通圣，寿世一泓此地偏。

（民国《东阿县志》卷四）

杂感

（清）程世绳

千里淄渑总混淆，澄清莫漫恃阿胶。

泉明老去依松菊，宏景生来恋草茅。

度曲有人歌下里，寻芳迟我步东郊。

拂龟端策知何用，休咎无凭是六爻。

（《尺木楼诗》卷三）

东阿

（清）李继圣

长林多古树，楼橹与齐梢。

阳谷山遥断，阴云水近交。

留侯追圯履，行客问阿胶。

欲洗尘难尽，将无类斗筲。

（《寻古斋诗集》卷一）

小泊阿城镇戏成三首（其一）

（清）厉鹗

瓜壶磊落菜登庖，七级南浮到市梢。

真伪世间谁可辨，家家门外卖阿胶。

（《樊榭山房续集》卷七）

谢金改之见贻阿胶并惠诗

（清）汤贻汾

尚书清节后，风雅我良俦。

情重千金药，才高七宝楼。

好同旗鼓整，已共李桃投。

岁晚应无事，消寒且倡酬。

（《琴隐园诗集》卷三十六）

东阿道中

（清）翁心存

默诵阴符倚曲屏，谷城峰列四围青。

自从圯上传书后，黄石漫山尽不灵。

药笼闲携过济阴，阿胶价等紫团葠。

若教能止黄河浊，便抵宣房百万金。

（《知止斋诗集》卷十三）

附录四首

《全唐诗·宫词补遗》《元曲·阿胶一碗》《思生》《莞尔唐史》四首诗来源不明，但流传较广，被一些阿胶或中医药养生书引用，在一定程度上反映了阿胶文化的社会影响力。因此，本卷将这四首诗收于附录。

全唐诗·宫词补遗

（唐）肖行澡

铅华洗尽依丰盈，雨落荷叶珠难停。

暗服阿胶不肯道，却说生来为君容。

一些关于阿胶或医药养生之书都将此诗作为杨贵妃服用阿胶的例证，经笔者查证，《全唐诗》中并未见《宫词补遗》之目，亦无肖行澡之人。古有元代宋元的《唐宫词补遗》，然也未见此诗。据传，杨玉环之父杨玄琰曾在民间搜寻阿胶让杨玉环服食，后唐玄宗敕书杨氏出家为女道士，见杨玉环在道观中日渐消瘦便暗赐阿胶令其服用，后杨玉环亦暗服用阿胶以滋补养颜，取悦玄宗。

元曲·阿胶一碗

佚名

阿胶一碗，

芝麻一盏，

白米红馅蜜饯，

粉腮似羞，

杏花春雨带笑看，

润了青春，

保了天年，

有了本钱。

据传，此元曲的创作背景是元杂剧中的唐明皇思念杨玉环而食用阿胶保养身体。在民间传说中，杨玉环常食用阿胶羹滋补养颜。文中的芝麻、蜜饯等皆为阿胶羹的辅料，这种阿胶羹与如今东阿阿胶的桃花姬阿胶糕极为相似。

思生

（明）何良俊

万病皆由气血生，将相不和非敌攻。

一盏阿胶常左右，扶元固本享太平。

何良俊（1506-1573年），字元朗，号柘湖，明代戏曲理论家，松江华亭（今上海奉贤）人。他在青少年时代攻习诗文，爱好戏曲。何良俊在嘉靖时成为贡生，被荐授南京翰林院孔目，后因仕途不得意，辞去官职，归隐著述。何良俊自称与庄周、王维、白居易为友，题书房名为"四友斋"，著有《四友斋丛说》。据传，何氏曾写下《思生》一诗用以称颂阿胶的滋补之效。

在"万病皆由气血生"的理论指导下，何良俊坚持服用阿胶以滋补气血。据传，此诗被收录于何氏《清森阁集》中，今经查证，明代《明诗综》《千顷堂书目》皆载何良俊有《清森阁集》，然此书未传，《四库全书》中有《何翰林集》，查无《思生》一诗。

莞尔唐史

（明）朱克生

虢国夫人娥眉长，酥胸如兔裹衣裳。

东莱阿胶日三盏，蓄足冶媚误君王。

朱克生（1631–1679年），字国桢，江南宝应人（今江苏宝应），一字念义，号秋崖。他自幼便天资聪颖，善于诗文写作，无书不览，尤其擅长诗歌的创作，与陶澄、陈钰相合称为"宝应三诗人"。现今，多书提到他在《秋舫日记·莞尔唐史》中记载了虢国夫人食用阿胶的事迹。今查，《秋舫日记》一书素无刊本传世，现有朱克生手稿藏于荷兰莱顿大学东亚图书馆，原为荷兰汉学家高罗佩收藏。此书稿无法查对，笔者不能断定书中有此诗，故列于附录。

虢国夫人杨氏（？—756年），蒲州永乐（今山西芮城）人，杨玉环的三姐，早年随父居住在蜀中，初嫁裴氏为妻，裴氏早亡。唐玄宗宠幸杨贵妃后，将虢国夫人和杨贵妃的另两个姐姐一起迎入京师。诗中记载了虢国夫人优美的身姿，细长的娥眉，丰满的体型，同时也体现了阿胶在唐王朝后宫中的受欢迎程度，一日服食三盏阿胶羹汤，便可使君王沉醉于她的绝世容颜。

传　说

民间传说由人民口头创作得来，具有集体性和浪漫主义特征，是人类探索与思考的艺术结晶。民间传说虽然并非现实生活的科学反映，具有一定幻想和比附的成分，但若抽丝剥茧同样可以从中解读出重要的历史内容。

阿胶与阿娇

在众多故事中，最广为流传的是《阿胶与阿娇》。相传古时候，在阿邑有一种怪病广为流传，一位名为阿娇的女子不忍百姓受此疾苦，便去药王庙求取治病药草。她在前往药王庙的路上，碰到一位白发苍苍的老人，读诗称："采药深山中，云里雾里行。富贵何足惜？解危救苍生……"阿娇觉得老人样貌不凡，又念诵蹊跷诗文，便上前请教怪病的救治方法。而老人却指点阿娇需用黑驴皮入药，便可治好这怪病。这黑驴就在阿邑，它跨山越涧如履平地，神出鬼没来去如飞，连山上的猛虎恶狼都怕它三分，据说是天上一条乌龙所化。老人见阿娇姑娘有善心良德，便赐予她一柄宝剑，并让阿娇姑娘回去苦练剑法。阿娇回到阿邑，练习七七四十九天宝剑，觉得身子壮了，剑术精了，便去杀黑驴。阿娇与黑驴一番争斗之后，顺利将其宰杀，并依照老人的要求，与乡民们一同剥下黑驴的皮进行熬制，炼成一块黄澄澄的胶。村民们服下药胶后，疾病很快好转，正想感谢阿娇姑娘时，阿娇却已消失在村中。后来有人采药时，曾见阿娇姑娘与老人一起在山巅采药，边采药边轻诵："采药深山中，云里雾里行。丹心一片为万民，谢却尘缘随东风，无欲一身轻……"

这一则故事简短却蕴含着深邃的道理，对于阿胶的来源也有着充满浪漫主义的解读和阐释。与其他民间传说不同的是，故事的主人公并非传统故事中的充满英雄气概的男子，而是心思细腻、侠气满肠的女子。之所以选取一个女性形象作为主人公，正是因为阿胶的功效。在传统观念中，阿胶有滋阴补血之效，用于女子为多。女英雄与阿胶元素的加入使这一故事独具匠心。

黑大汉战和尚

传说古时候，东阿县城中有一位黑大汉，能飞檐走壁，行风聚雨，夜里到村子里抢掠女子，闹得天昏地暗，人人恐慌。这村边有座庙，庙里住着一位傅姓老和尚，膀大腰粗，武艺高强，暗暗拿定主意，除掉这个黑大汉，为民消灾。

一天夜里，随着一阵狂风，那黑大汉悠然落地，正欲撞门，那和尚大喝一声："黑贼哪里走！"举棒便打。两人从山下打到山上，直杀得天转地颤。那和尚汗如流水，气喘吁吁。霎时一道闪电划破天空，一声空鸣，将那黑大汉击倒在地，血流四溅。这时，天已发亮，那和尚定睛一看，原来是头健壮的黑驴，他正饿得肚肠直叫，顾不得许多，取刀剥其皮，割其肉，煮而食之，一气吃光，顿觉浑身有无穷的力量，斑斑白发变成乌丝，满面红光如童颜，村人无不称奇。

时下，一村妇分娩后流血不止，生命垂危，请郎中诊治无效。其夫去向傅氏和尚求驴肉以求生，无奈和尚早已将肉吃光。那和尚灵机一动，说："食其肉有奇效，驴皮长在驴肉上，焉能无效，不妨试之。"于是两人刮皮添水，举火煮之。驴皮变成一锅稀粥，冷后成胶。村妇吃过胶后，精神日渐好转，又过了七日，痊愈如初。此后，体弱多病的人，皆向那傅和尚讨要胶吃，个个筋骨健壮。其他的村民们知道此事以后，也如法熬驴皮吃，人人身强体壮。人们为纪念和尚的恩德，将其胶称为"佛胶"。

这一则故事篇幅较长，内容殷实，运用浪漫主义的手法描绘了阿胶的工艺、效用和原料，细致地描绘了过去炼胶的工艺技巧，特别是其中的"稀粥"，突出强调了阿胶浆液的质地，使匠人更好地把握炼胶的分寸。与《阿娇与阿胶》相同的是，本故事也强调了阿胶对于妇女补气血、养阴生津和美容润肤的功效。

阿铭与阿桥

唐朝时，阿城镇上住着一对年轻的夫妻，男的叫阿铭，女的叫阿桥。两人靠贩驴过日子。阿铭和阿桥成亲五年后，阿桥有了身孕，不料，阿桥分娩后因气血损耗，身体很虚弱，整日卧病在床，吃了许多补气补血的良药，也不见好转。阿铭听人说驴肉能补，心想："让阿桥吃些驴肉，也许她的身体会好起来。"于是，阿铭就叫伙计宰了一头小毛驴，把肉放在锅里煮。

谁知煮肉的伙计嘴馋，肉煮熟了，便从锅里捞出来吃。其他伙计闻到肉香，也围拢来吃，这个尝尝，那个尝尝，一锅驴肉不大会儿全进了伙计们的肚里。这下，煮肉的伙计着了慌，拿什么给女主人吃？无奈，众人只好把剩下的驴皮切碎放进锅里，倒满水，升起大火煮起来，熬了足有半天工夫才把皮熬化了。伙计把它从锅里舀出来倒进盆里，却是一盆浓浓的驴皮汤。汤冷后竟凝固成黏糊糊的胶块。伙计尝了一块，倒也可口，于是把这驴皮胶送给阿桥吃。阿桥平时喜吃素食，不曾吃过驴肉，尝了一口，只觉得喷香可口，竟然不几餐便把一瓦盆驴皮胶全吃光了。几日后奇迹就出现了，她食欲大增，气血充沛，脸色红润，有了精神。

事隔年余，那位伙计的妻子也分娩了，由于家里贫穷，于怀胎期间营养不足，生产时几次昏倒，分娩后气血大衰，身体十分虚弱。伙计找来了郎中开了许多补药，吃了也不管用。伙计忽然想起阿桥吃驴皮胶那回事儿来。于是，便将头年煮驴肉熬驴皮的事儿向阿铭阿桥夫妻细说了一遍，并向他们夫妻借头毛驴。阿桥见伙计为妻子重病着急的样子，便给了他一头驴试试。伙计牵了匹毛驴回家宰了，把驴皮熬成胶块给妻子吃。果然不几日，妻子便气血回升，肤肌红润，身体大有起色了。自此，驴皮胶大补、是产妇良药的消息便在百姓中间传扬开了。阿铭、阿桥开始雇伙计收购驴皮熬胶出卖，生意十分兴隆。有些庄户，见熬驴皮胶有利可图，也相继熬胶出售。可只有阿城当地熬出的胶才有疗效，其他地区制作的没有滋补功能，引起纠纷。官司打到县里，县太爷带着郎中来到阿城调查，经过实地探测，发现阿城镇水井与其他地方水井不同，比一般水井深，所打的水味甜，重量也沉重许多。

县太爷十分惊喜，才知道炼制驴胶需要的材料，除驴皮之外还赖此得天独厚的井水，于是下令只准阿城镇百姓熬胶。县令还将驴皮胶进贡唐王李世民。李世民赏给年迈体弱大臣，诸大臣吃后都夸此胶是上等补品。李世民大喜，差大将尉迟恭巡视阿城镇。尉迟恭来到阿城，赏给阿铭、阿桥金锅银铲，召集匠人将阿井修葺一新，并在井上盖了一座石亭，亭里竖立了石碑。

本故事前半部分同样以一场意外巧妙地引出了阿胶的神奇功效和滋补

能力，但有别于其他民间故事的是，本文中阿胶作为驴的副产品却出乎意料地发挥了驴肉所不具备的功效，并把平时吃素食的阿桥引得胃口大开，可见阿胶之美味。其次，本则故事还着重提及了阿胶对于分娩后女子的滋补作用，即使气血大衰之人容光焕发，精神百倍。

仙驴救世

《阿胶是怎样炼成的》一书中记载了一个道士与仙驴的民间故事，这则朴素而简单的故事还原了底层大众对于阿胶来由的想象。

相传在一个久远的年代，东阿县住着一位道士，道士养了一头驴。在道士的熏陶下，这头驴逐渐变成了一头仙驴。有一天，仙驴即将死去，临终前，为了感谢照顾它一生的道士，便对道士说："我死后，没有什么东西留给你，我的皮可以治病，你可以按照我教你的办法炼制，给周围的百姓解除瘤疾之痛。"仙驴死后，悲痛欲绝的道士按照它的遗言，用其皮熬制了一种胶，果真能治百病，这便是后来的阿胶。用驴皮熬制阿胶的方法也在东阿县一带流传下来。

此则故事篇幅较短，但却立场清晰地表明了东阿县的百姓对于阿胶由来的浪漫主义想象，同时也突出了阿胶对于百姓的帮助之大。

唐菊点化阿井

传说，很久之前东阿并没有阿井。阿井是后来由一个叫唐菊的姑娘使用魔法点化而成。

一天，从外地来了一个魔术艺人，在东阿城里摆场卖艺，他的魔术玩得神出鬼没、花样百出，赢得不少铜钱。一名叫张生的书生见其术精彩绝妙，一心要认魔术师为师。那艺人推辞不收，说是混生活的人不敢收徒弟，并说自己是从茅山学艺回来的，书生要想学艺还是应到茅山去。

张生辞别魔术师及父母，直奔茅山，拜茅山老道为师，学艺三年。在回家的路上，他走到一个小村庄，感到口干舌燥，想找口水喝，正巧来了一个打水的女子，挑水而来。张生用了一点法术，那打水的钩担就断成了两节。姑娘见是一个青年作怪,非常生气,并用力把两节钩担用力一对,又成了一根,挑起水来便走。张生一看,只觉不妙,便生一计,前行一步说:"请小姐行个方便,给点水喝吧。"女子说:"水可以给你喝,不过,你太无礼了!"张生心中明白,不该折断她的钩担,只得认错。女子见他心诚,也就消了气,并说:"你是个外出行路人,只好原谅你,你别喝凉水了,到我家喝点热水吧。"张生赶忙致谢,随她来到家中。张生在喝水时与女子同叙家常,才知道女子叫唐菊,父母双亡,没有兄弟姊妹,只有她一人生活,舅舅家在本村。舅父也无儿无女,依靠外甥女早晚侍奉。二人通过交谈,互生爱慕之心,并私订终身。

唐菊认为此事重大,要与她舅舅商量。唐菊对张生说:"明天你去拜见舅父。他的脾气粗暴,你要见机行事,处处谨慎,饭还是不吃的好。走时我给你一把伞,如果遇到危险,你可打开伞。"张生牢记在心,第二天一早便起身前往。舅父早在家门前等候。进门后,舅父说:"想给你烧水上茶,但柴不够,你把槐树上的乌鸦窝弄下来好烧水。"张生出来一看,那树上的乌鸦窝很高,实在不好弄。于是,他便把带来的伞升起来,用一个木杆用力挑动,忽听"哗啦"一声,从空中落下来些东西,正好扎在伞上。张生一看伞上扎的都是一根根宝剑,大吃一惊,没敢声响。张生回屋不久便想告辞,舅父再三挽留张生用餐,张生不肯。舅父说:"你不吃饭也罢,这里有半锅面条,你喝点挂面,就算吃饭了吧。"张生不好推辞,便把挂面喝了。

张生吃后,觉得腹部疼痛,就急忙回家了。他见了唐菊说:"我在舅舅家喝了半盆挂面,觉得肚子痛。"唐女一听,大吃一惊,说:"不好!"急忙找到一根绳子,系在了张生的脚脖子上,用力把张生拉到梁上。唐菊又把香油倒进盆里,按上灯捻,用火点着,用香油气味熏张生的鼻子。不多时,只见张生嘴里钻出来九条青蛇,掉进油盆。唐菊用锅盖把盆一盖,放到一边,把张生从梁上卸下来,说道:"你担惊受苦了。此九蛇乃东海龙王之子,为首叫阿龙,是我舅舅用来惩罚你的……"张生说:"多谢唐姐救命之恩,此处不能久留。"唐菊泪流满面:"你走我也走,咱们一起走吧!"唐菊把油盆随手扔到门外,油盆落地后,遇土而遁,竟然形成了一眼泉，喷出绿汪汪的泉水。这泉井也怪，旱天不枯，涝天不溢，老百姓把泉水边砌起来，称之为"阿龙井"，由于叫着不顺口，慢慢就把"龙"字省掉了，直接叫"阿井"。

文 摘

徐运北：《我给毛主席送阿胶》

2003年12月26日是毛主席诞辰110周年。作为一个战争年代出生入死、参加革命多年、时年90岁的老同志对毛主席的爱戴敬仰不必多言。有件事一直萦绕在我的脑海，今天说出来，作为我对毛主席的纪念与缅怀。

那是1939年初冬，我在鲁西区党委任民运部长。接到上级通知，党的七次全国代表大会将在延安召开，要鲁西区党委去一名代表。由于鲁西处在战争环境，不能开党代会选举，区党委开会研究，确定我为鲁西地区的七大代表。区党委的同志一边积极准备材料，向党中央、毛主席汇报我区坚持抗日的情况；一边议论为了表达对党中央、毛主席的敬意，应该送点什么礼品。鲁西有名的特产不少，博平熏枣、肥城大蜜桃、堂邑雪花梨等等，战争环境下这些东西没法带。思来想去，还是带传统特产滋补品阿胶好，因为鲁西的阿胶最有名，阿胶就发源于鲁西的东阿县，是医著史书记载的"圣药"贡品，有两千年的悠久历史。我们便通知当地的党组织设法找到阿胶五斤，用土纸包好，一斤一包，表面贴有一层红纸。

一天下午我们从聊城城南带着阿胶西去，第二天上午到达冠县西南的鲁西北特委驻地。在大名县和冠县之间、卫河边上的营镇村，我和冀南、豫北、鲁西北地级以上的干部听取了八路军129师政治委员邓小平传达的党中央六中全会关于加强武装斗争、巩固发展抗日根据地的指示精神。会后，我让交通员在农村集上买了几尺土布，请房东老大娘把阿胶用布包严缝好，和我仅有的一床薄棉被、两件衣服装在马袋里，放在我骑的马上，随邓小平同志的掩护部队，从临洺关附近夜间越过平汉铁路敌人的封锁线，到达太行山。

去延安的路上，行军时阿胶放在我身下马袋里，宿营时放在我睡觉的枕旁，随时可以摸到。过封锁线时，我右手抓紧马缰绳，左手摸着阿胶，心里只有一个念头：我在阿胶在。

1940年夏初，百团大战即将开始，我们从太行山往晋察冀抗日根据地转移，在娘子关附近过正太铁路时，日寇封锁严密，战斗激烈，掩护部队有伤亡。在敌人的炮火声中我们进入晋察冀边区的平山县，我骑着马，摸阿胶的手都麻木了。

经过长途跋涉，冲破敌人的重重封锁，历经近1年的时间，1940年10月才到达革命圣地延安，暂住在和中央机关杨家岭仅有延河一河之隔的马列学院后山窑洞。到延安的第二天早饭后，我便赶快拿着阿胶送到杨家岭，亲手交给中央秘书处，说明是鲁西区党委和人民对党中央、毛主席表示的一份深情厚谊。过了几天，毛主席、陈云、李富春、张闻天、王首道等中央领导同志接见了我们，并同我们山东的七大代表在中央机关食堂吃饭，跟大家亲切交谈。我见到毛主席和其他中央领导同志，心情格外激动，心里想我总算没有辜负鲁西区党委和人民的重托，完成了给毛主席、党中央送阿胶的任务。

（本文摘自《中国人民政协报》《年华》周刊）

徐运北（1914–2018年），山东省堂邑县（现聊城市）人，共产党员。战争年代曾任鲁西北特委（地委）书记，鲁西区党委民运部长、党的七大代表，冀鲁豫区党委宣传部部长兼党校校长，冀鲁豫区党委副书记兼冀鲁豫军区副政委。新中国成立后，历任贵州省委副书记，卫生部副部长、党组书记，第二轻工业部部长、党组书记，轻工业部副部长等。中国共产党第七次、八次全国代表大会代表，第十九次全国代表大会特邀代表，第三届全国人民代表大会代表，第六届、七届全国人大常务委员会委员，第七届全国人大财经委员会委员。

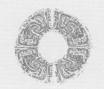

卷九 ◎ 人物典

阿胶在我国有着近三千年的历史，被人们视为滋阴补血之良药佳品，在医学古籍、民间药方、文学作品、史学典籍中，都可以看到阿胶的身影，人们对于阿胶的喜爱可见一斑。作为药材，阿胶可用来治疗阴虚、体虚等病症；作为保健品，阿胶有滋补养颜之效；另外，阿胶作为收藏品，也受到许多达官贵人和医药名家的追捧。本卷从与阿胶相关的人物出发，介绍历史上善用阿胶入药的医家、偏爱食用阿胶的名人、从事贩卖阿胶的商贾以及擅长炼制阿胶的工匠。

医　家

阿胶自诞生至今已有 2000 多年的历史，因其具有滋阴补血之功效，被我国历史上众多医药学家视为良药佳品，并出现在各类医药典籍中。

张仲景

早在东汉时期，张仲景就在其著作《伤寒论》和《金匮要略》中记载了阿胶的使用，其中应用阿胶的方剂高达 11 种之多，证明了阿胶临床使用的可行性。

张仲景，名机，字仲景，东汉末年南阳涅阳县（今河南邓州）人，我国著名的医学家，被人们尊称为"医圣"。他曾广泛地收集药方，写出了《伤寒杂病论》这部医学巨著，在其中确立了"辨证论治"的原则，这一原则更是被视为中医临床的基本原则。总体而言，这本书是中国医学史上影响力最大的医学巨著之一，备受后世医学家推崇。

张仲景所生活的东汉末年，是一个社会极为动荡的年代，朝中统治阶级斗争不断，朝外农民起义频起，百姓们流离失所，再加上人民死伤过多，各地疫病四起。张仲景看着百姓们的惨状，下定决心研究医学，想要拯救百姓于灾病之中，在这种情况下，他著成《伤寒杂病论》一书。《伤寒杂病论》记载："进则救世，退则救民，不能为良相，亦当为良医。"这一句话体现出张仲景救世救民的决心。

张仲景一心想为人民制服疫病，那么作为滋阴补血之佳品的阿胶自然受到了张仲景的青睐。谈起张仲景与阿胶，民间还有一个传说故事。相传每个月的初一和十五，张仲景都会给百姓们看病。一天中午，有一位不速之客来拜访张仲景，令张仲景意想不到的是，来人竟是长沙王妃。长沙王妃在生产之后便一直贫血，导致她面色呈蜡黄色，久而久之，长沙王也逐渐冷落了长沙王妃。看着长沙王身边的宠姬越来越多，长沙王妃担心有一天自己地位不保，于是来拜访张仲景，希望张仲景能治疗自己的贫血，改善

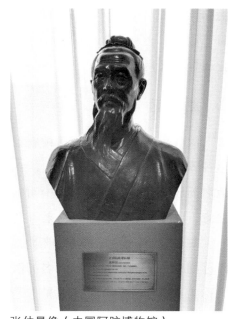

张仲景像（中国阿胶博物馆）

自己的面色，从而让自己重新得到长沙王的宠爱。张仲景听后颔首微笑，他告诉长沙王妃不用着急，自己有办法治疗她的贫血，也可以改善她的面色，只不过，若是他治好王妃，长沙王妃需要向长沙王进言，开仓放粮，救济百姓。长沙王妃听后也对张仲景心生敬佩之情，便欣然答应。之后，张仲景查阅古书，再结合王妃自身的情况，熬制出了具有滋阴补血功效的阿胶汤。王妃在服用后，贫血症状得到改善，气色红润，重新得到长沙王的宠爱。她也遵守承诺，向长沙王进言，开仓放粮，救济百姓。

虽然这个故事的真实性有待考证，但是张仲景用阿胶入药确实可信。《伤寒论》卷六记黄连阿胶汤："黄连四两，黄芩二两，芍药二两，鸡子黄二枚，阿胶三两。上五味，以水六升，先煮三物，取二升，去滓，内胶烊尽，小冷，内鸡子黄，搅令相得，温服七合，日三服。"这一药方具有治疗阴虚阳亢、心烦不得卧的功效，被后世视为治疗阴虚的范例。而在《金匮要略》中也有用阿胶入药的记载，芎归胶艾汤即为典型："川芎二两，阿胶二两，甘草二两，艾叶三两，当归三两，芍药四两，干地黄四两。上

七味，以水五升，清酒三升，合煮，取三升，去滓，内胶令消尽，温服一升，日三服。"这一药方既有止血的功能，又有补血的效果，成为调经、安胎、止血补血之良药。

陶弘景

汉代已有阿胶之名，《神农本草经》将"阿胶"列为上品，认为其有滋补养生的功效。南朝梁陶弘景《本草经集注》记载："阿胶……出东阿，故名阿胶。"陶弘景在此书中明确了阿胶出自东阿，使阿胶初显道地药材之意，对于明确阿胶之名的来历具有重要意义。

陶弘景，字通明，自号华阳隐居，卒谥贞白先生，南朝梁时丹阳秣陵（今江苏南京）人。他是我国著名的医学家、炼丹家、文学家、道教学者，被人称为"山中宰相"。陶弘景本是南朝士族出身，其祖为陶隆。陶隆本是南朝宋时人，后跟随孝武帝征战有功，被封为晋安侯。陶弘景的父亲为陶贞宝，他不仅精通文史，还深谙医药之道。陶弘景在父亲的影响下，醉心学问和养生之道。唐代李延寿《南史》评价陶弘景："虽在朱门，闭影不交外物，唯以批阅为务。"陶弘景十岁阅读《神仙传》，立志钻研养生之道，十五岁创作《寻山志》，向往隐居的闲逸生活，二十岁时被齐高帝引为诸王伴读，之后更是被封为左卫殿中将军，三十岁时拜道士孙游乐为师，学习符图、经法、诰诀，并游览群山，寻找仙药真经，拜访各地的居士和法师，学习养生的学问。永明十年（492 年），陶弘景辞去朝廷的高官厚禄，来到句容句曲山（今江苏茅山）华阳洞隐居，在句曲山开创道教茅山宗，传道上清大洞经箓。在陶弘景三十六岁的时候，梁国取代齐国。梁武帝即位后，便找到陶弘景，想让他出山为政，辅佐自己。陶弘景听后，便画了一幅画给梁武帝，画中有两头牛，一头牛在草地上自在地吃草，另一头牛则是戴着金笼头，被人鞭打役使。梁武帝看后也明白了陶弘景的心意，不再强求，但二人仍旧书信不断，朝中每有大事，梁武帝都会用书信咨询，陶弘景也会予以解答，时人称之为"山中宰相"。

陶弘景深受老庄和葛洪仙学思想的影响，并在此基础上杂糅了道教和

佛教的理念，主张儒、释、道三教
并举，甚至提出了"百法纷凑，无
越三教之境"的主张。之后陶弘景
更是致力于整理书籍，他在陆修静
整理的道教书籍的基础上进一步整
理，撰写了《真灵位业图》，介绍
了一个包括天神、地祇、人鬼以及
群仙众真在内的等级森严的神仙世
界。他还寻访各地名医，在《神农
本草经》的基础上增添了魏晋时期
名医所发明的新药，编著《本草经
集注》七卷，记载了七百多种药物。
除了上述两部著作，他还著有《真
诰》《登真隐诀》《养性延命录》
《集金丹黄白方》《药总诀》《华
阳陶隐居集》等书籍以及《二牛图》
《山居图》《瘗鹤铭》等书画，对

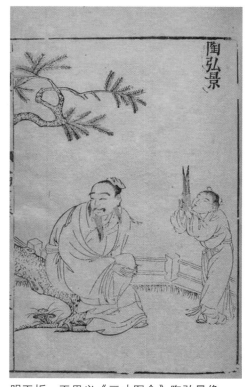

明王圻、王思义《三才图会》陶弘景像

于我国道教文化、医药文化、经学文化、天文地理等知识的发展产生了深
远的影响。虽然"阿胶"的药用价值并不是陶弘景所发现的，但却是陶弘
景将阿胶与东阿联系在了一起，使得"东阿阿胶"被人们广泛接受和认可。

孙思邈

阿胶作为滋阴补血之佳品，自古以来就受到众多医药学家推崇。"药王"
孙思邈也不例外，他也对阿胶青睐有加，其《千金翼方·本草中·人兽部》
记载："阿胶味甘平，微温，无毒，主心腹内崩劳极。"孙思邈将阿胶视
为补气血的良药佳品。

孙思邈，唐代京兆华原（今陕西铜川）人，是我国著名的医学家、道
士，被人们尊称为"药王"。孙思邈出生在一户贫苦人家，年少时体弱多

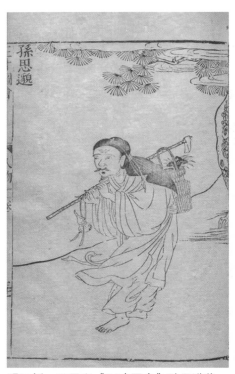

明王圻、王思义《三才图会》孙思邈像

病，青年时期便立志学医，爱好黄老之学，研究岐黄之术，成年后曾在太白山隐居，研究医学和炼丹之术。孙思邈历经隋唐两朝，博览群书，兼采众家之长，用药不拘泥于传统，而是根据临床情况随机应变，因此用药疗效显著。同时，他还十分重视民间的医学经验，他曾不辞辛劳，跋山涉水搜集民间药方，著成《千金要方》，之后又经过三十年左右的时间进行完善，形成了《千金翼方》。《千金翼方》中就有50余种用阿胶入药的药方，例如，阿胶散："阿胶、龙骨、当归、细辛、桂心各一两，蒲黄五合，乱发三两，烧灰。右七味，捣筛为散。"这一药方主治衄血不止。

孙思邈不仅精通内科，而且对外科、妇科、儿科、五官科等也极为擅长。在针灸方面，他提出："良医之道，必先诊脉处方，次即针灸，内外相扶，病必当愈。"他绘制《明堂针灸图》，以针灸辅助药物治疗，推动了针灸的发展。在妇科和儿科方面，他强调妇女和儿童疾病单独设科的必要性，为之后妇科和儿科单独设科奠定基础，同时他还在《千金要方》之首编著了《妇人方》三卷和《少小婴孺方》二卷，可见他对妇幼保健的重视程度。除了治疗疾病，孙思邈还大力提倡预防疾病，提出了"存不忘危，安不忘危"的观点，他认为人若善摄生，当可免于病，强调"每日必须调气、补泻、按摩、导引为佳，勿以康健便为常然"。

孙思邈在中国医药学史上有着极其崇高的地位。在他死后，人们纷纷为其修庙立碑。直到今天，在孙思邈的家乡陕西省耀县孙家塬还有孙氏祠堂，在耀县的药王山还有药王庙、太玄洞、拜真台等历史遗迹。

成无己

李时珍在《本草纲目》中称赞阿胶为滋阴补血之佳品，他记载道："阿胶大要只是补血与液，故能清肺益阴而治诸证。"为了进一步佐证这一观点，他还引用了成无己的话："阴不足者补之以味，阿胶之甘以补阴血。"由此可见，成无己也十分肯定阿胶滋阴补血的功效。

成无己，宋金时期山东聊摄（今山东茌平）人，我国著名的医学家，伤寒学派的代表人物。成无己大约出生于北宋嘉佑至治平年间，在聊城地区坐堂行医 60 余年，上诊宫廷贵族，下医贫民百姓，因其医术高明，受到人们的称赞，被封为大宋国医。等到靖康之变，金军攻占了东京汴梁，掳走了宋徽宗和宋钦宗，成无己也被带到了金国，成为金国的御医。此后，成无己再也没回到故土，最终客死他乡，享年 93 岁。成无己十分好学，他阅读了大量的医学古籍，对张仲景的《伤寒论》极为推崇。成无己苦心钻研此书数十年，以《内经》和《难经》为理论依据，再结合丰富的临床经验，对《伤寒论》一书进行了全面的注解，撰成《注解伤寒论》一书，这也是我国现存的最早全面注解《伤寒论》的医书。之后，成无己在此基础上继续研究《伤寒论》，并著成了《伤寒明理药方论》和《伤寒明理论》，成为伤寒学派的主要代表人物。

作为伤寒学派的主要代表人物，成无己十分肯定阿胶的滋阴补血之功效，其著作中也有许多用阿胶入药的药方，例

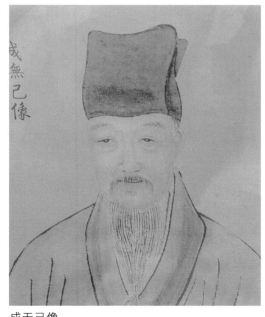

成无己像

如在《注解伤寒论·辨少阴病脉证并治法第十一》中记载："阳有余，以苦除之，黄芩、黄连之苦，以除热；阴不足，以甘补之，鸡黄、阿胶之甘，以补血。酸，收也，泄也，芍药之酸，收阴气而泄邪热。"由此可见，阿胶的滋补功效也得到了成无己的验证和肯定。

李时珍

纵观李时珍的一生，他走遍了大江南北，寻访名川古迹，考古证今，编制出了药物学界的巨著《本草纲目》。《本草纲目》列举的良药中就有阿胶。据《本草纲目》记载："阿胶，《本经》上品，弘景曰：'出东阿，故名阿胶。'"在《本草纲目》中，李时珍对阿胶进行了较为全面的论述，系统总结梳理了阿胶的历史、药理、药效、方剂等内容。

李时珍，字东璧，晚年自号濒湖山人，湖北蕲州（今湖北黄冈）人，我国著名的医药学家，去世后被明廷敕封为"文林郎"。李时珍出生在一个医药世家，其祖父和父亲都是当地有名的医生。在当时，民间医者社会地位低下，生活困苦，李时珍的父亲便不想再让其学医。在李时珍14岁时，父亲就带他到黄州府应试，并考中了秀才。在此之后，李时珍又到武昌参加了三次乡试，但都名落孙山。因李时珍自幼喜爱医学，并不热衷功名，因此在他第三次落第后，李时珍就开始跟着父亲钻研医学。嘉靖三十年（1551年），李时珍因治好了富顺王朱厚焜的儿子而声名鹊起，后便被楚王朱英裣聘请为王府的"奉祠正"，掌管良医所的事务。之后，李时珍又被推荐到太医院任太医院判，一年后辞官还乡。他在自己的家乡创办了"东璧堂"，坐堂行医。李时珍在几十年的行医和阅读医书的过程中，发现当时的本草医书中存在着大量的错误，于是他下定决心重新编纂一部本草著作。

自嘉靖三十一年（1552年）始，李时珍就以《证类本草》为蓝本，阅读了800多本医书，开始着手编纂《本草纲目》。嘉靖四十四年（1565年）后，李时珍先后涉足武当山、庐山、茅山、牛首山以及湖广、河南、河北等地，走访当地渔民、樵夫、农民等，搜集各地的药物标本和处方，记录了各种疑难杂症，历经 27 年之久，最终编纂成了《本草纲目》这本医学巨著。李时珍也因此被后世尊为"药圣"。

在阿胶的发展史上，李时珍无疑是一个集大成者。纵观《本草纲目》，李时珍对 2000 多种药物进行评价时用词都十分严谨，极少有惊叹的词语，但是他在记载阿胶的时候，却用了许多赞叹的话语，赞叹阿胶为"圣药"，由此可见阿胶在李时珍心目中的地位之高。李时珍在《本草纲目》卷五十中称赞阿胶：

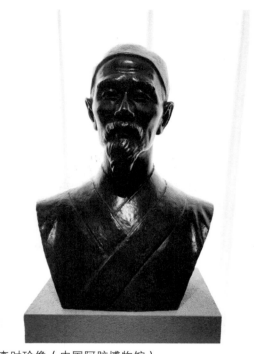

李时珍像（中国阿胶博物馆）

"疗吐血、衄血、血淋、尿血，肠风，下痢。女人血痛、血枯、经水不调，无子，崩中，带下，胎前产后诸疾。男女一切风病，骨节疼痛，水气浮肿，虚劳咳嗽喘急，肺痿唾脓血，及痈疽肿毒。和血滋阴，除风润燥，化痰清肺，利小便，调大肠，圣药也。"在之后的时间里，许多医学家都对阿胶做出了论述，但大抵都和李时珍的论述相差不多，由此可见，李时珍对于阿胶的描述已经相当全面了。

叶天士

温病学派的代表人物叶天士也给予了阿胶高度的评价。叶天士在其著作《临证指南医案》中记载："阿胶，血肉有情之品，滋补最甚。"在其《临症指南医案·温热门》所记的 48 个医学案例当中，更是有 40 个案例选用了滋阴生津之物，其中最常用的便是阿胶。

叶天士，名桂，字天士，号香岩，别号南阳先生，清代江苏吴县（今

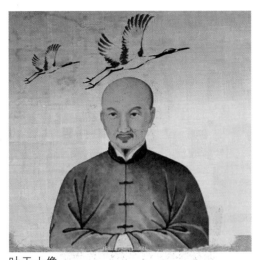

叶天士像

江苏苏州）人，居住在上津桥畔，故晚年又号上津老人，我国著名的医学家，"温病四大家"之一。叶家世代行医，叶天士的祖父叶时及其父亲叶朝采都精通医术，受家庭氛围的熏染，叶天士自幼就对医学产生了浓厚的兴趣，从12岁开始就在祖父和父亲的教导下学习医学。在叶天士14岁时，父亲去世，叶天士为了生计一边到处行医应诊，一边拜父亲的门人朱某为师继续学习医术。由于叶天士天资聪慧且勤奋好学，他的医术不久就超越了教导他的朱先生。叶天士最擅长的就是治疗时疫和痧痘等症，他也是中国最早发现猩红热的人。他在温病学方面取得了显著的成就，首创了"卫、气、营、血"的辩证大纲，成为温病学的奠基人之一，还编著了《温热论》《临证指南医案》《未刻本叶氏医案》等医学著作。

叶天士不仅自幼习读《内经》《难经》等经典，而且博采众家之所长，他秉承着"三人行，必有我师焉"的原则，只要遇到高明的医家，他都会虚心请教，从12岁到18岁，他拜过师的医家就有17位，其中不乏周扬俊、王子接等名医，这使得叶天士学问日渐深厚，不到30岁就已经声名远扬。除了日常的坐堂应诊，叶天士还十分注重门人的培养。他的儿子叶奕章和叶龙章都是当时著名的医学家，门下弟子中也不乏佼佼者，当时更是有人称赞曰："大江南北，言医者辄以桂为宗，百余年来，私淑者众。"叶天士对于行医用药十分谨慎，他在临终前特意叮嘱自己的儿子："医可为而不可为，必天资敏悟，读万卷书，而后可借术济世。不然，鲜有不杀人者，是以药饵为刀刃也。吾死，子孙慎勿轻言医。"也正是受到叶天士高尚品质的影响，他所开创的"叶派"在中国近代医学史上占据了举足轻重的地位。

对自己言行如此谨慎负责的叶天士为何对阿胶不吝赞美呢？这主要是

因为叶天士认为阿胶"气味降多于生，色黑质润，阴也"，而"阴者中之守，阴虚则气馁，而洒洒恶寒如疟状也"，由此肯定了阿胶滋阴之功效。在他的著作《临症指南医案·温热门》中就有几位病人患有体虚、阴虚等疾病，而叶天士也是用阿胶入药才治好了这几位病人，这也进一步佐证了阿胶在治疗体虚、阴虚等疾病上的奇效。

邹润安

《神农本草经》是我国医学四大经典著作之一，也是我国最早的中药学著作，成书于东汉时期，其中就有关于阿胶的详细论述，还将阿胶列为上品。其后，不少医学家都对《神农本草经》进行了注解，邹润安就是其中之一，他还编撰出了《本经疏证》一书。在这本书中，邹润安对阿胶也进行了相关论述，并提出了阿胶的功效是"能浚血之源，洁水之流"这一独到见解。

邹润安，名澍，子润安，清代江苏武进（今江苏常州）人，我国著名的医药学家。邹润安家境贫寒，却十分好学，他知晓天文推步、地理沿革，诗词也自成一家，一生著书颇多。在他众多的著书中，数《本经疏证》最为出名。邹润安从道光十二年（1832年）开始，历时18年，终于编撰出了《本草疏证》一书，此书包含《本经疏证》12卷、《本经续疏》6卷以及《本经序疏要》。在《本草疏证》中，邹润安以《神农本草经》和《别录》为经，以《伤寒杂病论》《千金方》和《金匮要略》为纬，众多书籍交互参证。同时，邹润安在《本经疏证》中采用了笺疏之例，辨证之体，十分注重药物的药性以及古方应用。清代著名医学家王孟英称赞此书云："邹氏之书疏经旨以证病机，俾古圣心源昭然若揭，不但有裨后学，足以压倒前人。"由此可见此书在医学界地位之高。

邹润安在《本经疏证》中谈论药物的药性时，先在《神农本草经》中寻找这一药物的主要医治病症，再从张仲景所开出的具体药方中研究药物的药性究竟如何，从而探究这一药物主要医治何种疾病。基于此种研究方式，邹润安首次提出了阿胶的功效是"能浚血之源，洁水之流"。所谓"浚"是指疏通、疏导的意思，而"洁"则是化浊为清，使洁净的意思。他认为阿胶并不是直接补血的，而是在人体内"浚血之源，洁水之流"，从而调理人的身体，起到类似滋阴补血的功效。在讨论阿胶的具体应用时，他以张仲景的《伤寒杂病论》中的各类药剂为例，探讨了阿胶的具体功效。他研究了《伤寒杂病论》中用阿胶入药的多种药方，起初，他认为药效与阿胶关系不大，就算没有阿胶，其他的药物也足以治疗病症，但最后，他发现阿胶在这些药物中起到了化阴济阳、益血导液的作用。阿胶作为我国古代医药史上的一大发明，深刻体现了我国先人的智慧。邹润安在前人的基础上，剖析了阿胶的主要功能和药理，对于阿胶的论述较为深刻。

萧龙友

都说"酒是陈的香"，阿胶亦是如此。在我国古代，许多达官贵人或者有见识的医学家都会买来上好的阿胶以收藏，也正是由于这种收藏阿胶的风俗，才使得我们今天有机会见到 176 年前的阿胶究竟是什么样的，而这块阿胶的主人就是被称为京城四大名医之一的萧龙友。萧龙友出生于清朝，他曾收藏数块清代商品阿胶。2011 年，萧龙友的孙女肖承惊按照萧龙友的意愿，赠予聊城东阿中国阿胶博物馆三块阿胶，其中年代最久远的可以追溯到清朝道光二十六年（1846 年）。

萧龙友，名方骏，字龙友，别号息翁，新中国成立后改为不息翁，四川三台人，我国著名的医学家，被称为京城四大名医之一，曾担任中医研究院学术委员与名誉院长、中央文史馆馆员。萧龙友于同治九年（1870 年）出生在四川雅安学署，于光绪二十三年（1897 年）曾参加科举，并考中了丁酉科拔贡，之后以拔贡生的身份任南学教习，在任期满后，以知县分赴山东候补。光绪十八年（1892 年），四川的川中地区霍乱四起，为了救治川中百姓，萧龙友便与陈蕴生一同用中草药来治疗川中霍乱，并取得了良好的效果，至此之后，萧龙友声名鹊起。1914 年，萧龙友奉命前往北京，担任财政、农商两部秘书及府院参事、农商部有奖实业债券局总办等职，并被执政府内务部聘为顾问。在任官之余，萧龙友还行医治病。1916 年，在袁世凯尿毒症病发时，萧龙友曾受袁世凯长子袁克定的邀请为袁世凯看病，但袁世凯的次子袁克文却只相信西医，两兄弟意见不合，袁世凯也在一个月后病逝。1924年，经友人介绍，萧龙友又为孙中山看病。1928年，58岁的萧龙友不顾众人的劝说，毅然弃官从医，自署为"医隐"，号为"息翁"。1929年，梁启超患病，协和医院诊断为梁启超肾上患病，需要切除，不放心的梁启超便去拜访了萧龙友。经萧龙友诊断，梁启超肾上并未患病，只需要长期服用中药即可。但梁启超

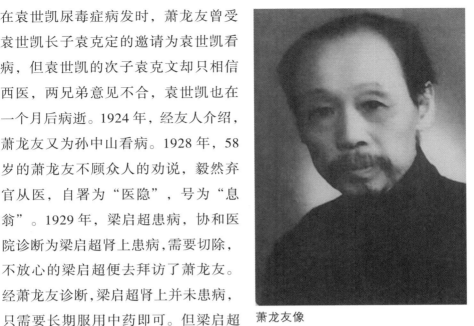

萧龙友像

还是选择了西医，最终死在了手术台上。1930年，萧龙友和孔伯华一起创办了北平国医学院。1949年新中国成立以后，萧龙友还担任了全国第一、二届人民代表大会代表。1953年，萧龙友被批准担任中国科学院院士等职，继续为我国的中医事业贡献力量。1955年，萧龙友被选聘为中国科学院学部委员（院士）。1960年，萧龙友病逝，享年90岁。纵观萧龙友的一生，他从未放弃过医学事业，将自己的精力和生命都奉献给了医学事业。

据萧龙友的孙女肖承悰介绍，萧龙友在行医时，习惯用阿胶入药。因此，他也十分注重收藏阿胶，所收藏的道光、咸丰以及民国年间的东阿阿胶被作为传家宝流传了下来。

刘渡舟

阿胶自诞生起，就备受中医青睐，因其具有滋阴补血的功效，在西医倍受推崇的今天也发挥着不可忽视的作用。我国著名中医药家刘渡舟就善用阿胶入药，为中医药事业的发展做出了贡献。

刘渡舟，原名刘荣先，辽宁省营口市人，我国著名的中医药学家。刘

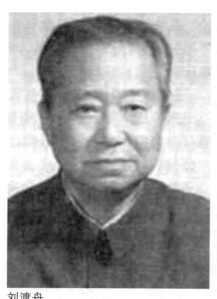

刘渡舟

渡舟出生于民国时期，他小的时候体弱多病，最后在中医的治疗下，得到了改善。刘渡舟从小就亲身体验到了中医药的神奇疗效，所以他对中医药产生了浓厚兴趣，之后更是在家人的支持下，最终选择中医这条道路。

刘渡舟自16岁开始跟随当地名医王志远正式学习中医基础理论、临床经验和临床技能，之后又跟随谢泗泉学习一年中医临床，也正是在谢泗泉的影响下，刘渡舟学习了《伤寒来苏集》与《医宗金鉴·杂病心法要诀》。1938年，刘渡舟来到大连志远药坊，正式开始坐堂行医。1945年，刘渡舟来到北京，先后参加了"中医师特种考试"和"中医进修学校"。1951年，刘渡舟到北京天坛华北人民医院中医内科工作，之后又先后担任了北京永定门联合诊所中医科主任和北京南苑区大红门联合诊所主任。

作为中医药学家，刘渡舟主要研究的是张仲景的《伤寒杂病论》，他认为《伤寒杂病论》中的398篇文章其实是一个有机的整体，同时强调六经的本质就是经络，并注意六经病的纲领作用。刘渡舟除了醉心研究医药以外，还十分注重人才培养，他曾从事中医药教育事业30年，为我国的中医药事业培养了大量的人才。

刘渡舟在从事医学的生涯中，曾多次使用阿胶入药，治好了病人的疑难杂病。例如，曾经有一个姓李的男性编辑，时年49岁，受失眠的折磨两年了，西医检查说是神经衰弱，给他开了许多镇静安神的药物，但均未取得效果。之后这个编辑找到刘渡舟，请求医治，刘渡舟在经过望闻问切之后，得知此人喜欢深夜写稿子，等到困了会用咖啡提神，时间一久，就导致了白天萎靡不振，深夜精神抖擞。在了解情况以后，刘渡舟便开出了药方，让这一编辑喝黄连阿胶汤。黄连阿胶汤出自《伤寒杂病论》，是一剂专门治疗失眠的药方，在黄连阿胶汤的作用下，那位编辑的失眠症很快便被治好了。

名 人

阿胶作为滋阴补血之良药佳品，自诞生以来就受到人们的追捧，在我国几千年的历史中，有许多耳熟能详的名人都是阿胶的忠实爱好者。

曹植

曹植是我国历史上著名的诗人，曾创作《洛神赋》《七步诗》《白马篇》等名作佳篇。曹丕称帝后曾把曹植封为"东阿王"。由于曹植长期酗酒，再加上心中郁结，因此瘦骨嶙峋。东阿当地人看到曹植体弱多病，就推荐曹植吃阿胶。通过长期服用阿胶，曹植的身体状况也得到了改善，仿佛脱胎换骨一般。曹植特意写了一篇《飞龙篇》："晨游泰山，云雾窈窕。忽逢二童，颜色鲜好。乘彼白鹿，手翳芝草。我知真人，长跪问道。西登玉堂，金楼复道。授我仙药，神皇所造。教我服食，还精补脑。寿同金石，永世难老。"

曹植作为"东阿王"，当地百姓向其进献阿胶似乎就显得顺理成章。曹植为阿胶创作的《飞龙篇》也证明其在服用阿胶后，身体状况得到了极大的改善，这也进一步证明了阿胶滋补功效的真实性。

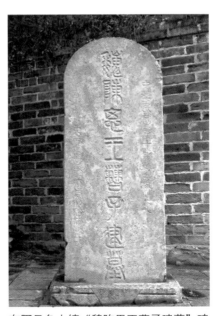

东阿县鱼山镇"魏陈思王曹子建墓"碑

李世民

在东阿当地，一直流传着李世民靠阿胶打败王世充，之后又派遣尉迟敬德封阿井的故事。虽说这一故事的可靠性

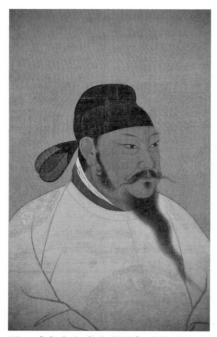

明·《唐太宗半身像轴》（台北故宫博物院藏）

还有待商榷，但这一传说的由来还是有一定依据的，之后"熬胶进贡"的传统也证明了皇家贵族对于阿胶的喜爱。

唐太宗李世民，祖籍陇西成纪（今甘肃秦安），他是唐高祖李渊和窦皇后的次子，唐朝的第二位皇帝，是我国著名的政治家、战略家、军事家、诗人。在唐朝建立之前，李世民就在平定隋末各军阀的过程中立下了显赫的战功，在唐朝建立之后，李世民就担任了尚书令和右武侯大将军，被封为秦国公，之后晋封为秦王。武德九年（626年），李世民发动玄武门之变。此后，李世民被立为了太子，不久之后，李渊宣布退位，李世民即位，改年号为"贞观"，励精图治，虚心纳谏，开创了"贞观之治"。

提起李世民与阿胶，还有这样一个传说。相传在隋末时期，各地军阀四起，百姓苦不堪言，李世民助其父消灭了多个军阀，但是在攻打王世充的时候，两军在洛阳城下形成了僵持对峙的局面。为了尽快拿下洛阳城，李世民亲自率领一支轻骑兵小队去勘察地形。没想到，王世充在李世民的必经之路上埋伏着，等到李世民经过时，便带着大军把李世民所率领的轻骑兵围了个水泄不通。幸亏李世民身边有大将尉迟恭拼死相护，最终他们退守到了东阿一带，在那里稍做休整。李世民在东阿一带深得民心，当地的百姓都希望李世民可以打败王世充，于是纷纷用自己家里的阿胶熬汤给李世民等人喝。说来也奇怪，李世民等人喝完了阿胶熬的汤，第二天便精神焕发，最终重整旗鼓，回到了营地，带领大军打败了王世充。自此之后，李世民也认识到了阿胶的神奇功效，就下令采购阿胶，把阿胶作为了自己军队的战备物资，以供给士兵们恢复体力所用。

李世民在登基之后，又想起了阿胶的神奇功效，为了防止不法之人暗地里熬胶养军，李世民便派遣尉迟恭到东阿封存阿井，宣布自此之后当地闲杂人等一律不得私启井封，否则杀无赦。只有官家才可以"启封而取水""熬胶进贡"。此后，阿井一直被官方封禁，阿胶愈加受到皇室青睐，而这也间接导致了东阿制胶者以其他水源熬胶，扩大了熬胶用水的来源，促进了阿胶的进一步发展。

杨玉环

阿胶可以通过滋阴补血起到保养皮肤的效果，因此在历朝历代都被视为女性滋补养颜之佳品。"回眸一笑百媚生，六宫粉黛无颜色"的杨贵妃就十分偏爱阿胶，她经常通过服用阿胶来滋补养颜。

杨玉环，号太真，又名杨贵妃、杨太真、玉奴，中国古代四大美女之一。相传，杨玉环性格温婉，风姿绰约，擅长歌舞，通晓音律。

唐玄宗宠幸杨玉环肯定与她的风姿绰约分不开，一方面是因为她天生丽质，另一方面就与她保养得当有关。相传，杨玉环有两大滋补养颜的妙招，一为外用，一为内服。外用的为"玉红膏"，后人又将其称为"杨太真玉红膏"，它是用杏仁、滑石、粉末各等份，龙脑、麝香各少许，用鸡蛋清调匀而成，在每天早晨用以敷面。内服的是"阿胶羹"，原料为阿胶、核桃肉、黑芝麻、黄酒、冰糖，

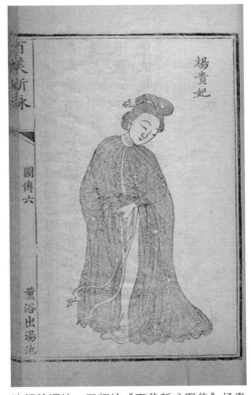

清颜希源编、王翙绘《百美新咏图传》杨贵妃像

将核桃仁和黑芝麻研磨备用，再将阿胶浸泡在黄酒中十天左右，然后把阿胶连带黄酒一同放在陶瓷容器中隔水加热至阿胶融化，后将黑芝麻碎和核桃仁碎放入搅拌均匀，再蒸，直至冰糖融化为止。等到阿胶冷却后，每日取两勺，用水冲服。通过外用和内服，杨玉环才得以抵御岁月的侵蚀，长期保持容颜。杨玉环"暗服阿胶"的故事也向我们证明了阿胶在女性滋补养颜方面的功效。今东阿阿胶的桃花姬阿胶糕产品与古传杨玉环所食的"阿胶羹"用料等极为相近，可收同等之效。

虢国夫人

上文我们讲到了杨玉环为了保持容颜而暗服阿胶，而杨玉环的三姐虢国夫人也知此法。为了能像杨玉环一般保持容颜，同时也为了取悦唐玄宗，虢国夫人也学杨玉环一天三次服用阿胶。

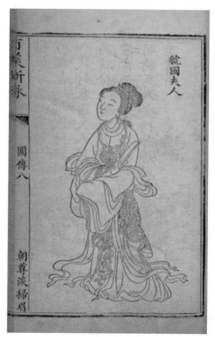

清颜希源编、王翙绘《百美新咏图传》
虢国夫人像

虢国夫人杨氏，出生年不详，蒲州永乐（今山西芮城）人，是杨玉环的三姐。虢国夫人早年跟随父亲住在蜀中，曾嫁给裴氏为妻，后裴氏去世。在杨玉环得到了唐玄宗的恩宠之后，虢国夫人就和杨玉环的大姐韩国夫人以及八姐秦国夫人一同进京。唐玄宗称杨玉环的三个姐姐为姨，并赐给了三个姐姐住宅。天宝初年，又下诏封三人为国夫人。安史之乱时，虢国夫人在逃亡的过程中被迫自杀。相传，虢国夫人骄奢淫逸，随着杨玉环不断被宠幸，虢国夫人也越来越奢靡。她曾用200万钱来修建新宅院的中堂，之后更是赐给圬工500匹绛罗。她出行的时候，沿途会丢弃首饰珠宝玉器，香气飘散数十里。天宝十年（751年），虢国夫人与广宁公主争过西市门，虢国夫人的奴仆鞭打了公主，广宁公主落马，驸马也因搀扶公主而被打数鞭。广宁公主向唐玄宗哭诉，玄宗仅下令杀了虢国夫人的奴仆，但驸马却也因此而停官。不久后，杨玉环的八姐秦国夫人去世，虢国夫人和韩国夫人变本加厉，大肆受贿敛财，为世人深恶痛绝，最终死在了逃亡的路上。

明代朱克生《秋舫日记》中的《莞尔唐史》记载："虢国夫人娥眉长，酥胸如兔裹衣裳。东莱阿胶日三盏，蓄足冶媚误君王。"由此可见，虢国夫人也深信着阿胶滋补养颜的功效，并成为阿胶的忠实粉丝。

朱熹

阿胶，对于女性来说是养颜之佳品，对于老年人来说也是滋补之良药，在我国历史上就有很多老年人服用阿胶的例子。朱熹作为我国著名的孝子，也将阿胶视为孝顺母亲的佳品。

朱熹，字元晦，又字仲晦，号晦庵，晚称晦翁，世称朱文公，祖籍江南东路徽州府婺源县（今江西婺源），出生于南剑州尤溪（今福建尤溪）。朱熹是我国著名的理学家、思想家、哲学家、教育家、诗人，闽学派的代表人物，儒学集大成者，"程朱理学"的主要代表人物，被世人尊称为"朱子"。朱熹是孔庙大成殿十二哲之一，也是唯一一个并非孔子的亲传弟子却能在孔庙大成殿中享受祭祀的人。朱熹一生著书颇多，包括《四书章句集注》《太极图说解》《通书解说》《周易读本》《楚辞集注》等，其《四书章句集注》更是被钦定为科举考试的教科书。

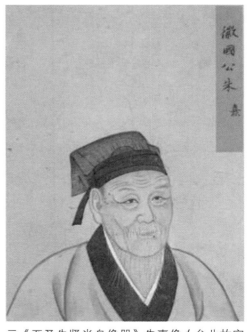

元《至圣先贤半身像册》朱熹像（台北故宫博物院藏）

建炎四年（1130 年），朱熹出生在尤溪县城水南郑义斋馆舍（今南溪书院）中。绍兴五年（1135 年），朱熹进入小学，当时便可读懂《孝经》了。绍兴七年（1137 年），朱熹的父亲朱松应召入都，便把自己的妻子祝氏和朱熹送到了建州浦城寓居。绍兴十三年（1143 年），朱松病逝，在临终前把朱熹托付给崇安（今武夷山市）的好友刘子羽（朱熹义父），又写信给了刘子翚、刘勉之和胡宪三位学识渊博的朋友代替自己教导朱熹。绍兴十七年（1147 年），朱熹在建州的乡试中考中了贡生。次年，刘勉之将自己的女儿刘清四许配给了朱熹，同年朱熹参加科举考试，并考中了王佐榜第五甲第九十名，准敕赐同进士出身，开始走上仕途。

朱熹本就是一位十分孝顺的人，再加上幼年丧父，便更加孝顺母亲。在他入仕后，十分关心母亲的身体，朱熹曾写信给母亲，劝告母亲服用阿胶，信里写道："慈母年高，当以心平气和为上。少食勤餐，果蔬时体。阿胶丹参之物，时以佐之。延庚续寿，儿之祈焉。"通过这封信，我们一方面可以感受到朱熹真挚的爱母之情，另一方面，我们也可看到朱熹十分认可阿胶的滋补功效。

郑和

郑和，原姓马，名和，小名三宝，又叫作三保，明朝太监，云南昆阳（今云南晋宁）人，我国著名的航海家、外交家。郑和出生于明洪武四年（1371年），洪武十三年（1380 年）明军进攻云南，年仅十岁的马和被明军副统领蓝玉掳走，带到了南京，被阉割成了太监，之后便进入了朱棣的燕王府。永乐元年（1403 年），姚道衍和尚收马和为菩萨戒弟子，法名福吉祥。次年，马和立下了战功，朱棣大悦，将其升任为内官监太监，官至四品。为了表彰其于郑村坝立下的战功，便赐给了马和郑姓，更名为郑和。郑和有勇有谋，骁勇善战，颇得朱棣信任，因此，在永乐三年（1405 年）至宣德八年（1433年），郑和先后七次下西洋。关于朱棣派遣郑和下西洋的真实目的，历来说法不一，有人认为，朱棣派遣郑和下西洋是为了彰显大明的强盛国力，让西方各国向大明称臣纳贡；有些人则认为朱棣派遣郑和下西洋的真实目的为寻找失踪的建文帝朱允炆。宣德八年（1433年），郑和在印度西海岸的古里国去世，宣德帝下诏赐葬南京牛首山。

郑和七次下西洋加强了大明与世界各国的联系，彰显了大国国力，也促进了中国同世界各国的经济文化交流。而阿胶在郑和下西洋的过程中，作为国礼之一流传到了世界各国。从此之后，郑和下西洋所到达的各国，也逐渐兴起了服用阿胶的风俗。

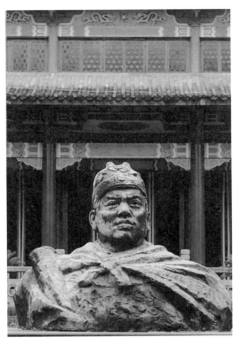

郑和像（福州郑和史迹陈列馆）

乾隆皇帝

在中华民族几千年的历史长河中，共有230多位皇帝，由于各种原因，长寿者较少，最为长寿者当为享年88岁的乾隆皇帝。乾隆皇帝的长寿与其注意养生密不可分，乾隆帝不仅注重锻炼身体，还适时进补，阿胶就是他偏爱的补品之一。

清高宗爱新觉罗·弘历是清朝的第六位皇帝，雍正帝的第四子，年号"乾隆"。乾隆帝在25岁时登基，在位六十年，在禅位给儿子嘉庆帝后又做了三年太上皇，因此，他也是中国历史上实际执掌国家最高权力时间最长的皇帝。乾隆帝在

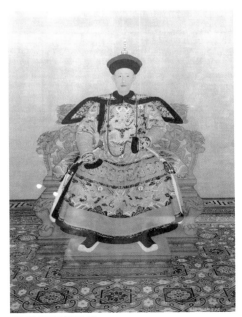

乾隆皇帝朝服像

位期间，清朝达到了最高峰，他在康熙和雍正两位皇帝文治武功的基础上，进一步推动了社会经济文化的发展。乾隆在位期间曾先后五次赦免天下钱粮，三次赦免八省漕粮，在很大程度上减轻了百姓的负担。但也是在乾隆时期，清朝吏治开始腐坏，各地经常爆发起义，同时，他大兴文字狱，束缚人们的思想，实行闭关锁国政策，使中国逐渐落后于世界。

乾隆帝的长寿与他深谙养生之道密不可分，在多年的养生过程中，乾隆帝总结出了养生十六字秘诀："吐纳肺腑，活动筋骨，十常四勿，适时进补。"其中适时进补就是适时食用阿胶、枸杞等补品。乾隆帝年近古稀时，常感到身体虚弱，就命御膳房制作八珍糕和阿胶汤。据传，乾隆帝深信阿胶的滋补功效，除了自己服用阿胶外，还会给自己的妃子服用阿胶。在他的妃子棠儿怀孕期间，他就特地把山东进贡的阿胶赐给了棠儿服用。由此可见，清朝皇室对阿胶也青睐有加。

慈禧太后

在清朝，除了乾隆帝外，还有许多皇族人偏爱阿胶，其中就包括咸丰帝嫔妃、同治帝生母，执掌政权几十年的慈禧太后。慈禧太后在还是懿嫔的时候是凭借服用阿胶，得以保住身孕，诞下皇子，最终成为权倾朝野的太后。

慈禧即孝钦显皇后，叶赫那拉氏，原名叶赫那拉·杏贞，又称西太后、那拉太后、老佛爷、慈禧太后。咸丰二年（1852年），叶赫那拉·杏贞被选进宫，赐号兰贵人。咸丰四年（1854年），叶赫那拉·杏贞晋封为懿嫔。六年（1856年），她为咸丰皇帝诞下了唯一的皇子载淳，从而晋封了懿妃。次年，懿妃进一步晋封为懿贵妃。由于当时的咸丰皇帝体弱多病，再加上当时的大清内有农民运动，外有英法联军入侵北京，心力交瘁的咸丰帝就通过口授，让懿贵妃代笔批阅奏章，并允许其在批阅中发表自己的意见。咸丰帝驾崩以后，懿贵妃与孝贞显皇后两宫并尊，称圣母皇太后，上徽号慈禧。之后，慈禧太后又联合慈安太后和恭亲王发动了"辛酉政变"，诛杀了顾命八大臣，从而形成了"二宫垂帘，亲王议政"的政治局面。慈安太后去世后，慈禧通过"甲申易枢"罢免恭亲王，开始独掌大权。光绪三十四年（1908年），慈禧太后去世，葬于定东陵。

慈禧太后传奇一生的转折点是为咸丰皇帝诞下了唯一的皇子，而她能成功诞下皇子又离不开阿胶的滋补。当时，众妃嫔数年未给咸丰帝诞下皇子，皇嗣面临着后继无人的危机，之后懿嫔怀孕，满朝文武都把诞下皇子的希望寄托在了懿嫔身上。然而，懿嫔在怀孕七个多月的时候患上了"血证"，御医束手无措，咸丰帝和大臣们都焦急万分。此时，来自山东的户部侍郎陈宗妫得知了此事，便献上了阿胶，在服用了几次阿胶之后，懿贵妃的"血证"

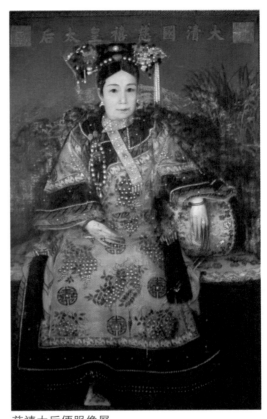

慈禧太后便服像屏

竟然被治愈了，最终成功为咸丰皇帝诞下了皇子，懿嫔也母凭子贵，成为后来的慈禧太后。

同治时，宫廷每年都会派遣四品钦差到东阿监制阿胶，以供内廷使用。由此可见，东阿阿胶受到了皇家的认可，这也进一步证明了阿胶确实具有不同凡响的滋补功效。

曾国藩

"孝"是中华民族的传统美德，中国古代的知识分子也都将"孝"作为修身齐家的重要内容。晚清名臣曾国藩是著名的孝子，十分关注自己母亲的身体，常会给家里寄一些阿胶，嘱咐母亲食用。

曾国藩，初名子城，字伯涵，号涤生，因此又名曾子诚、曾传豫、曾

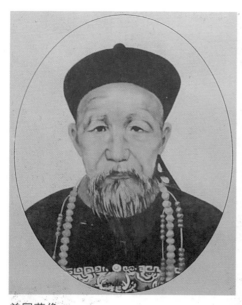

曾国藩像

伯涵、涤生，他是宗圣曾子的七十世孙，是我国近代著名的政治家、战略家、理学家、文学家，湘军的创立者和统帅，与李鸿章、左宗棠、张之洞并称"晚清四大名臣"。嘉庆十六年（1811年），曾国藩出生在湖南长沙府（今湖南双峰）的一户地主家庭当中。他自幼勤奋好学，27岁时考中了进士，进入翰林院，成为了军机大臣穆彰阿的门生，之后先后担任了内阁学士、礼部侍郎等职。太平天国运动爆发后，曾国藩组建了湘军，后平定太平军，功盖天下。曾国藩一生清正廉明，严以律己，对清王朝的政治、军事、经济和文化事业的发展都产生了深远的影响。在曾国藩的主持下，中国建造了第一艘轮船，建立了第一所兵工学堂，印刷翻译了第一批西方书籍，安排了第一批赴美留学生，这些都推动了中国近代化的发展。

作为传统的儒家知识分子，曾国藩十分孝敬母亲，他经常给自己的母亲寄一些日常用品，其中就包括阿胶。《曾国藩家书》记载：

兹因金竺虔南旋之便，付回五品补服四付，水晶顶二座，阿胶二封，鹿胶二封，母亲耳环一双。竺虔到省时，老弟照单查收。阿胶系毛寄云所赠，最为难得之物，家中须稳重用之。（道光二十三年三月十九日）

男与心斋各借银一百两，与渠作途费，男又托渠带银三百两，系蓝布密缝三包，鹿胶二斤半，阿胶二斤，共一包，高丽参半斤一包，荆七银四十两一包，又信一封……（道光二十四年正月正月廿五日）

曹西垣教习服满，引见以知县用□七月却身还家；母亲及叔父之衣，并阿胶等项，均托西垣带回。（道光二十八年五月初十）

　　十月十六日，发一家信，由廷芳宇明府带交。便寄曾希六陈体元从九品执照各一纸……母亲大人耳帽一件，膏药一千张，服药各种，阿胶二斤，朝珠二挂，笔五枝……（道光二十九年十一月初五日）

李鸿章

　　清朝的达官贵人尤爱阿胶，将阿胶视为绝佳的补品。清朝末年的李鸿章靠着阿胶才得以在英国"扬眉吐气"。

　　李鸿章，本名章铜，字渐甫或子黻，号少荃，晚年自号仪叟，别号省心，世人多称其为"李中堂"，又因其在家行二，世人又将其称为"李二先生"。李鸿章是安徽合肥人，洋务运动的主要领导人之一，他是淮军与北洋水师的创始人和统帅。李鸿章参与了晚清王朝的一系列重大事件，如镇压太平天国运动、镇压捻军起义、洋务运动、甲午中日战争等，也作为清政府的代表签署了一系列不平等的条约，如《马关条约》《辛丑条约》等。人们对于李鸿章的评价是褒贬不一，日本首相伊藤博文将其视为"大清帝国中唯一有能耐可和世界列强一争长短之人"，德国海军大臣柯纳德将其称为"东方俾斯麦"，慈禧太后将其视为"再造玄黄之人"，他也是晚清"中兴四大名臣"之一。但是，由于他代表清政府与帝国主义列强签订了一系列不平等条约，很多人视李鸿章为奸臣、卖国贼。不论人们对其评价如何，不可否认的是，李鸿章在晚清扮演了不可忽视的角色。

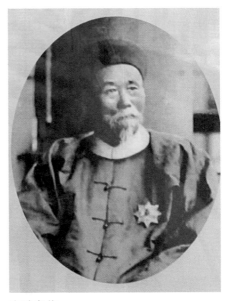

李鸿章像

　　李鸿章在甲午中日战争后曾被清政府委派出使欧洲，希望借助欧洲列强的力量牵制日本，以此来挽救大清的国运。但当时的李鸿章已是 74 岁的高龄，再加上日夜操劳，哮喘发作。慈禧太后得知后，十分担心他的身体，于是赐给李鸿章各种补品，其中就包括阿胶。李鸿章在前往欧洲的路上就一直服用阿胶，一个多月后，哮喘果然好多了，身体也日渐康复，这也使得他得以在欧洲红毯上"扬眉吐气"。

李鸿章服用阿胶治好哮喘是有依据的，在中药中，阿胶本就是哮喘的对症之药。中医认为哮喘属于"哮病"，元代的医学家朱丹溪认为"哮喘专主于痰"，是痰导致哮喘病的发作，李时珍《本草纲目》记载阿胶有滋阴润燥、益气补虚、除风化痰清肺的功能，因此服用阿胶正是对症下药。

胡雪岩

阿胶作为滋阴补血之良药佳品受到人们的推崇，而商人们也看到了阿胶背后所隐藏的巨大市场，因此，在明清时期出现了一批阿胶商人，胡雪岩就是其中之一。

胡雪岩，本名胡光墉，幼名顺官，字雪岩，出生于安徽徽州，我国近代著名的红顶商人、政治家，徽商的代表人物。胡雪岩幼时家境贫寒，靠给人放牛为生。道光十五年（1835 年），其父去世。次年，为了生存，胡雪岩开始孤身闯荡，先后在杭州杂粮行和金华火腿商行当小伙计，之后到了杭州信和钱庄当学徒，他从扫地、倒尿壶等杂活干起，三年师满后，因勤快踏实成为钱庄的正式伙计。道光二十二年（1842 年），19 岁的胡雪岩被杭州阜康钱庄的于掌柜收为了学徒。于掌柜无子，见胡雪岩机灵勤快，就把他当作了亲生儿子。于掌柜在弥留之际把钱庄交给了胡雪岩，这也是胡雪岩从商的资本。咸丰十一年（1861 年），胡雪岩从上海运输军火、粮米帮助清军对抗太平军，受到左宗棠的赏识。之后，他又帮助左宗棠组织"常捷军"，创办州船政局，在左宗棠征讨阿古柏时帮助左宗棠主持上海采运局局务，还将上海中外各界的重要消息报告给左宗棠。胡雪岩得以官居二品，还被赏赐了黄马褂。胡雪岩凭借着自己杰出的经商才能以及经手的官银在上海创办钱庄，在全国各地设立阜康钱庄的分号。除此之外，他还在杭州创办了"胡庆余堂",制造"避瘟丹""行军散""八宝丹"供给军民使用。光绪九年（1882年），胡雪岩的产业资金周转失灵，再加上外商的排挤，产业被迫贱卖，后又被清廷革职抄家，胡氏因此郁郁而终。

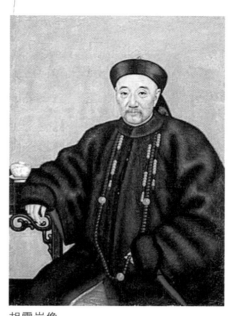

胡雪岩像

胡雪岩十分具有经商头脑，一生经商少有失手，但是却在卖阿胶时触了霉头。当时，阿胶在长三角地区十分流行，胡雪岩的药店"胡庆余堂"也在贩卖阿胶，但是胡雪岩并不甘心只做一个阿胶的经销商，而是想介入阿胶的生产环节。众所周知，东阿阿胶的独特优势之一就是东阿水，胡雪岩便四处勘察，最终找到浙江临平湖西岸的宝庄泉，认为此水可以匹敌东阿水，但由于东阿水的独特性，胡雪岩所制之胶最终还是不敌东阿阿胶。这也证明了东阿阿胶具有难以复制的优势。

工 匠

自明清以来，民间制胶业愈加繁荣，东阿县出现了一批优秀的制胶工匠，他们以匠心和工艺助推阿胶产业的发展，然由于时代原因，很多制胶名匠的手艺与事迹都没有被记载下来，成为阿胶历史中的一大缺憾。几十年来，东阿阿胶以史为鉴，十分注重对老工匠手艺的传承与行业事迹的宣传，通过工匠故事传承东阿精神，助推企业文化发展。本目将简要介绍"阿胶工业化奠基人"刘维铦和制胶师傅董正生、刘克成以及新技术阿胶人张守元。

刘维铣

阿胶在我国已有上千年的历史，在这上千年的历史当中，炼制阿胶始终是直火熬胶，处于"半年生产半年闲"的手工作坊状态。时间来到 20 世纪七八十年代，现代科技之光也照耀到了东阿阿胶炼制这一传承了千年之久的制作技艺中。

有位年轻人，大胆革新，勇于创造，开始把现代技术引入炼胶过程当中，从而逐步实现了阿胶生产的工业化、规模化和标准化、自动化，此人便是被称为"阿胶工业化奠基人"的刘维铣。

刘维铣，中共党员，高级工程师，应用研究员。刘维铣 1941 年出生于荣成市成山镇马山寨村，1962 年毕业于山东地质学院，1968 年在原种农场工作，1970 年被调到山东东阿阿胶厂当电工，1981 年担任山东东阿阿胶厂副厂长，1985 年担任山东东阿阿胶厂技术科长及厂长，1993 年担任山东东阿阿胶集团有限责任公司党委书记、董事长兼总经理。刘维铣身上荣誉颇丰，他曾被评为山东省专业技术拔尖人才、山东省优秀企业家、第一届全国中药行业优秀企业家、第六届全国优秀企业家，获得过山东省医药行业科技进步"伯乐奖"，曾被中华全国总工会授予全国优秀经营管理者称号和"五一劳动奖章"，被国务院授予全国劳动模范称号，享受国务院特殊津贴，并先后当选第八届、第十届全国人大代表。

刘维铣对于阿胶行业最大的贡献是发明了 EH-4 型阿胶蒸球化皮机，研究出蒸汽加压化皮与蒸汽熬胶新工艺，使得阿胶生产得以实现自动化、规模化和标准化，后来这一发明逐渐推广到整个阿胶行业，促进了阿胶工业化发展。

刘维铣刚到东阿阿胶厂时，发现大名鼎鼎的东阿阿胶竟然是家庭作坊式生产，生产环境差，安全系数低，致使许多工人被烫伤或切伤。他还发现，由于是手工制作，每个工人炼制的阿胶质量和产量各不相同，无法保证生产的阿胶都是优质的。为了改变这一现状，刘维铣向厂领导提出了研制阿胶生产线和蒸球化皮设备的方案，厂领导虽然支持，但是，摆在刘维铫面前的困难很多。首先是图纸设计好后，机械加工厂因没有此类制造经验而不敢承接。而后，刘维铫决定厂里自己买材料制造，而厂里因资金困难，申请的 20 万元只能批给 5 万。在实际制造过程中，因缺乏经验与技术、工具支撑，困难重重。工人们提出了很多实际问题：我们没有切割机，1 厘米厚的钢板怎么切？钢板即使切好了，弧度怎么处理？弧度差不多了，拼接是否能吻合？钢板能吻合，怎么才能焊

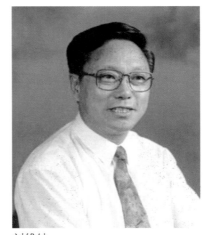

刘维铫

接得均匀？焊接成了，内部的压力怎么测算？会不会因压力过大而爆炸？刘维铫斩钉截铁地说："我就不信了，人家坦克都能做，咱们连东西都弄不了，没有好办法我们就用土方法，只要走，腿总比路长。"没有切割机，向铁匠学习，把钢板烧红了慢慢剪；没有弯曲机，在地上刨个土坑，烧红了钢板，用木槌敲；没有先进焊接技术，外面焊完了，人钻到里面再焊。

经过多年技术研究和艰苦制造，刘维铫终于带领大家自主制作出了"蒸汽球"，大大提高了阿胶产量。随着阿胶生产规模化、标准化和现代化发展，山东东阿阿胶得以在全国众多阿胶厂中脱颖而出，成为阿胶行业的领头企业之一。随着时代的发展，各种传统工艺也应与时俱进，刘维铫以其独到的眼光和渊博的知识，使得山东东阿阿胶在时代的洪流中占据优势地位。

董正生

在阿胶几千年的发展历史中，曾出现过大量制胶名匠，但由于古代观念的局限，他们并未被各类书籍所载。江山代有才人出，现代也涌现出一大批制胶能匠，董正生正是其中之一。

1987 年，25 岁的董正生退伍，进入东阿阿胶厂成为一名炼胶工段的学徒工，憨厚朴实的他也是在炼胶车间实习 3 年后才开始正式学习炼胶。

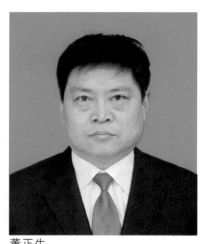
董正生

在这 3 年时间里，董正生任劳任怨，从脏活、重活做起，每天主动打扫卫生、刷锅、运送驴皮，炼胶师傅们都愿意把自己的炼胶经验传授给他。在当时，炼胶属于重要工段，竞争激烈、淘汰率高，因此，身怀绝技的老师傅们并不会把自己的拿手绝活传授给他人。董正生为了能掌握炼胶工艺，便"偷师学艺"。在日常炼胶过程中，董正生会留心观察老师傅们的工艺和方法，比如化皮时的压力、温度、时间等，还会仔细观察炼胶时胶的颜色、亮度、浓稠度的变化情况。每个老师傅的经验和绝活也各不相同，多年积累的经验也不可能完全教给徒弟，董正生为了学到更多技术，不仅在工作场合向老师傅们请教，还会在吃饭时、回到宿舍后特意找老师傅们聊天，学习老师傅们的经验。在不断学习和积累下，董正生练就了一身绝活，成为东阿阿胶最出色的炼胶工之一。

董正生的绝活总结起来就是一个"精"字，即精确、精细、精心。阿胶的炼制工艺包括泡皮、切皮、化皮、熬汁、浓缩、凝胶、切胶、晾胶、擦胶等，随着新技术的应用，东阿阿胶的大部分生产工艺都实现了自动化、规模化和标准化，但受原材料、设备、生产时间以及少部分生产工艺自身特性的影响，在实际生产中，炼胶工需要凭经验来选择使用的中间值、上限值以及下限值，炼胶工的经验直接影响阿胶的生产效率。董正生的拿手"绝活"是化皮工序中的提沫，所谓化皮，就是把驴皮中的有效成分尽可能多地溶解在水中并提取出来，让不需要的非药用成分滞留在蒸球化皮机内，而提沫就是除去胶汁中的杂质。提沫也是影响阿胶质量、产量的重要环节之一，提沫多，阿胶质量会好，但会把胶汁中的有效成分带走一部分，产量降低；提沫少，杂质就会残留在胶液中，影响阿胶品质。提沫这项工艺每位炼胶匠都会，但却很难做到"精确"，而董正生的绝活就是"精确"。在炼胶过程中，董正生会根据原材料不同，精确把握胶的亮度、浓度、提取时间等，这不仅是一项技术活，更是一项精细活。在十几个小时的化皮过程中，董正生和自己的搭档耐心观察，仔细操作，他们一人在操作室紧盯屏幕，一人在炼胶现场观察蒸球，两人不断通过对讲机沟通交流，配合操作，焯皮、涮皮、放水等工作按秒计算，决不让排水时间延长超过 5 秒。也正是凭借高度的责任心，董正生带领自己所在的炼胶六班组成为东阿阿胶生产的排头兵。

2013 年，董正生被授予首届东阿阿胶"刘维铫"奖，2018 年，他又被全国能源化学地质系统推荐为"大国工匠"。这些荣誉也充分证明董正生在传承阿胶工艺方面作出了杰出的贡献。

刘克成

所谓"工匠精神"，对于个人是指干一行、爱一行、专一行、精一行，务实肯干、坚持不懈、精雕细琢的敬业精神。在阿胶行业也有着许多十几年如一日兢兢业业的阿胶工匠，独创了"龟甲胶操作法"的刘克成就是其中之一。

1985 年，20 岁的刘克成进入东阿阿胶厂，成为一名炼胶学徒工。由于东阿阿胶的知名度以及厚重的文化积淀，进入东阿阿胶厂工作是当时许多年轻人的梦想，刘克成满怀骄傲地进入了阿胶厂，并在炼胶岗位上一干就是 33 年。刘克成第一次进入炼胶车间时，就被车间里炼胶师傅们的炼胶工艺惊呆了，看着师傅们用先进的设备去打沫、挂旗，他下定决心要好好学习炼胶，成为一名优秀的炼胶工。他在正式接触炼胶后，便向师傅们虚心请教各种技术问题，每天孜孜不倦，磨炼自己的炼胶技艺，日复一日，年复一年，终于探索出了一套娴熟高效的炼胶技术。刘克成在不断提高自己的过程中，对其

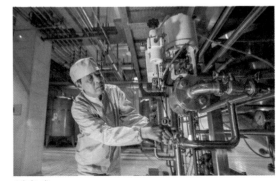

刘克成

他炼胶员工也毫不藏私，把自己的知识和经验都传授给了他人，带领大家一同进步。

刘克成最拿手的要数龟甲胶。龟甲胶作为东阿阿胶的传统胶类，一直在持续生产，可是产量比较小。随着近年来市场需求的扩大，需要提高龟甲胶的产量。经过一系列综合测评之后，刘克成带领的炼胶5班从中脱颖而出，担下了这一重任。刘克成对于龟甲胶的炼制也有自己独到的理解。首先是蒸球化龟甲，这也是龟甲胶生产中最为关键的一环，从每个蒸球的加水量到排气时间、从蒸球压力的大小到温度的高低、从焯到涮再到化的时间长短，都必须准确无误、分毫不差，而各个节点在符合工艺要求和参数的前提下，具体操作是靠上限还是下限，还是中间值，也都需要他严格把控。其次是沉淀和离心，龟甲胶胶液必须静置沉淀9个小时，之后才能过滤、离心，这个时间也是刘克成在多年炼胶过程中实践总结的最佳时间。最后便是蒸发、浓缩环节，这道工序会直接影响到龟甲胶的性状以及水分，因此这一环节需要刘克成亲自把控。刘克成对龟甲胶炼制工作的高要求，成就了龟甲胶的高品质。

正是像刘克成这样的炼胶师傅一代代地传承，对于阿胶全身心投入，才使得阿胶得以在上千年的历史中保持活力。

张守元

张守元，东阿阿胶股份有限公司质量工艺管理专家、工程师、二级技师，是青年东阿阿胶人的代表之一。十多年来，他潜心研究阿胶生产工艺，牵头或参与组织完成20余项质量、工艺改进，将几代阿胶师傅积累的宝贵经验固化下来，成为可以传承的工艺标准，为阿胶生产自动化水平提升做出了新的贡献。

2005年，张守元大学毕业后应聘到东阿阿胶股份有限公司。刚到公司时，张守元是公司里为数不多的具有技术优势的大学生，被安排到研究院做技术研发工作。那时研究院的检验仪器非常少，他每天都跑化验室，找化验室的同事帮忙检测参数。有时候他的思路和方法太超前，化验室的同事们不知道如何去操作，他就先把试验方法搜集整理出来，手把手地教同事们操作。好学的他在公司良好的氛围中如鱼得水，对阿胶产生了浓厚的兴趣，吸引他跨入东阿阿胶古老而又神秘的宝库，去破解未解之谜，用现代科技手段留住阿胶的魅力。

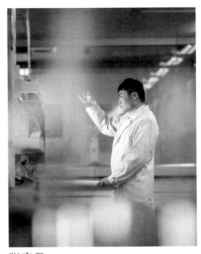

张守元

　　阿胶在古代作为贡品，极珍贵且稀少，工序复杂而神秘，而唐宋以来的"九朝贡胶"更被称为阿胶极品，如何重现"九朝贡胶"成为张守元的目标。张守元认为："历史是认识现实的钥匙，传承东阿阿胶技艺必须要了解它的历史，知道它的本来面貌，才能解决在现代条件下的传承发展问题。"九朝贡胶的生产工艺散见于各种古籍，张守元翻阅了研究院珍藏的古籍，还到图书馆查找文献，了解掌握东阿阿胶的历史文化基因和生产工艺的点滴记载。

　　九朝贡胶的生产工艺虽散见于古籍记载，但要真正了解还要到生产实际中。为此，公司领导请回了东阿阿胶已经退休的几位老师傅，包括阿胶非物质文化遗产传承人、时年已70多岁的刘绪香，为中年阿胶师傅以及年轻技术人员提供指导，老中青三代一起恢复久已失传的九朝贡胶生产工艺。张守元作为最年轻的一员，有幸参与了全过程。那半年时间，他几乎每天都与十几位老师傅一起，用大锅熬胶、压火、调火，沉浸在雾气弥漫的古法炼制阿胶的环境中。老师傅们带领他们把工艺复原后，由他写出了九朝贡胶的工艺标准。

　　张守元很喜欢跟老师傅们打交道，和老师傅们聊天，静静地听老师傅讲自己的经历，用心记下老师傅的制胶技艺和经验。在制定制胶工艺标准参数的过程中，遇到解决不了的问题，他总会从老师傅那里打探门道。他说："老师傅们二三十年的经验积累，他们每人几乎都有自己的独门绝技，跟他们聊天，可能聊一上午就在一两个点上会被点拨。就这一两点，有可能就是影响产品质量的关键东西，使你顿开茅塞。"张守元他们所做的，就是把老师傅的经验固化成可以有效传承的工艺标准，让整个工艺流程做到最优。目前，东阿阿胶已经将老师傅们80%的经验固化为工艺和质量标准，基本解决了阿胶传统工艺传承和现代化规模化生产相融合的中医药发展难题，其中，张守元做出了突出贡献。

阿胶已经传承三千年，如何让它再传三千年？在老师傅们退休之前，把目前还没有量化的微妙指标固定下来，是张守元给自己制定的目标。他对自己也对团队的同伴们讲："千万不能有松口气、歇歇脚的念头，留给我们的时间不多了。"

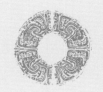

卷十 ◎ 发展典

阿胶一直是历代医家推崇的名贵中药，享有"补血圣品"的美誉，与人参、鹿茸并称"滋补三大宝"。自古以来，山东地区便是阿胶的主要产地，李时珍就在《本草纲目·兽部》中记："弘景曰：'出东阿，故名阿胶。'"据传，山东最早的阿胶作坊始自北宋开宝二年（969年），至清代，南北诸家中药名铺亦汇聚于山东，有邓氏树德堂、涂氏怀德堂、于氏天德堂、王氏景德堂、陈氏东岳衡药店等十余家。其中，嘉庆六年（1801年）东阿人氏刘延波于东阿小赵庄建立的同兴堂胶庄，因创制"九九制胶法"、解决了熬胶过程中的技术难题、提高阿胶质量与出胶率而名噪一时。道光六年（1826年），同兴堂阿胶被选为贡胶，成为当地阿胶业领导者。咸丰五年（1855年），因水灾，同兴堂设备尽毁，逐渐衰落下去。

1912年，东阿县卫生阿胶厂成立，阿胶生产从传统的作坊式生产转变为工厂化作业。东阿县卫生阿胶厂聘请同兴堂制胶技艺传承人赵锡寅，保证了传统阿胶技艺的传承。抗日战争爆发后，受战争形势影响，东阿县卫

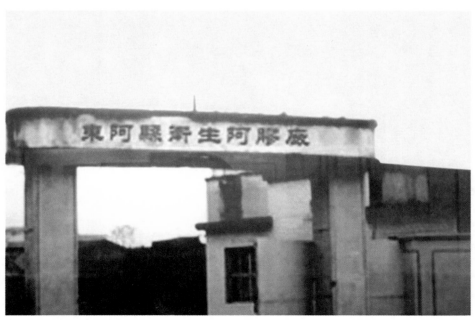

东阿县卫生阿胶厂大门

生阿胶厂被迫停业。

1952 年，聊城市东阿县人民政府集结辖内赵锡寅等制胶艺人，建立了山东东阿阿胶厂，1993 年更名为东阿阿胶股份有限公司。产自"道地药材东阿阿胶规范化生产与保护基地"的东阿阿胶，取材于整张驴皮、东阿水，更有传统炼胶技艺，被誉为"滋补国宝"。2008 年，东阿阿胶制作技艺入选"国家级非物质文化遗产"。本卷将详细介绍东阿阿胶的发展历程、荣誉成就、产业结构等内容，并通过东阿阿胶公司观察中国阿胶产业的发展。

东阿阿胶大事年表

1952 年
东阿县阿胶厂建厂。

1955 年
厂址迁至铜城镇北关、官路沟旁，占地 2.25 亩。

1961 年
第一代脚踏式切胶机研制成功，日切阿胶 150 斤，比手工切胶提高功效三倍多，此后又多有改进。

1966 年
山东东阿阿胶厂将"东阿"商标报中央工商行政管理局备案，"东阿"商标被批准使用，并发商标证书以资证明。

1969 年
厂址搬迁到东阿县阿胶街 78 号。

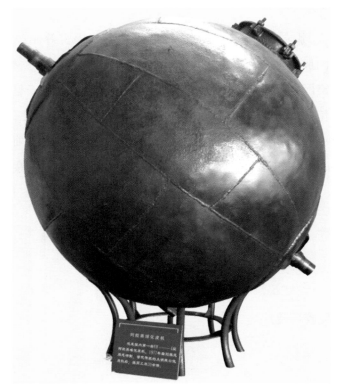

全国第一台蒸球化皮机（手工打造）

1977 年

全国第一台 EH-4 型蒸球化皮机研制成功，提高功效 31.5 倍，开辟了阿胶生产新纪元。

1979 年

"东阿"牌阿胶被评为山东省优质产品、优质名牌，授予"著名商标"证书。

1980 年

"东阿"牌阿胶荣获国家金质奖章。

东阿阿胶推出阿胶补浆产品。

1981 年

全国第一部《阿胶生产工艺规程》诞生，阿胶生产工艺被认定为国家级保密工艺。

1985 年

"东阿"牌阿胶获山东省优质出口商品称号，第二次荣获国家质量金质奖章。

1986 年

山东东阿阿胶厂对切胶机进行二次改造，实现机械化生产，效率提高30%。

空调技术的应用实现了阿胶的常年生产。

1987 年

东阿阿胶在全国第二次工业普查工作中荣获"银杯奖"。

1989 年

山东东阿阿胶厂采用微机网络辅助企业管理，重点生产工序采用微机控制。

东阿阿胶厂设立实验室，负责新产品研制和老产品的更新换代工作。

东阿阿胶厂晋升为国家二级企业。

东阿阿胶厂被国家技术监督局认定为国家二级计量单位。

东阿阿胶厂获山东省质量管理奖。

1990 年

东阿阿胶厂被山东省医药质量管理协会吸收为会员。

微机室的"微机辅助企业管理系统"成果，荣获山东省企业管理现代化优秀成果二等奖。

东阿阿胶厂荣获 1989 年度山东省企业管理优秀奖。

东阿阿胶厂获国家中医药管理局颁发的优秀企业管理奖。

"东阿"牌阿胶获中国妇女儿童用品四十年博览会金奖、复方阿胶浆获银奖。

东阿阿胶购进第一台煮提设备。

阿字牌复方阿胶浆被评为国家中医药管理局优质产品。

"东阿"牌阿胶第三次荣获国家质量金质奖章，年产量突破 1000 吨大关。

1991 年

"东阿"牌阿胶荣获"长城"国际金奖。

山东省医药管理局批准同意东阿阿胶厂定点生产阿胶三宝膏。

东阿阿胶荣获一九九〇年度中药工业国家一级节能企业称号。

东阿阿胶被国家医药管理局授予全国医药系统先进集体荣誉称号。

东阿阿胶荣获国家中医药管理局质量管理奖。

1992 年

山东东阿阿胶厂获"山东省明星企业"称号。

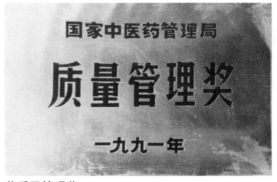

获质量管理奖

东阿阿胶厂荣获一九九一年工业经济效益排头兵企业称号。

东阿阿胶厂被授予全国先进集体称号，获中华全国总工会颁发的"五一劳动奖状"。

建立山东东阿阿胶厂和田分厂，负责生产合格的半成品。

引进意大利口服液灌装生产线及胶囊填充机，意味着东阿阿胶厂应用设备现代化水平上升到了一个新的阶段。

东阿阿胶厂获"一九九一年全省环境保护先进企业"称号。

财务科研究成果"量本利分析法和成本结构研究在经营管理中的应用"获山东省医药行业第三届企业管理现代化优秀成果二等奖。

省卫生厅批准建立山东东阿阿胶厂青岛分厂，定点生产"阿胶三宝膏"和"阿胶补血膏"。

骨龙素胶囊荣获首届中国医疗保健精品称号。

1993 年

"东阿"牌阿胶被评为首批山东省名牌产品。

山东东阿阿胶股份有限公司成立。

东阿阿胶宾馆落成。

多功能大楼落成。

东阿阿胶厂成为第一批"全国旅游商品定点生产企业"。

购进第一套口服液灌装自动设备，标志着公司制剂工艺达到国内先进水平。

购进第一台 10 吨锅炉，为公司生产提供了保障。

引进干式造粒机，为公司颗粒剂生产创造了条件。

东阿阿胶荣获中华全国总工会"全国模范职工之家"称号。

引进利乐包装生产线，提高了公司饮料生产水平。

1994 年

省经贸委授予东阿牌阿胶山东名牌称号。

骨龙胶囊被评为卫生部国家二级中药保护品种。

福字阿胶被评为国家一级中药保护品种。

复方阿胶浆被评为国家二级中药保护品种。

阿胶（液体）被评为国家二级中药保护品种。

东阿牌阿胶、阿字牌复方阿胶浆被山东省质协、山东省医药管理局推荐为 1993 年受欢迎的山东医药产品。

低糖复方阿胶浆产品的研制获山东省医药行业"八五"科技进步特别贡献奖。

锅炉软化水处理车间投入运行。

东阿阿胶股份有限公司荣获全国中药工业一九九三年度主要经济效益指标前二十名最佳企业称号。

制剂车间投入使用。

制剂大楼竣工。

公司试行使用电脑考勤仪考勤。

山东东阿阿胶股份有限公司技术开发中心成立。

第二台 10 吨蒸汽锅炉竣工使用。

1995 年

"东阿"牌阿胶、阿字牌复方阿胶浆被评为中国中药名牌产品。

东阿阿胶股份有限公司获 1994 年度全国优秀企业奖。

东阿阿胶开始实行岗位技能工资制、全员劳动合同制，推行"三工"管理。

10 吨蒸汽锅炉微机自动控制系统投入运行。

"阿"牌速溶鹿角胶颗粒剂获国家级新产品称号。

东阿阿胶被国家中医药管理局授予全国中药行业优秀企业称号。

东阿阿胶派人员在山东大学微生物系进行关于生物工程技术的培训，标志着公司开始进军生物工程领域。

成立 EPO 研制生产小组。

山东东阿阿胶股份有限公司技术开发中心被认定为省级技术开发中心。

保健品生产厂房落成。

公司开始推行 ISO9000 系列标准，并结合公司实际，制定《ISO9000 系列标准实施进度表》。

公司荣获山东省第三届省级重合同守信用企业称号。

1996 年

"东阿阿胶" A 股股票在深圳挂牌上市。

东阿阿胶股份有限公司被山东省经济委员会授予首批"山东省管理示范企业"称号。

东阿阿胶、复方阿胶浆被国家中医药局推荐为"1995 年度中国中药名牌产品"。

引进第一批细胞培养罐。

东阿阿胶被山东省设备协会、山东省经济委员会评为山东省设备管理一级达标单位。

阿胶补血膏获国家二级中药保护品种。

东阿阿胶被山东省经济委员会授予首批"山东省管理示范企业"称号。

止血复脉合剂被评为国家二级中药保护品种。

"重组人红细胞生成素"被国家科委列为国家"九五"重点科技攻关项目。

"重组人红细胞生成素"通过卫生部药品专家审评，进入二期临床。

阿胶神口服液获得卫生部颁发的批准证书。

东阿阿胶获得由国家医药管理局、中国医药质量管理协会联合授予的"全国医药行业质量效益型先进企业 (1995)"荣誉称号及证书。

1997 年

东阿阿胶股份有限公司在全国 744 家上市公司经营业绩综合评分中排

名第 15 位。

EPO 实验室成立，小组成员进行 EPO 生产前模拟实验。

东阿阿胶被国家中医药管理局列入中成药工业国有重点企业（五十强）。

阿胶饮宝、阿胶枣汁获得卫生部颁发的批准证书。

引进液相色谱仪，以保证 EPO 生产项目早日投产。

引进德国液体灌封机。

荣获 1996 年度全国设备管理优秀单位称号。

东阿阿胶一分厂对蒸球化皮工序实现微机自动控制，进一步提高了产品质量和产量，扩大了市场占有率，改善了工人的劳动条件。

完成"重组人红细胞生成素"二期临床实验研究。

阿胶水晶枣、阿胶枣酱、阿胶羹获得卫生部颁发的批准证书。

"重组人红细胞生成素"被列为山东省十大高新技术产品研究开发工程项目和山东省高新技术及产业发展计划项目。

止血复脉合剂新药试行标准获得转正。

东阿阿胶获国家医药管理局全国医药行业质量效益型先进企业称号。

EPO 大楼建成。

引进激光射码机，采用激光射码机代替手工印字。

1998 年

"东阿"牌阿胶、阿字牌复方阿胶浆荣获第二届山东省名牌产品称号。

东阿阿胶股份有限公司入选 1997 年度全国中成药工业国有重点企业五十强。

山东省科学技术委员会授予东阿阿胶"高新技术企业认定证书"。

东阿阿胶被国家环境保护局授予一九九七年度"全国环境保护先进企业"称号。

试产三批"重组人红细胞生成素"产品，经中国生物制品检定所检定，与东阿阿胶公司检测结果完全一致，一次性报检成功。

长江流域发生特大洪灾，东阿阿胶公司派专人两赴抗洪前线，捐献药品及阿胶枣汁等物资价值累计达 120 万元。

东阿阿胶与上海亚洲商务咨询有限公司成立合作小组。

东阿阿胶二分厂包装流水线改造完工投入运行。

东阿阿胶公司引进 AKTA 层析工作站。该生产纯化设备的使用，可以提高公司 EPO 产品质量，优化生产工艺，降低成本。这也是公司第一次利用进口权独立与外商签定进口外贸合同。

东阿阿胶一分厂隧道式阿胶烘干机投入运行。

1999 年

中药胶剂、合剂分厂通过 GMP 认证，成为中成药同行业首家通过胶剂 GMP 认证企业。

东阿阿胶股份有限公司荣获山东省产品质量奖。

东阿阿胶上海阿华生物工程研究所成立。

阿胶王饮料获得卫生部颁发的批准证书。

东阿阿胶向日喀则受灾地区捐助了价值 5 万元的复方阿胶浆等药品及医疗器械。

东阿阿胶被中证、亚商列为中国最具发展潜力上市公司五十强。

"阿"牌安神补心颗粒获国家新产品称号。

东阿阿胶与上海华东理工大学联合在沪成立上海阿华生物工程研究所，承担基因工程的下游开发与研究工作。

EPO 生产车间正式获准由中国药品认证委员会颁发的药品 GMP 证书，顺利通过 GMP 的复检认证。

"阿"牌阿胶补钙软胶囊获得卫生部颁发的国产保健食品批准证书。

阿胶补血颗粒产品被评为国家中药保护品种。

2000 年

东阿阿胶股份有限公司通过了 ISO9001 国际质量体系认证、ISO1400

国际环境体系认证。

"阿"牌阿胶维生素 E 软胶囊获得卫生部颁发的国产保健食品批准证书。

"阿"牌阿胶西洋参软胶囊获得卫生部颁发的国产保健食品批准证书。

鹿角胶颗粒及龟甲胶颗粒新药试行标准获得转正。

"阿牌"阿胶磷脂软胶囊获得卫生部颁发的国产保健食品批准证书。

公司申请认定"东阿"商标为驰名商标,以加强保护知识产权,提高东阿阿胶的知名度。

EPO 通过国家科技部生物工程中心组织的"九五"国家重点科技攻关项目验收,被认定为国家"九五"科技成果。

2001 年

东阿阿胶荣获"全国用户满意产品"称号。

东阿阿胶技术中心被认定为国家级技术中心。

中华人民共和国人事部批准在东阿阿胶设立"博士后科研工作站"。

东阿阿胶股份有限公司被评为最具投资价值的上市公司前 10 名。

复方阿胶浆等 13 个产品入选国家非处方药目录。

安宫止血颗粒获新药证书和生产批准文号。

东阿阿胶成为国内首家通过 ISO14001 认证的中药企业。

胶条式新型凝胶箱攻关项目获得成功。

2002 年

"东阿"牌商标被认定为中国驰名商标。

"东阿"牌阿胶通过国家原产地标记注册。

东阿阿胶等产品获"全国质量稳定合格产品"称号。

阿胶养颜软胶囊获卫生部保健食品证书和生产批准文号。

东阿阿胶建立全国阿胶生产企业首家博士后科研工作站。

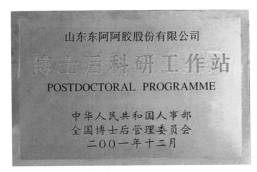

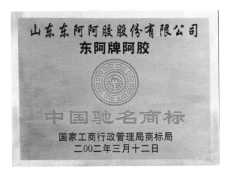

成立博士后工作站　　　　　　　　获中国驰名商标称号

保健品卧式杀菌锅改造取得成功。

全国第一家阿胶博物馆——中国阿胶博物馆在东阿落成。

伊宝阿胶上市。

"重组人白介素 –11 衍生物"被列为"十五"国家重大科技专项。

东阿阿胶股份有限公司获全国用户满意企业称号。

DNA 分子标记技术鉴别驴皮真伪项目通过验收。

东阿阿胶股份有限公司跃升"中国最具发展潜力上市公司50强"第11名。

2003 年

双黄平喘颗粒被评为国家级重点新产品。

山东东阿阿胶股份有限公司被国家科技部认定为 2003 年度重点高新技术企业。

"DNA 指纹图谱技术在驴皮真伪鉴别中的应用"获中国药品质量协会举办 QC 成果交流会二等奖。

山东东阿阿胶股份有限公司入围中国科技和医药百强企业。

"重组人组织型纤溶酶原激酶衍生物项目"（简称 rPA）通过专家审核小组评审，被列入 2003 年度山东省科技攻关计划项目。

山东东阿阿胶股份有限公司第五次入围中国最具发展潜力上市公司 50强，并被授予基业常青奖。

中华人民共和国科学技术部授予东阿阿胶"火炬计划优秀高新技术企业"证书。

2004 年

山东东阿阿胶股份有限公司第六次入围中国最具发展潜力上市公司 50 强。

山东东阿阿胶股份有限公司入围中国最具资源整合力 10 强。

山东东阿阿胶股份有限公司被国家工商总局评为全国守合同、重信用企业。

"东阿"牌被世界品牌实验室评为中国 500 最具价值品牌。

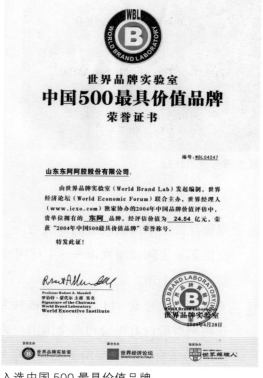

入选中国 500 最具价值品牌

山东东阿阿胶股份有限公司入围中国最具生命力百强企业。

东阿阿胶荣获"中国市场医药行业十大知名品牌"称号。

2005 年

山东东阿阿胶股份有限公司荣获全国医药行业"2005 中国最具影响力财富企业"称号。

"东阿阿胶"商标被山东省工商行政管理局授予"山东省著名商标"称号。

山东东阿阿胶股份有限公司荣获"全国实施卓越绩效模式先进企业"称号，在行业内仅有东阿阿胶一家企业获此殊荣。

山东东阿阿胶股份有限公司第七次蝉联中国最具发展潜力上市公司 50

强，并荣获中国最具发展力上市公司资源整合力 10 强。

2006 年

"东阿"牌入围"中国 100 个最具价值驰名商标"。

东阿阿胶上榜中国制造工业百强企业名单，排名第 56 位。

"东阿"阿胶、"阿"牌复方阿胶浆、保健食品"阿"牌阿胶水晶枣被山东省名牌战略推进委员会认定为 2006 年山东名牌产品。

东阿阿胶主导品牌"东阿"以全国阿胶厂家唯一品牌入围"中国 500 家最具价值品牌"排行榜，品牌价值由上年度的 26.75 亿元升至 27.55 亿元。

"东阿阿胶制作工艺"被山东省政府列入第一批省级非物质文化遗产重点保护项目。

山东天龙驴产业研究院成立。

2007 年

中国品牌研究院公布了"中国最有价值商标 500 强"排行榜，东阿阿胶"东阿"商标入榜，居山东省第 22 位。

山东省文化厅根据山东省人民政府 2006 年 12 月 30 日鲁政发 [2006]149 号文件《关于公布第一批省级非物质文化遗产名录的通知》，对省政府批准省文化厅确定的第一批省级非物质文化遗产名录（共计 157 项）进行了网上公布，东阿阿胶传统中医药文化列入其中。

"东阿阿胶"获得"2006 年度最受消费者信赖的保健品品牌"称号。

东阿阿胶主打品牌"东阿"入选首批 300 家"全国重点保护品牌"。

东阿阿胶第四次连续入选中国 500 最具价值品牌，品牌价值 30.05 亿元，名列排行榜第 228 位，医药行业第 11 位。

2008 年

东阿阿胶入选山东省首批文化产业示范基地。

"东阿"阿胶商标再次入围"中国最有价值商标 500 强"，商标价值

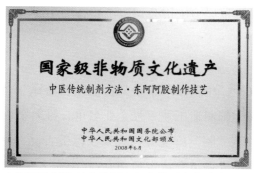

东阿阿胶制作技艺获国家级非物质文化遗产称号

14.6 亿元，列第 176 位。

国务院公布了第二批国家级非物质文化遗产名录和第一批国家级非物质文化遗产扩展项目名录，东阿阿胶制作技艺被列入第一批国家级非物质文化遗产扩展项目名录。

公司申报的"以弘扬中医药文化为依托的企业营销战略的实施"获"国家级企业管理现代化创新成果"一等奖。

公司注射用重组人白介素 –11（冻干粉针剂）顺利通过认证审核，正式获得国家食品药品监督管理局颁发的 GMP 证书。

2009 年

东阿阿胶入围"2008 年度影响世界的中国力量品牌 500 强"。

在中国医药企业管理协会第六届会员（理事）大会暨中国医药 30 年风云会颁奖典礼上，东阿阿胶荣获"中国医药 30 年风云之品牌魅力奖"。

东阿阿胶中国阿胶博物馆被国家中医药管理局授予"全国中医药文化宣传教育基地"称号。

东阿阿胶公司荣获"改革开放 30 年山东省优秀企业"称号。

在"首届中国医药卫生行业社会责任论坛"上，公司获得了"2008 中国医药卫生行业社会责任孺子牛奖"。

在山东慈善会议上，东阿阿胶被授予"山东慈善奖最具爱心慈善捐赠企业"荣誉称号。

全国中医药文化教育基地揭牌暨东阿阿胶养生文化苑奠基典礼隆重举行。养生文化苑项目是山东省百个重点文化产业项目之一。

世界品牌实验室发布 2009 年度中国 500 最具价值品牌，东阿阿胶在全国阿胶厂家中独家上榜，品牌价值达到 34.01 亿元，比上年增长 4 亿元，且第五次蝉联此殊荣。

中国品牌研究院公布"国家名片"100 品牌，东阿阿胶榜上有名。

东阿阿胶入选"首届中国最具竞争力医药上市公司 20 强"。

中国首届冬至膏方滋节暨东阿阿胶文化节在东阿阿胶公司体育馆盛大开幕。

东阿阿胶获首届山东省省长质量奖，聊城市及山东医药行业仅有东阿阿胶一家企业获此殊荣。

2010 年

中国医药质量管理"20 年 20 星"表彰及经验交流大会在北京召开，东阿阿胶被评为医药质量管理明星。

复方阿胶浆荣获"第十一届中国专利优秀奖"，这是我国政府颁发的中国专利领域最高奖项。

山东省农业厅、发改委、经信委等 9 家单位联合发文，授予山东东阿阿胶股份有限公司"山东省农业产业化重点龙头企业"称号。

东阿阿胶喜获"中国制药工业百强"荣誉称号。

东阿阿胶上榜 2009 中国主板上市公司价值百强前十强。

东阿阿胶荣膺第二届中国最具竞争力医药上市 20 强。

中国阿胶博物馆被中国科协授予"全国科普教育基地"荣誉称号。

东阿阿胶蝉联"2010 中国药品品牌榜"补益类榜首。

东阿阿胶"吉祥云"商标被认定为中国驰名商标。

东阿阿胶被认定为"国家新药研发示范企业"。

东阿阿胶荣获"2010 年上海世博会千年金奖"。

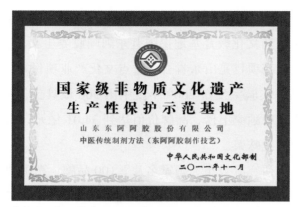

东阿阿胶股份有限公司获国家级非物质文化遗产生产性保护示范基地称号

2011 年

东阿阿胶"重组人组织型纤溶酶原激酶衍生物的研制与产品化"项目获山东省科技进步一等奖。

国家商务部在杭州举办了"全国中华老字号工作会议",东阿阿胶注册商标"东阿"被认定为第二批"中华老字号"。

东阿阿胶凭借特色独具的旅游规划项目、深厚的文化内涵、优良的服务被山东省旅游局授予"山东省旅游服务名牌"荣誉称号。

东阿阿胶入围"2011 年度中国上市公司市值管理百佳榜"。

东阿阿胶荣获"2010 年度上市公司金牛奖"和"金牛基业常青公司奖"。

东阿阿胶入选"中国上市公司价值百强前十强",位列第五位。

东阿阿胶获"第三届中国最具竞争力医药上市公司 20 强暨 2011 年度最具投资价值医药上市公司 10 强"。

东阿阿胶系列产品获 2010-2011 年度"店员推荐率最高品牌",同时入选"中国药店十大金牌供应商"。

东阿阿胶制作技艺列入第一批国家级非物质文化遗产生产性保护示范基地。

东阿阿胶荣获"2011中国上市公司口碑榜"之最具成长潜力企业称号。

2012 年

阿牌阿胶水晶枣荣获"山东名牌产品"称号。

东阿阿胶荣获全国首批道地药材保护与规范化生产示范基地称号。

中断百年的九朝贡胶生产恢复。

在"2011 年度中国商业联合会科学技术奖"授奖项目中，东阿阿胶防伪防窜物流跟踪系统荣获科技进步一等奖。

2012 年东阿阿胶股份有限公司所属的"中国阿胶博物馆·东阿阿胶养生文化苑景区"被认定为国家 AAAA 级旅游景区。

东阿阿胶养生文化苑被评选为"山东省文化产业重点项目"。

东阿阿胶与中国抗癌协会共同发起的公益项目"东阿阿胶捐赠 5000万，启动中国癌性贫血关爱行动"之支撑项目"复方阿胶浆用于癌症贫血大样本数据库建设项目"启动会在北京召开。

东阿阿胶荣获"2012 中国主板上市公司最佳董事会"荣誉称号。

东阿阿胶获得韩国食品药品监督管理局（KFDA）批准，阿胶从此可以以食品身份在韩国销售。

东阿阿胶被评为"中国十佳金牌上市公司"。

东阿阿胶被评为"2012 薪酬管理年度创新企业"。

东阿阿胶被省政府授予"山东省节能先进企业"称号。

2013 年

东阿阿胶名列国家级信息化和工业化深度融合示范企业（2012 年）名单。

阿胶、复方阿胶、阿胶速溶粉、阿胶糕、阿胶元浆五产品荣获 2012 年"山东名牌产品"称号。

东阿阿胶研究院即国家胶类中药工程技术研究中心承担的国家"重大新药创制"科技重大专项中药大品种改造项目 2012 年工作报告会在领导

力提升与员工发展中心召开。

由中国医药保健品进出口商会和商务部外贸发展局共同主办的"第四届中国国际健康产品展览会"在上海国际展览中心举行。本次活动评选出了2011-2012年度"中医药国际化推进十强领军企业",东阿阿胶获此殊荣。

第二届全国企业文化人才工作会议暨全国组织文化示范基地授牌现场会在青岛举行,东阿阿胶被中国文化管理协会企业文化人才专业委员会授予"中国医药保健品行业企业文化示范单位"。

"第十届中国自我药疗年会·非处方药品牌发展论坛"发布了2013年度中国非处方药生产企业综合统计排名及非处方药产品综合统计排名,东阿阿胶股份有限公司榜列第九位,吉祥云牌阿胶榜列2013年度中国非处方药产品综合统计排名(中成药)虚证类第一位。

在第34次全国医药行业QC小组成果发表交流会上,东阿阿胶7个QC成果获全国医药行业优秀成果一等奖,其中两个获最佳发表奖,另有3个获优秀成果奖。东阿阿胶公司获"全国医药行业质量管理小组活动优秀企业"称号。

胡润研究院与北京丽晶酒店联合发布"2013胡润品牌榜",2013年东阿阿胶品牌价值78亿元,位列胡润研究院2013最具价值中国品牌榜第65名,最具价值国有品牌榜第45名,山东省最具价值品牌第三名。

在海南博鳌举办的"2013中国药品零售产业信息发布会"上,第六届"健康中国·品牌榜"举行了颁奖典礼,正式发布"2013中国药品品牌价值排行榜",东阿阿胶以48.93亿元摘冠。

由中国医药企业管理协会主办,E药经理人杂志社与和君咨询集团承办的"2013第五届最具投资价值医药上市公司10强"揭晓。东阿阿胶、云南白药、天士力、恒瑞医药等10家公司上榜。

在第九届中国企业教育百强盛典上,公司荣获"第九届中国企业教育先进单位百强"荣誉称号。

在山东省企业文化学会成立25周年纪念大会暨中国元素·世界品牌

塑造·特色企业文化建设高端论坛上，东阿阿胶获"2013年度山东省特色企业文化建设优秀成果50强单位"称号。

在南方都市报主办的中国十大营销盛典上，"东阿阿胶空中营销实现品牌跨越"入选"2013年度中国十大营销事件"。

"美德山东·礼敬天下——十大商会联合推荐国宝级山东特产"新闻发布会在济南举行，最能代表山东形象的"省礼"与"国礼"——国宝级山东特产东阿阿胶得到了驻鲁十大商会的联名推荐。

山东省旅游局公布第十一届山东省旅游商品创新设计大赛评选结果，在近千件参赛作品中，旅游养生公司选送的"会唱歌的东阿小毛驴"公仔脱颖而出，喜获设计类金奖。

由山东东阿阿胶股份有限公司主办、湖南卫视快乐购有限责任公司承办的"湖南卫视快乐购走进东阿阿胶原产地大型直播秀"活动，在东阿阿胶养生文化苑贡胶馆举行。

在首届中国质量奖颁奖仪式上，山东东阿阿胶股份有限公司凭借"实施大质量管理，全员、全流程、全产业链质量控制"，被评为"首届中国质量奖提名奖"单位。

2014年

经审核，阿胶生物科技产业园胶剂（含中药前处理、提取）车间符合药品GMP认证检查评定标准，顺利通过药品GMP认证。

"东阿牌阿胶及制品"荣获"好品山东·滋补三宝"荣誉称号。

在中华（海外）企业信誉协会承办的2014上市公司企业治理论坛及颁奖典礼上，东阿阿胶荣获中国上市公司金誉奖——最佳公司治理大奖。

东阿阿胶陇西党参种植基地通过国家食品药品监督管理局组织的中药材GAP认证。

在北京举办的第八届中国上市公司市值管理高峰论坛上，东阿阿胶上榜2014年度"中国上市公司市值管理绩效百佳榜"，同时荣获2014年度国有控股上市公司市值管理50强。

在山东省青岛市举办的 2014 年第一期质量标杆经验专题交流研讨会上，对获得工业企业质量标杆的 30 家企业进行了授牌表彰，山东东阿阿胶股份有限公司凭借"实施全产业链质量控制的经验"获得表彰。

在中国医药质量管理协会举办的第 35 次全国医药行业质量管理（QC）小组交流会上，东阿阿胶被评为 2014 年度全国医药行业质量管理小组活动优秀企业，10 个 QC 成果获得优秀成果一等奖，5 个小组获得最佳发表奖。

在人民大会堂举行的"履行企业社会责任·助推提质增效升级——2014 中国工业经济行业企业社会责任报告发布会暨首届中国工业企业履责星级榜发布仪式"上，东阿阿胶荣获"中国工业行业履行社会责任五星级企业（2014）"称号并作为履责五星级企业和报告发布企业代表做了《紧紧围绕产业链，切实履行社会责任》专题发言。

在 2014 中国医药企业家年会上，山东东阿阿胶股份有限公司入选"中国医药上市公司竞争力 20 强"。

在日照举行的中国企业文化建设峰会（山东）发布了 2014 年企业文化建设典范，东阿阿胶股份有限公司荣获"2014 年度企业文化建设典范企业"称号。

第十一届中国非处方药物协会自我药疗年会在长沙隆重召开，表彰了中国非处方药物协会 2013 年自我药疗教育先进单位和个人。公司获第二届中国非处方药最佳品牌传播奖；2014 年度中国非处方药产品综合统计排名，中成药虚证及头痛失眠类第一名；2014 年度中国非处方药生产企业综合统计第四名。

在北京召开的世界首例驴基因组项目启动大会上，东阿阿胶股份有限公司与山东省农科院、华大基因三方签订了"驴基因组研究协议"。该项研究将在分子水平上解码阿胶特殊药效的分子成因、该物种进化来源与发展趋势，对毛驴资源的保护和充分利用具有重大意义。

真颜小分子阿胶正式上市。

首届"华东理工大学东阿阿胶杰出奖学金"颁奖典礼在华东理工大学

举行。

以"大变革、大融合、大传播"为主题的 2014（第三届）中国企业领袖与媒体领袖年会在北京召开，东阿阿胶股份有限公司荣获"2014 年度最具消费者信赖品牌"。

农历甲午年冬至，东阿阿胶领导班子及炼胶师傅在东阿药王山之巅隆重举行公祭药王典礼活动。

2014 山东百强企业发布会暨第 28 届山东省企业管理现代化创新成果发布会在济南召开。会议发布了第 28 届山东省企业管理现代化创新成果获奖名单，东阿阿胶申报的"战略驱动的绩效管理变革"和"以'全产业链质量控制'为核心的大质量体系建设"获得省管理创新成果一等奖，"大制造运营体系的构建与实施"获得二等奖，"以客户满意度为基础的物流体系建设和成本控制"获得三等奖。

"2014 中国企业文化管理年会暨全国企业文化合作组织公益平台启动仪式"在北京召开，东阿阿胶等企业荣获"中国企业文化建设典范十强"荣誉称号。

省旅游局公布了 2014 年"山东省旅游服务名牌"单位名单，东阿阿胶旅游养生有限公司入选"山东省旅游服务名牌"。

2015 年

由省能源管理体系专家组成的能源管理体系效果评价组一行 5 人对公司能源管理体系建设效果进行了现场评价。评价组最终认定东阿阿胶能源管理体系建成实施至今，符合国家标准要求，运行有效，绩效明显，评价结果为"优秀"。

文化部产业司公布了 2015 年度特色文化产业重点项目名单，东阿阿胶旅游养生公司报送的东阿阿胶养生文化苑入选。

"中国关爱孕产妇健康公益活动"启动仪式暨专家研讨会在北京召开。会上，东阿阿胶股份有限公司作为独家支持企业，宣布将出资 120 万元作为专项基金，与中国健康基金促进会共同发起"中国关爱孕产妇健康公益活动"。

在济南召开的山东省石化医药工会二届十五次全委会上，东阿阿胶荣获山东省石化医药节能减排竞赛先进单位、山东省石化医药工会工作先进单位。

东阿阿胶团委被中央企业团工委授予"2014年度中央企业五四红旗团委"荣誉称号。

在济南召开的以"新常态下的管理文明与创新发展"为主题的第十届山东管理论坛上，东阿阿胶股份有限公司荣获"2014年度省级管理文明先进单位"荣誉称号。

国家质量监督检验检疫总局授予东阿阿胶股份有限公司生态原产地产品保护证书，对复方阿胶浆予以保护，并准予使用生态原产地产品保护标志。

Interbrand发布的"2015最佳中国品牌价值排行榜"中，东阿阿胶股份有限公司跻身中国最具价值的50个品牌之列，列第46位，品牌价值284.6亿元。

在世界品牌实验室主办的"世界品牌大会"上，东阿阿胶第八次入围"中国500最具价值品牌"，品牌价值106.05亿元，在滋补养生类品牌位居第一。

东阿阿胶荣获第十五届全国质量奖组织奖项。

2016年

首个国家胶类中药工程技术研究中心顺利通过验收，按照国家的要求和阿胶生产实际，完成了承接国家引领胶类中药研究任务，为东阿阿胶十三五国际化战略奠定了扎实的生物技术研究基础。

第二届中国质量奖颁奖大会在人民大会堂举行，东阿阿胶股份有限公司凭借以"全产业链质量控制"为核心的管理模式再次荣获中国质量奖提名奖。

第六届中国行业标志性品牌第一批名单揭晓，东阿阿胶蝉联中国阿胶行业标志性品牌。

中国阿胶博物馆（聊城古城）开馆。

由世界品牌实验室 (World Brand Lab) 主办的"世界品牌大会"在北京举行，会上发布了《2016年（第十三届）中国500最具价值品牌分析报告》，东阿阿胶第九次入选中国500最具价值品牌，并获2016年中国品牌年度大奖（滋补类保健品行业）。

2016年中国药店管理峰会在长沙隆重召开，揭晓2015年度中国OTC市场营销"青铜奖"，东阿阿胶凭借"植入式传播营销案例"荣获"青铜"美誉。

2016年"西普会"在海南博鳌举行。会上，东阿阿胶连获两项大奖——2016"健康中国·品牌榜"以及"2015—2016年度中国药品零售产业最佳合作伙伴"。其中在2016"健康中国·品牌榜"中，东阿阿胶蝉联品牌价值榜冠军。

东阿阿胶荣获中宣部、中央文明办"诚信之星"企业称号。

第九届中国健康总评榜揭晓，东阿阿胶荣获年度最佳市场表现医药上市公司。

东阿阿胶应邀前往俄罗斯参加"亚洲质量网组织大会"。

东阿阿胶荣获全国"企业文化影响力十强"荣誉称号。

由中国品牌建设促进会、经济日报社、中国资产评估协会、中国国际贸促会等联合举办的"2016年中国品牌价值评价信息发布"在北京举行，发布了2016年品牌价值评价榜单。这是首次对中华老字号品牌价值进行专项评价和发布，东阿阿胶以品牌价值340.53亿元，在发布的20家老字号企业中强势上榜，位列第二名。

山东省首家互联网毛驴交易市场——东阿毛驴交易市场开市暨中国驴交易所上线仪式隆重举行。

2017年

东阿阿胶入选央视首批"国家品牌计划"。

第22届亚太质量组织/国际质量会议暨全球卓越绩效奖颁奖大会在新

西兰罗托鲁瓦召开，来自十个亚太地区国家的三十个组织被授予世界级质量绩效模范企业，东阿阿胶获全球卓越绩效奖最高奖（世界级）。

由世界品牌实验室（World Brand Lab）编制的 2017 年"中国 500 最具价值品牌"排行榜在北京揭晓，东阿阿胶第十次登榜，阿胶行业的品牌价值较 2016 年增幅达 44.7%，总排名由去年的 231 位，上升 44 个位次至 187 位。

第 38 届全国医药行业质量管理小组（QCC）成果表彰大会在东阿阿胶访客中心成功举办。

东阿阿胶入选亚洲品牌 500 强。

东阿阿胶在第 42 届国际质量管理小组大会（ICQCC）中荣获国际 QC 金奖。

2018 年

国家旅游局、国家中医药管理局公示了"国家中医药健康旅游示范基地创建单位名单"，阿胶世界成功入选首批国家中医药健康旅游示范基地。

东阿阿胶荣登 2018 年 BRANDZ 最具价值中国品牌 100 强。

山东省人民政府发布《关于同意设立东阿省级农业高新技术产业开发区的批复》，继东阿黑毛驴全产业链标准化示范区入选"第九批国家农业标准化示范区"之后，东阿县因黑毛驴产业成为农业部中国特色农产品优势区、省级农业高新技术产业开发区。

由世界品牌实验室主办的第十五届"世界品牌大会"在北京举行，会上发布了 2018 年"中国 500 最具价值品牌"分析报告。东阿阿胶第十一次入选中国 500 最具价值品牌。

国家市场监管总局公示第三届中国质量奖及提名奖获奖名单，东阿阿胶凭借以"全产业链质量控制"为核心的管理模式上榜第三届中国质量奖提名奖。

在证券时报社主办的"第十二届中国上市公司价值论坛暨颁奖典礼"上，东阿阿胶荣获"第十二届中国主板上市公司价值百强""第十二届中国主板上市公司十佳管理团队"等奖项。

以"穿越无人区——产业跃迁中的分工与连接"为主题的西普会在海南博鳌盛大举行。会上，2018"中国药品品牌榜·价值排行榜"隆重揭晓。东阿阿胶荣登排行榜首座，自 2015 年以来勇夺四连冠。东阿阿胶、复方阿胶浆分别荣获"2018 健康中国·品牌榜"滋补药类第一名、第三名。

第四届中国驴业发展大会暨第二届国际毛驴产业发展论坛在山东省东阿县举行。

世界首座毛驴主题博物馆开馆。

阿胶世界盛大开园。

东阿阿胶获得海关组织 AEO 高级认证。

阿胶速溶块上市。

第六届全国品牌故事大赛全国总决赛在北京举办，东阿阿胶荣获最佳组织奖，参赛作品《0.1 毫米的争执》荣获一等奖。

中华中医药学会在京发布了《中药大品种科技竞争力报告（2018版）》，立足"临床价值大、科学价值强、市场价值高"导向，经量化评价，东阿阿胶股份有限公司生产的东阿阿胶荣登补益类领域榜首，科技因子 55.404，复方阿胶浆荣获补益类第三。

"东阿阿胶杯·山东文学奖"成功举办。

2019 年

山东省旅游行业协会 2018 年年会在济南隆重召开。会上，东阿阿胶股份有限公司荣获山东省旅游康养示范基地荣誉称号。

山东省应急管理厅发布公告，核准东阿阿胶为安全生产标准化二级企业。

山东省精品旅游促进会第一届第二次会员大会暨精品旅游高峰论坛在济南开幕。会上，东阿阿胶·阿胶世界荣获山东省精品旅游最具影响力品牌，东阿阿胶旅游养生公司荣获山东省精品旅游高品质服务奖。

由山东省工业和信息化厅、机械科学研究总院主办，新华社瞭望智库提供独家智力支持的"制造业高质量发展 2019 山东论坛暨山东制造·硬科技 TOP50 品牌榜发布仪式"在济南召开。论坛上发布了 2019 山东制造·硬科技 TOP50 榜单，东阿阿胶入选。

由山东省工业和信息化厅信息化处牵头组织的"现代优势产业集群 + 人工智能"试点示范企业及项目遴选工作在济南进行，在 306 个申报项目中，阿胶原料保障部申报的"东阿黑毛驴智慧养殖产业集群试点项目"和旅游养生部申报的"阿胶滋补养生体验智能工厂"两个项目入选。东阿阿胶成为聊城区域唯一一家入选企业。

中国文化管理协会企业文化管理专业委员会举办的"首届新时代党建 + 企业文化学术与实践创新成果发布会暨第八期'企业微党课'实践教学培训班"在福州召开，东阿阿胶获得"新时代党建 + 企业文化实践创新标杆"称号。

第十届中国国际健康产品展览会、2019 亚洲天然及营养保健品展会(HNC2019) 首次亮相国家会展中心（上海），东阿阿胶在展览会上荣获"最佳品牌创新奖"。

第二届东阿阿胶杯"重阳·念亲恩"征文大赛颁奖典礼暨弘扬传统高峰论坛在东阿阿胶股份有限公司举行。

由中国医药质量管理协会主办的第 40 次全国医药行业 QC 小组成果发表交流会在江苏南京举行，东阿阿胶 30 个成果获得全国医药行业优秀 QC 小组一等奖、13 个成果获得最佳发表奖，东阿阿胶股份有限公司荣获全国医药行业开展 QC 小组活动 40 周年质量标杆企业称号。

东阿阿胶主导制定的《阿胶类智能制造·驴皮处理数字化车间通用技术要求》（T/SDAS89–2019）、《阿胶类智能制造·阿胶生产数字化车间通用技术要求》（T/SDAS88–2019）、《阿胶类智能制造·阿胶类口服液数字化车间通用技术要求》（T/SDAS87–2019）三项团体标准，正式在全国团体标准信息平台发布，填补了阿胶行业智能制造体系标准的空白。

在由山东省医药行业协会主办的 2019 年山东省"品质鲁药"工程建设颁奖大会上，东阿阿胶入围山东省医药行业"品质鲁药"品牌建设综合实力 30 强，阿胶、复方阿胶浆获 2019 年度山东省医药行业"品质鲁药"品牌建设优秀产品荣誉。

东阿阿胶被评为第六批农业产业化国家重点龙头企业。

由中国文化管理协会主办，中国文化管理协会企业文化管理专业委员会与光明网等单位共同承办的"2019 中国文化管理协会企业文化管理年会暨第六届最美企业之声展演"在杭州举行。东阿阿胶荣获"新中国成立 70 周年新时代企业文化标杆 70 强"，报送的视频作品《我和我的祖国》成为"最美传播之声"代言作品。

2019 山东百强企业发展论坛暨企业管理创新经验交流会在泰安市举办。会上，公司 4 项成果获山东省管理创新成果奖，其中，"胶类中药互联互通高效协同的智能制造管理体系构建"获一等奖，"建设绿色工厂引领阿胶行业转型升级""阿胶企业原料溯源管理体系的构建与实践""以体验旅游为依托的营销方式变革"获二等奖。

东阿阿胶股份有限公司的主产品东阿阿胶牌阿胶入选 2019 年度"泰山品质"认证产品名单，通过了"泰山品质"认证。

山东省工业和信息化厅、工业经济联合会发文公布了第三批山东省制造业单项冠军企业名单，东阿阿胶股份有限公司成功入选第三批山东省制造业单项冠军企业。

2020 年

东阿阿胶入选第三批山东省制造业单项冠军企业。

东阿阿胶捐献 2 万余支复方阿胶浆至苏州中医院、苏州市第五人民医院两家医院。

东阿阿胶开展"奉献爱心、抗击疫情"募捐活动，共筹集善款 24.58 万元，以支援疫情防控工作。

东阿阿胶"阿胶糕绿色关键工艺系统集成项目"通过专家组验收。

东阿阿胶文旅综合体荣获第四届山东省文化创新奖。

山东省质量评价协会、山东省旅游行业协会分别公布了 2019 年度"山东省优质服务品牌、山东省旅游服务名牌"获选企业名单，东阿阿胶旅游养生公司成功入选。

东阿阿胶"胶类中药全流程协调智能制造新模式应用项目"通过验收。

东阿阿胶荣获大健康新零售品牌奖。

国家知识产权局发布第二十一届中国专利奖授奖决定，东阿阿胶"一种小分子阿胶纯粉片及其制备方法"入选"第二十一届中国专利优秀奖"项目名单。

山东省人民政府发布关于第三届山东省专利奖励的通报，东阿阿胶"一种驴特征性多肽及其在检测驴皮源性成分中的应用"专利技术荣获山东省专利奖二等奖。

山东省老字号企业协会第一届理事会第三次会议在济南召开，东阿阿胶当选第四任轮值会长单位。

东阿阿胶蝉联 2020 中国药品品牌价值榜冠军。

东阿阿胶"构建高效协同的胶类产品智能制造生产管理体系项目"在第四届全国设备管理与技术创新成果交流大会上，荣获全国设备管理与技术创新成果一等奖。

在"2020 年中国首届工业影视创新发展大会"上，东阿阿胶股份有限公司报送的微电影《道地传千年》获"最佳导演奖"。

东阿阿胶获得 2020 年度山东省"诚信建设示范企业"称号。

在中国旅行社协会五届五次理事会暨中国旅行社行业发展论坛上，山东东阿阿胶旅游景区荣获全国研学旅行基地荣誉称号。

在第四届中医药、民族医药健康科普大会上，东阿阿胶中国阿胶博物馆当选中医药（民族医药）博物馆联盟理事单位。

在第九届中国上市公司高峰论坛上，东阿阿胶荣获 2020 第十届中国上市公司口碑榜最具社会责任上市公司称号。

在 2020 中国医药企业家科学家投资家大会上，东阿阿胶被授予 2020 中国医药企业社会责任大奖——EHS 社会责任奖。

山东省工业和信息化厅发布《关于公布 2020 年度山东省智能制造标

杆企业名单的通知》（鲁工信装〔2020〕205号），东阿阿胶股份有限公司被认定为2020年度山东省智能制造标杆企业。

在2020第一财经数据盛典上，东阿阿胶因新产品东阿阿胶粉斩获"新消费商业力量·年度产品力"大奖。

东阿阿胶入选首批"山东省康养旅游示范基地"。

在2020年度山东省"品质鲁药"品牌建设发布会上，东阿阿胶获品牌建设示范企业称号，产品"阿胶"和"复方阿胶浆"获评优秀产品。

东阿阿胶股份有限公司被认定为2020年山东省全员创新企业。

2021年

东阿阿胶"一种阿胶原粉及其制备方法"荣获"2020中国·山东新旧动能转换高价值专利培育大赛"二等奖。

东阿阿胶获2020年山东省市场质量信用管理最高等级：AAA级用户满意标杆企业。

东阿阿胶工会被山东省石油化学工会授予"省石化医药系统模范职工之家"荣誉称号。

在上海开幕的2021全球食品饮料创新大会上，东阿阿胶出品的桃花姬斩获创新食品百强奖、卓越创新实践奖两项大奖。

聊城市工业和信息化局下发《关于公布聊城市首批市级工业设计中心企业名单的通知》（聊工信发【2021】74号），东阿阿胶被确定为首批市级工业设计中心。

东阿阿胶荣获设备管理与技术创新成果一等奖。

中华中医药学会膏方分会2021年常务委员工作会在东阿召开。

山东省工信厅发布了2021年度山东省首台（套）技术装备及关键核心零部件生产企业及产品名单，本次评选聊城市共11项设备入选，其中东阿阿胶申报的阿胶自动熬制平台设备是东阿县唯一一台入选的装备。

东阿阿胶受邀参加第五届"中华老字号（山东）博览会"。

工业和信息化部发布了通过2021年复核评价的"国家技术创新示范

企业"名单，对 2018 年认定及通过复核的 214 家国家技术创新示范企业组织开展复核评价，共有 207 家企业通过复核评价。东阿阿胶凭借良好的科技创新能力和创新业绩，继 2015 年初次认定、2018 年复核后，再次顺利通过复核评价进入名单，蝉联"国家技术创新示范企业"荣誉称号。

在"聚·耀未来"西普盛典上，中康科技发布"2020-2021 年健康产业·品牌发展指数""2020-2021 年健康产业药品品牌价值 TOP50"品牌价值榜单。东阿阿胶以指数 635.06 居品牌发展指数榜"滋补药"类第一名，以品牌价值 145.89 亿居药品品牌价值 TOP50 榜首。

东阿阿胶·阿胶世界景区被评为山东省华侨国际文化交流基地。

"2021 健康中国——首届中国 OTC 大会暨中国中医药促进大会"在广州举办，东阿阿胶入围首批中国 OTC 品牌集群。

胡润研究院发布"2021 胡润中国最具历史文化底蕴品牌榜"，东阿阿胶跻身本次上榜的 100 个品牌之列。

在中国医药质量管理协会组织的第 42 届全国医药质量管理小组成果发布会上，东阿阿胶 24 个 QC 小组成果均荣获一等奖。

东阿阿胶与上海中医药大学合作项目取得新进展，上海中医药大学首席教授徐宏喜团队与附属光华医院肖涟波团队合作，首次利用随机对照双盲临床试验对东阿阿胶治疗血虚患者的疗效和安全性进行了系统研究。该研究成果于 2021 年 10 月 11 日在《Frontiers in Pharmacology》杂志上发表（影响因子 5.810）。

在第四届中国国际进口博览会上，东阿阿胶携其系列明星产品入驻山东省非物质文化遗产暨老字号展区，向世界参展客商及观众展示阿胶及中医药的文化与传承。

安全生产标准化一级企业现场评审专家组宣布，东阿阿胶股份有限公司现场评分满足《食品生产企业安全生产标准化评定标准》一级企业要求，予以通过现场评审。东阿阿胶成为国家应急管理部出台新《安全生产标准化定级管理办法》后首批通过安全生产标准化一级企业现场评审的企业之一。

东阿阿胶申报的"基于胶类复方中药质量控制技术研究提升复方阿胶浆产品质量"项目从全国 978 个项目中脱颖而出,荣获 2021 年度中国质量协会质量技术奖二等奖。

山东省科技金桥奖表彰奖励大会暨山东科技服务论坛在济宁市顺利召开,东阿阿胶申报的"阿胶生产关键技术创新及新产品开发"项目荣获优秀项目一等奖。

第九届全国品牌故事大赛总决赛暨 2021 年中国企业品牌创新成果发布会在北京举行,经过激烈角逐,东阿阿胶两个作品脱颖而出:选手翟凯旋《阿胶送给毛主席》,荣获总决赛一等奖;刘顺《善行义举·同心战"疫"》获得三等奖;东阿阿胶股份有限公司荣获"优秀组织奖"。

山东省爱国卫生运动委员会办公室下发了《关于 2021 年度省级健康企业名单的公示》,东阿阿胶股份有限公司获评首批"山东省省级健康企业"。

由山东省医药行业协会主办的 2021 年度"品质鲁药"建设品牌发布会在济南举行。公司荣获 2021 年度"品质鲁药"建设示范企业,阿胶、复方阿胶浆分别获得"品质鲁药"品牌建设优秀产品。

由中国工程院院士、中国抗癌协会理事长樊代明作为总主编、郝希山和詹启敏等多位肿瘤治疗领域院士作为副总主编的大型肿瘤防治领域专业书籍《整合肿瘤学》出版,东阿阿胶产品复方阿胶浆作为肿瘤患者术后康复调理用药被收录推荐。

由人民英雄称号获得者、中国工程院院士张伯礼主编的我国第一部关于食疗产业的发展报告——《中国食疗产业发展报告(2021)》蓝皮书正式出版发行。书中对"东阿阿胶全产业链质控及数字化转型,打造食疗产业新品牌"进行了专题报道。

阿胶入选山东省道地药材名录及"鲁十味"名单。

山东省文化和旅游厅发布《关于山东省文旅康养融合发展示范、试点区名单的公示》,东阿阿胶中式康养文旅园区成为聊城市唯一入选的省文旅康养融合发展示范区。

东阿阿胶·阿胶世界入选国家文化产业发展项目库首批入库项目、国资委首批中央企业爱国主义教育基地等荣誉。

产业集群

进入 21 世纪，随着知识经济、信息化时代的到来，东阿阿胶开始从战略高度审视、布局未来发展，确立了主业导向型的单焦点多品牌发展战略及纵向一体化发展模式。

重点产品

阿胶

阿胶，味甘性平，无毒；"久服轻身益气"。李时珍于《本草纲目·兽部》中记："弘景曰：'出东阿，故名阿胶。'"阿胶之美名，因滋阴补血而远扬。

成分：驴皮。辅料：冰糖、黄酒、豆油。

性状：本品为长方形、方形块或丁状。棕色至黑褐色，有光泽。质硬而脆，断面光亮，碎片对光照视呈棕色半透明状。气微，味微甘。

功能主治：补血滋阴，润燥，止血。用于血虚萎黄，眩晕心悸，心烦

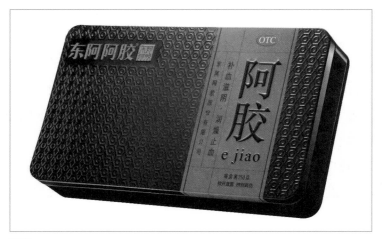

阿胶

不眠，肺燥咳嗽。

用法用量：烊化兑服，3–9克。

复方阿胶浆

复方阿胶浆以明代著名医药学家张介宾（号景岳）《景岳全书》中的经典名方——"两仪膏"为基础方，按中医"气血互生，气生血长"的理论，加味而成。复方阿胶浆是国家保密配方，国家准字号药品，国家中药保护品种，方中君臣相辅，阴阳双调，峻补气血，使气行血旺，复方阿胶浆补益与消导结合，又将补血与活血结合，既可发挥大补气血的功效，又可避免"补而滋腻""补血滞血"的弊端，气血双补、抗辐射和提高免疫力的效果明显，上市于1980年，被誉为"中国最长寿的口服液"，广泛用于气血不足各类证候及妊娠贫血、癌性贫血、运动性疲劳，及放化疗白细胞减少症的治疗。

成分：阿胶、红参、熟地黄、党参、山楂。

性状：本品为棕褐色至黑褐色的液体；味甜。

功能主治：补气养血。用于气血两虚，头晕目眩，心悸失眠，食欲不振，贫血及白细胞减少症。

用法用量：口服，一次20毫升，一日3次。

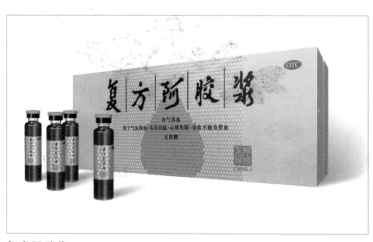

复方阿胶浆

桃花姬阿胶糕

桃花姬阿胶糕配方源自一首广为传唱的元曲："阿胶一碗，芝麻一盏，白米红馅蜜饯，粉腮似羞，杏花春雨带笑看，润了青春，保了天年，有了本钱。"据说杨贵妃"肤若凝脂"的玉肌花容就是这样吃出来的。另外，苏浙沪一带自古就有以阿胶、黑芝麻、核桃仁食疗进补的传统。

桃花姬阿胶糕采用道地东阿阿胶为主要原料，配以优质黑芝麻、核桃仁等。"熬好的阿胶"——桃花姬阿胶黑白相间，具有东阿阿胶特有的胶香味，口感香甜酥软，嚼劲十足，回味无穷，独立包装便于携带，可以随时随地滋补。

配料表：黑芝麻、黄酒、核桃仁、麦芽糖浆、单晶体冰糖、阿胶、麦芽糊精。

食用方法：打开即食。

保质期：10个月。

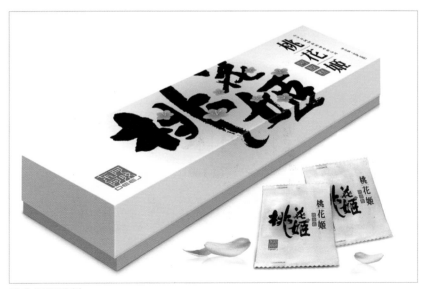

桃花姬阿胶糕

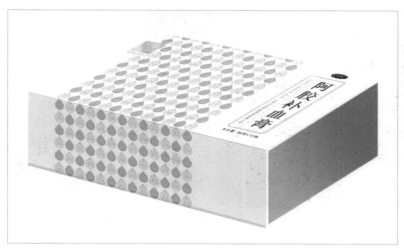

阿胶补血膏

阿胶补血膏

阿胶补血膏秉承膏剂加工工艺，采用现代化生产技术精制而成，分子量更小，更易于有效成分的发散，进而被肠胃吸收。

成分：阿胶、熟地黄、党参、黄芪、枸杞子、白术。辅料：蔗糖、山梨酸。

性状：本品为棕褐色的黏稠液体；味甜、微苦。

功能主治：补益气血，滋阴润肺。用于气血两虚所致的久病体弱、目昏、虚劳咳嗽。

用法用量：口服。一次 20 克，早晚各一次。

阿胶速溶粉

阿胶速溶粉是以阿胶原液为原料，采用真空干燥技术成粉，入口喷香，入水易化，最适于搭配蜂蜜、牛奶、奶粉、红茶等做成各式各样的时尚养生茶饮。

配料表：东阿阿胶、冰糖、黄酒。

食用量与食用方法：每日两次，每次一袋。每次取一袋倒入杯中，加入糖或蜂蜜一匙，用热牛奶冲溶服；或每次取一袋倒入杯中，加入糖或蜂

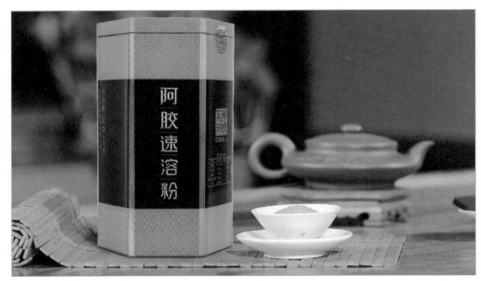

阿胶速溶粉

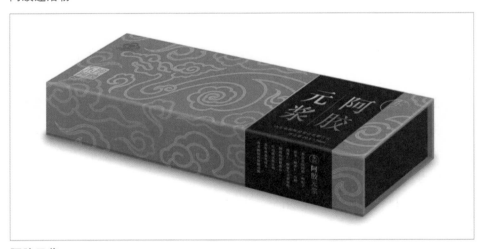

阿胶元浆

蜜一匙，再加入奶粉 12 克，用热开水冲溶。

东阿阿胶元浆

东阿阿胶元浆以正宗"东阿"牌阿胶为主要原料，配以枸杞子、茯苓、酸枣仁、山楂、甜杏仁、蜂蜜原辅料，经超微萃取技术提取有效成分精制而成。具有增强免疫和改善睡眠的双重滋补保健功能，为商务礼品和孝心爱心礼品的首选。

配料表：水、茯苓、山楂、酸枣仁、阿胶、枸杞子、甜杏仁、蜂蜜。

功效成分及含量：每100ml含粗多糖0.2g。

保健功能：增强免疫力、改善睡眠。

适宜人群：免疫力低下者、睡眠状况不佳者。

食用方法及食用量：每日1次，每次30ml，直接服用。如有沉淀，请摇匀后服用。

规格：每支装30毫升。

OTC 产品

鹿角胶

成分：鹿角。辅料：豆油、冰糖、黄酒。

性状：本品呈扁方形块。黄棕色或红棕色，半透明，有的上部有黄白色泡沫层。质脆，易碎，断面光亮。气微，味微甜。

功能主治：温补肝肾，益精养血。用于血虚头晕，腰膝酸冷，虚劳消瘦。

规格：每块重6克。

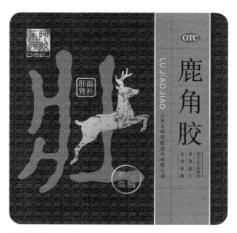

鹿角胶

用法用量：每次 3-6 克（1/2 块至 1 块），以适量开水溶化后服用，或兑入其他药汁重服用。

包装：（1）10 块；（2）16 块；（3）18 块；（4）20 块。

有效期：60 个月。

龟甲胶

东阿阿胶龟甲胶，精选 100% 纯龟甲制备，未加入其他助收胶成分，品质纯正，疗效确切，具有滋阴、养血、止血的功效。

成分：龟甲。辅料：冰糖、黄酒、豆油。

性状：本品呈长方形或方形的扁块。深褐色。质硬而脆，断面光亮，对光照视时呈半透明状。气微腥，味淡。

功能主治：滋阴，养血、止血。用于阴虚潮热，骨蒸盗汗，腰膝酸软，血虚萎黄，崩漏带下。

规格：每盒装 90 克。

用法用量：烊化兑服，3-9 克。

包装：（1）90 克；（2）180 克。

有效期：60 个月。

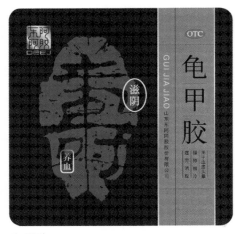

龟甲胶

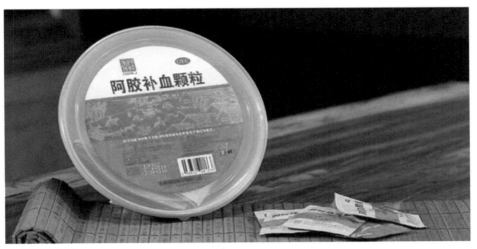

阿胶补血颗粒

阿胶补血颗粒

阿胶补血颗粒，原料地道，组方科学，不含糖，药性平不上火，采用超浓缩、喷雾干燥、干法造粒三项高科技工艺精制而成，含有大量对人体有益的氨基酸、矿物质、维生素等，能有效增强人体免疫力。药理实验证明，阿胶补血颗粒能促进造血干细胞生成，迅速提高血红蛋白和血清铁含量，保护骨髓造血系统，补充体内损失的血液。

成分：阿胶、熟地黄、党参、黄芪、枸杞子、白术。

功能主治：益气补血，用于久病体弱、气虚血亏。

用法用量：开水冲服，一次一袋，一日 2 次。

海龙胶口服液

成分：北海龙、黄明胶、肉苁蓉、枸杞子、肉桂、黄芪、当归、川芎、白芍、陈皮、甘草。

功能主治：温补肾阳，用于肾阳不足所致的腰酸、足软、精神萎靡、面色无华、健忘失眠等症状。

规格：20ml×10 支，20ml×40 支。

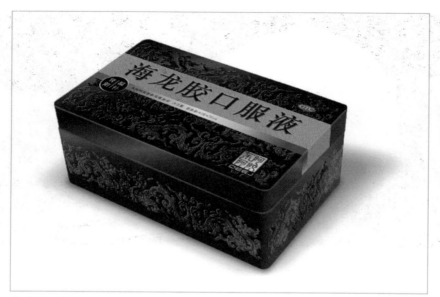

海龙胶口服液

用法用量：口服，一次 40ml（2 支），一日 1–2 次。

健儿消食口服液

组方：黄芪、白术（麸炒）、麦冬、陈皮、莱菔子（炒）、山楂（炒）、黄芩。

功能主治：健脾益胃，理气消食。用于小儿饮食不节损伤脾胃引起的纳呆食少，脘胀腹满，手足心热，自汗乏力，大便不调，以至厌食、恶食。

规格：10ml×6 支。

用法用量：口服，3 岁以内一次 5–10ml，3 岁以上一次 10–20ml，一日 2 次，用时摇匀。

安尔眠糖浆

组方：丹参、首乌藤、大枣等。

功能主治：安神，用于神经衰弱和失眠。

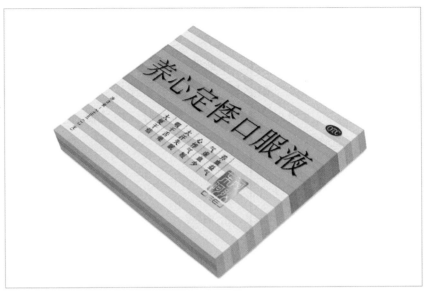

养心定悸口服液

规格：10ml×10 支，100ml。

用法用量：口服，每次 10-15ml，一日 3 次。

养心定悸口服液

组方：地黄、阿胶、麦冬、黑芝麻、红参、桂枝、大枣、生姜、甘草（炙）。

功能主治：养血益气，用于气虚血少，心悸气短，盗汗失眠，咽干舌燥，大便干结。

规格：20ml×6 支。

用法用量：口服，一次 20ml，一日 2 次。

食品、保健产品

九朝贡胶

九朝贡胶是东阿阿胶"上尚之品"——阿胶三千年成就之最高典范。其炼制需历经九十九道工序、九天九夜，据传曾被奉为九朝贡品，故名"九朝贡胶"。

东阿之水，天下至阴；而冬至之水，更为阴中至阴。乌驴皮属火，冬至前之乌驴皮至腴，取此日之水，采此节气之乌驴皮。依古法全手工绝技，用至阳之桑柴火，历九九至阳之日，九十九道工序炼制之九朝贡胶，胶质晶莹，色如琥珀，纯度至极，更宜潜入人体血脉。以之滋补，至上；以之馈赠，至雅；以之收藏，至久。

成分：驴皮。

辅料：冰糖、黄酒、豆油。

功能主治：补血滋阴，润燥，止血。

用法用量：烊化兑服，3-9g。

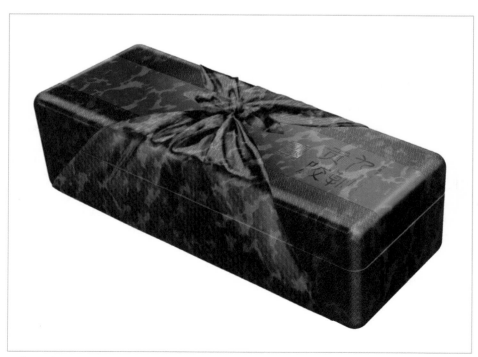

九朝贡胶

阿胶金丝枣

阿胶金丝枣精选山东乐陵金丝小枣和正宗东阿阿胶为主要原料，秉承炝炒皇家御用金丝枣生产过程，18 道特殊工艺加工而成。富含人体必需的多种矿物质、氨基酸、维生素和蛋白质，味美更健康。经功能学实验证实，具有免疫调节的保健作用。

营养素表：每 100g 中蛋白质 >2.0g。

保健作用：免疫调节。

适宜人群：年老体弱者，免疫力低下者。

规格：每袋装 360 克。

阿胶固元膏

阿胶固元膏以优质东阿阿胶为主要原料，并配以核桃仁和黑芝麻等辅料精制而成。阿胶滋阴补血，黑芝麻滋肾乌发且润肠通便，核桃仁健脑养颜，其丰富的多不饱和脂肪酸对血脂具有良好的调节作用。

配料表：水、白砂糖、核桃仁、黑芝麻、黄明胶、黄酒、阿胶、食用

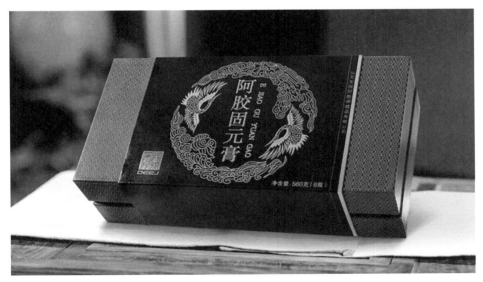

阿胶固元膏

玉米淀粉。

　　保健功能：免疫调节。

　　适宜人群：免疫力低下者。

　　食用方法：开盖即食。

阿胶软胶囊

　　阿胶软胶囊是以东阿阿胶、乳酸亚铁为主要原料制成的保健食品，产品中每 100g 含铁 0.1g。经功能实验证明，具有改善营养性贫血的保健功能。

　　成分：色拉油、明胶、阿胶、甘油、蜂蜡、棕氧化铁、大豆磷脂、维生素 E、乳酸亚铁。

　　功能主治：改善营养性贫血。

　　规　格：（1）10×12 粒 ×0.5g；（2）12×12 粒 ×0.5g；（3）4×90 粒 ×0.5g。

　　食用方法及食用量：每粒 0.5g，每日早晚各 4 粒。

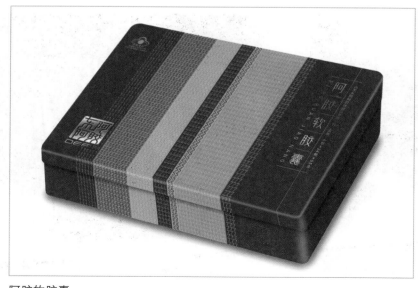

阿胶软胶囊

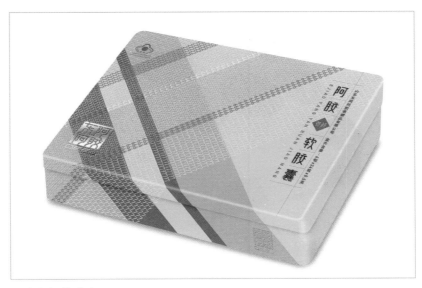

阿胶养颜软胶囊

阿胶养颜软胶囊

阿胶养颜软胶囊是以阿胶、白芷、川芎等为主要原料制成的保健食品；产品中每 100g 就含有维生素 E0.7g，经功能试验证明具有祛黄褐斑的保健功能。

成分：色拉油、川芎、白芷、明胶、阿胶、甘油、蜂蜡、棕氧化铁、大豆磷脂、维生素 E。

功能主治：美容（祛黄褐斑）。

规格：每盒装 12×12 粒 ×0.5g。

食用方法及食用量：每粒 0.5g，每日早晚各 4 粒。

辅助功效：具有祛除黄褐斑、延缓皮肤衰老等功效。

阿胶西洋参软胶囊

阿胶西洋参软胶囊是以阿胶、西洋参为主要原料制成的保健食品；产品中每 100g 含蛋白质 12g、人参总皂甙 600mg，经功能试验证明具有抗疲劳的保健功能。

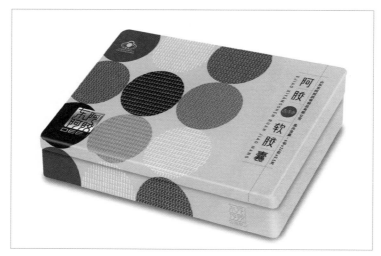

阿胶西洋参软胶囊

配料表：色拉油、阿胶、西洋参、蜂蜡、大豆磷脂、维生素 E。

功效成分及含量：每 100g 中蛋白质 12g，人参总皂甙 600mg。

保健功能：抗疲劳。

适宜人群：易疲劳者。

食用方法及食用量：每日 3 次。每次 2 粒。

规格：每盒装 12×12 粒 ×0.5g。

处方产品

骨龙胶囊

骨龙胶囊富含特有的高浓度骨质聚合物，可穿透骨骼病变屏障，促进钙、磷、铁等矿物质连接，使骨质密实，壮骨作用特别明显，尤其可修复受损的关节滑膜、胶原纤维和肌肉组织。

成分：狗腿骨、穿山龙。

功能主治：散寒镇痛，活血祛风，强筋壮骨。用于慢性风湿、类风湿性关节炎及关节疼痛、肿胀、畏寒、活动受限、晨起僵硬、四肢屈伸不利等症。

规格：0.5g×24 粒 ；0.5g×36 粒 ；0.5g×48 粒。

用法用量：口服，一次 4-6 粒，一日 3 次，30 天为一个疗程。

福字阿胶

福字阿胶，以纯正东阿阿胶配以健脾理气的 7 味纯天然中药材精制而成，具有养阴、补虚、润燥的功能，使阿胶滋而不腻、补而不滞，易于消化吸收，是滋补强身的最佳健康礼品。

成分：驴皮、陈皮、甘草等 8 味。

性状：本品为长方形块，黑褐色，有光泽，质硬而脆，断面光亮，碎片对光照视呈棕色半透明；气微，味微甘。

功能主治：养阴，止血，补虚，润燥。用于虚劳咳嗽，咯血，吐血，衄血，妇女崩漏，胎动不安等症。

规格：250g。

用法用量：一次 3-9g，一日 1-2 次。用黄酒或开水炖化服，或遵医嘱。

喜字阿胶

喜字阿胶，以中医养血、补血经典名方四物汤为基本配方，辅以理气、调经的 9 味纯天然中药材精制而成，具有养血、补血、止血安胎的功能，

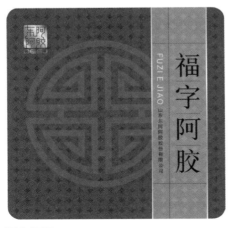

福字阿胶

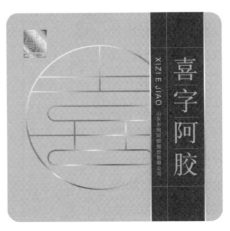

喜字阿胶

是女性孕前、产后补血滋养的最佳健康礼品。

成分：驴皮、地黄、当归、白芍、川芎、陈皮、红花、香附、肉桂、白芷。

性状：本品为黑褐色的长方形块，有光泽，质硬而脆，断面光亮；气微，味微甘。

功能主治：滋阴润燥，补血养血，止血安胎。用于久病虚衰，阴血亏虚，胎动不安，产后血虚，崩漏，咯血，衄血，尿血，便血。

规格：250g。

用法用量：烊化兑服或打碎，以煎好药汁熔化后服，一次3~9g。

东阿阿胶股份有限公司，作为全国最大的阿胶及系列产品生产企业，拥有中成药、保健品、生物药3大主导产业，100余个品规，连年居全国补益中药之首，在国内十大补血品牌中的第一提及率、最常复用率、尝试率、品牌忠诚度等7项指标高居榜首。东阿阿胶围绕阿胶主业，在经营好"东阿阿胶"和"复方阿胶浆"等主力品牌的同时，推出了更多适合主流消费的阿胶类产品品牌。2006年，东阿阿胶实施IPD集成产品研发项目，形成了产品研发需求来源于市场，质量验证产品改进均依托于市场的营销研发或需求研发模式，新产品开发完成13项，中药研发着眼高疗效、大病种、经典方。2012年开始，东阿阿胶股份有限公司实施阿胶生物科技改造新项目，项目涵盖中成药、保健品、生物药三大类产品、21个剂型。产品将按欧盟标准设计疗效指标，实现在线检测和全过程控制，项目整体及单体效能均为行业领先。

东阿阿胶在秉承古法制胶工艺的同时，与时俱进，不断创新熬胶工艺，采用新的科学技术，融汇古今技艺精髓。东阿阿胶积极搭建技术平台，推进阿胶现代化研究，用生物技术及现代药理药效研究等手段解读阿胶补血、止血、增强免疫力机理成分，开展标准攻关，构建现代化质量管理体系。同时，东阿阿胶恢复中断百余年的九朝贡胶古方生产工艺，用现代语言让阿胶传统、中医药文化走向世界，让这项千年阿胶技艺紧跟时代步伐。

产业体系

　　长期以来，驴皮资源的紧缺一直是阿胶企业面临的最大问题。东阿阿胶在全国率先倡导"让中医药回归道地"，全力推进道地药材基地建设。东阿阿胶从在全国范围内自建养驴基地开始，在行业内率先实施了"驴皮溯源工程"，从源头上确保产品品质和消费安全。针对驴皮资源的枯竭，东阿阿胶明确"以肉谋皮"战略，强化政府资源和社会资源整合，建立品牌资产＋政府＋农户的基地建设新模式，在山东无棣、新疆和田等地建设17 个原料基地，原料 GAP 基地 4 个，实现基地养殖及屠宰一体化管理。与此同时，东阿阿胶还开通了埃及、秘鲁等 3 个国家的驴皮进口通道，获得巴基斯坦、墨西哥进口驴皮许可证。公司在 2011 年提出打造全产业链模式，竭力保障战略原料资源，构建起了以产品品质和质量为核心的"全产业链"管控模式。

　　东阿阿胶在全国阿胶厂家率先建立了国家级技术中心、国内唯一的国家胶类中药工程技术中心、山东省阿胶工程中心、山东省胶类中药重点实验室等技术平台，设立了国内唯一专司阿胶领域技术理论与应用研究的研究院。东阿阿胶先后与华东理工大学、中国中医科学院等国内 30 余家知名科研院校建立了合作研发机制，建立了国家级研发中心、技术中心，先后开展了 22 个质量攻关项目，参与了阿胶等 5 个产品的国家药典修订起草。

　　东阿阿胶秉持文化传承、创新的双重理念，重磅打造文化项目，包括我国首家以阿胶发展为主题、极具文化感染力的中国阿胶博物馆；集东方养生文化、旅游观光、中药保健、度假休闲、医疗于一体的东阿阿胶城；拥有中医药文化深厚积淀的福山灵地东阿药王山；展示毛驴起源、历史，展现毛驴智慧、毛驴精神的毛驴博物馆等文化项目，让千年阿胶文化可亲可感可体验，打造国内乃至国际上独一无二的阿胶价值地标。

原料保障

　　2006 年 6 月 23 日，东阿阿胶沁阳养驴基地正式签约。它依托中国最大的驴交易市场——焦作市豫北黄牛毛驴交易市场。该市场占地 100 余亩，注册资本 500 万元，总资产 1000 万元。市场采取"公司＋基地＋农户"的模式，通过在全市 16 个乡镇进行典型引路、技术培训、现场指导，在辐射区培育养殖专业户，带动周边农户 2000 余户养驴致富。

2006 年 8 月 25 日，东阿阿胶与云南东骏药业有限公司共同组建的"东阿阿胶大理福星中药材（毛驴）开发有限公司"开业。

2007 年 7 月 1 日，东阿阿胶与新疆天利和国际物流有限公司签订巴基斯坦驴资源开发合作协议，为进一步开发中亚驴皮资源奠定了基础。

2007 年 9 月 16 日，山东东阿阿胶股份有限公司与内蒙古巴林左旗 10 万头／年肉驴深加工项目正式启动，东阿阿胶（赤峰）原料基地是继在辽宁、新疆、甘肃等地建立养驴基地后的第 9 个基地。

2007 年 11 月 20 日，东阿阿胶与澳大利亚远华国际有限公司签订澳大利亚驴资源开发协议，为进一步开发澳大利亚驴皮资源奠定了基础。

东阿阿胶股份有限公司除积极拓展驴养殖基地、开发养殖技术外，严格遵守毛驴养殖规范，确保毛驴的高品质。东阿阿胶的驴养殖主要参照山东地方标准 DB37/T 3225-2018《育肥驴饲养管理技术规程》，其内容主要包括驴种的选择与质量要求、饲养管理原则、驴饲养技术要点三个方面。除《育肥驴饲养管理技术规程》外，相关规程还有国家标准 1 项：GB/Z 2018-3198-Z-424《精准扶贫 驴产业项目运营管理规范》，山东省地方标准 4 项：DB37/T 2961-2017《驴冷冻精液人工授精技术规范》、DB37/T 2970-2017《驴胚胎移植技术规范》、DB37/T 3224-2018《种公驴饲养管理技术规程》、DB37/T 3225-2018《育肥驴饲养管理技术规程》团体标准 3 项：T/CAAA 020-2019《驴冷冻精液输精技术规程》、T/CAAA 021-2019《驴发情调控技术规程》、T/CAAA 022-2019《驴运输技术规程》。以上规程为东阿阿胶毛驴养殖产业的发展提供了有效的指导。

产研结合

1990 年，山东阿华保健品有限公司成立于山东莘县。

1997 年 12 月，山东阿华生物药业有限公司成立，规模从实验室扩大到软硬件一流的生物制药公司。

1999 年 9 月，东阿阿胶与上海华东理工大学联合在沪成立上海阿华生物工程研究所，用以承担基因工程的下游开发与研究工作。

1999 年 10 月 30 日，经山东省科委批准，由山东省医学科学院基础医学研究所、山东东阿阿胶股份有限公司共同组建的"山东阿华生物技术研究所"在济南成立，自此山东有了基因工程药物产业链。

2007 年 1 月，山东天龙驴产业研究院成立。山东天龙驴产业研究院由全国马业协会秘书长杜玉川任院长，聘请西北农业科技大学侯文通教授、莱阳农学院动物科技学院副院长潘庆杰教授等 8 位知名专家为该院教授。山东天龙驴产业研究院作为国内第一家研究驴产业综合技术的专业机构，总投资 100 万元，由东阿阿胶、莱阳农学院、新疆畜牧科学院、山东无棣天龙科技开发有限公司四方联合投资兴办，是从事非营利性社会服务活动的社会组织。

2008 年 12 月 26 日，聊城大学东阿阿胶研究院在聊城签约并揭牌。

2009 年 9 月 20 日，山东省阿胶工程技术研究中心揭牌暨上海阿华生物工程研究所建所十周年庆典在上海华东理工大学举行。

2010 年 6 月 17 日，山东省胶类中药研究与开发重点实验室的建设计划通过专家可行性论证。专家组听取实验室近期的建设计划报告后，实地考察了实验室建设和运行管理情况，对公司实验室建设情况给予了充分肯定，认为实验室以胶类中药研究开发为特色，具有扎实的基础。

产业园区

东阿阿胶产业园负责生产管理，采购管理，环境、安全、健康等体系建设与管理，设备与工程施工管理，质量管理，原辅料 / 包材仓储管理等工作。产业园依据公司战略目标，坚持党建引领，以合规运营为前提，以打造敏捷供应链和柔性生产保障供货以及为顾客提供一流满意的感知体验平台为核心，以组织重塑为突破，以体系机制建设为保障，以精益管理和对标管理为手段，以智能 + 制造为支撑，高效优化产业园全域资源配置，打造基于市场需求和竞争需要的安全、优质、低本、高效和一流感知体验的卓越制造基地，实现提质降本增效、EHSQ 的目标，也为员工搭建共同成长的平台。

电商助力

东阿阿胶电子商务（北京）有限公司成立于 2014 年，致力于建立供应链市场服务体系，保障各项工作安全高效开展，确保合规、无风险，服务市场，建立完整的商务体系、采购流程规范、行政管理制度，根据公司年度预算达成年度采购计划；通过建立多渠道达人直播矩阵，提升品牌传播力度；整合内外部资源，为电商提供更有效的营销方案，实现营销闭环；进行客户服务，制定电商质量管理战略规划，建立健全客户服务管理体系、电商质量合规管理流程及制度，为提升用户体验提供全面服务，为公司合规运营提供保障；制定线上整体运营策略，通过线上品牌人群资产运营，挖掘市场潜力。

旅游产业

东阿阿胶·阿胶世界坐落于泰山脚下、黄河岸边的东阿县阿胶街 78 号，由东阿阿胶股份有限公司投资兴建，承载着"传承经典，守正创新"的中医药传承创新发展的文化使命，展示了东阿阿胶三千年悠久的历史。

阿胶世界对标国际一流景区，由国际顶级运营专家团队按国家 AAAAA 级旅游景区标准建设，是国内第一家集工业旅游和养生体验、科普性、互动性、趣味性等功能于一体的阿胶主题旅游景区。主要包含东阿阿胶体验工厂、东阿阿胶城、东阿药王山、中国阿胶博物馆、中国毛驴博物馆、黑毛驴繁育中心六大场景，总占地面积达 1605 亩，展出面积达 30000 余平方米，实现中医药文化全产业链布局与体验。先后获全国中医药文化宣传教育基地（2009 年）、国家首批中医药健康旅游示范基地（2018 年）、全国首批工业旅游创新单位（2016 年）、全国首批研学旅行基地（2020 年）、国家文化产业发展项目库首批入库项目（2021 年）、国资委首批中央企业爱国主义教育基地（2021 年）等荣誉。

东阿阿胶体验工厂位于山东省东阿县阿胶街 78 号，是东阿阿胶与美国五杰公司和迪士尼景区设计核心专家联合精心打造的滋补养生体验旅游景区，于 2018 年 10 月 1 日正式开园，总占地面积约 700 余亩，主要包含

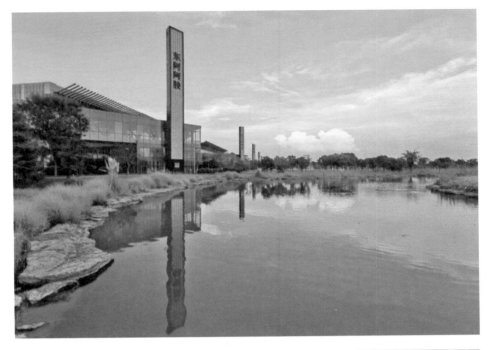

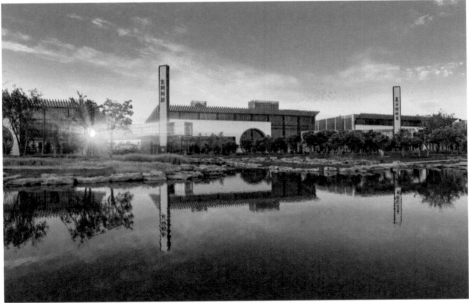

阿胶世界景区

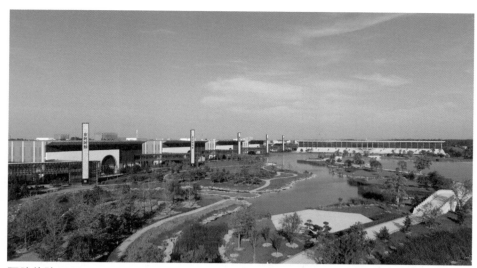

阿胶体验工厂

阿胶探秘长廊、幻影成像、4D动感影院、飞行影院、金屋藏胶、智能化胶库和七星岛，该区域将生产场景融入互动体验，让游客在胶香弥漫中感知东阿阿胶的生产工艺和流程；用现代高科技诠释文化，融合智能机器人、全息投影等多媒体技术，演绎千年阿胶风采。在这里，既可以了解阿胶养生知识、金牌质量理念，又可以体验"中西合璧，三生三美"的靓丽园区，感受工业4.0带来的科技震撼。

中国阿胶博物馆承载着国家中医药文化宣传教育的使命，是我国唯一一家以单品种中药材阿胶为主线的专题性博物馆。展馆建筑面积1200余平方米，共11个展厅，1200多件馆藏文物，由古代和现代两部分组成。展馆通过实物陈列、影像展示、实景模拟等形式，集中展示了东阿阿胶三千年的历史、古代东阿人的造胶智慧、曲折的产业历程以及现代东阿人的艰辛创业历程和辉煌成就。展馆全面弘扬"以金牌的工作质量创金牌的产品质量"坚守初心的工匠精神，"舍小家为大家、以厂为家"的艰苦奋斗精神，紧跟时代变革、敢于突破旧制、勇于自我革新的创新创业精神，"活到老、学到老"的终身学习精神等。

中国阿胶博物馆承载着国家中医药文化宣传教育的使命，荣获国家

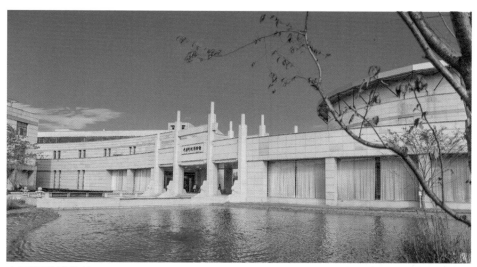

中国阿胶博物馆

AAAA 级景区、国家首批工业旅游示范基地、首批国家中医药健康旅游示范基地、国家非物质文化遗产生产性保护示范基地、全国道地药材生产保护基地、全国科普教育基地、全国中医药文化宣传教育基地、山东省文化产业示范基地等荣誉。

东阿阿胶城始建于 2009 年，2010 年建设完工，占地面积达到 205 亩，位于东阿县县城西郊洛神湖公园内，是集阿胶养生、影视剧拍摄、休闲旅游、中医药文化宣传教育于一体的综合性文化旅游地。东阿阿胶城现为国家 AAAA 级景区、全国中医药文化宣传教育基地、全国研学旅行基地、国资委首批爱国主义教育基地、山东省华侨国际文化交流基地、山东省文旅康养发展示范区，是"到山东不得不去的 100 个地方"之一。

东阿阿胶城景区依山傍水，风景秀美，一期为影视城建设，由中国传媒大学毛怀清教授设计，整体建筑以史料记载的清末民初时的老济南与老东阿为背景，以济南东街、济南南街、东阿大街等街道为主脉络，体现出了清末民初的时代特点。主要景点有大宅门影视基地白家大院、铁血将军范府、贡胶馆、阿胶亭、鲁西非遗展馆、中医药文化展馆、东阿红色文化展览馆等。迄今为止，先后完成了《大宅门 1912》《雪鹰》《小白菜奇案》

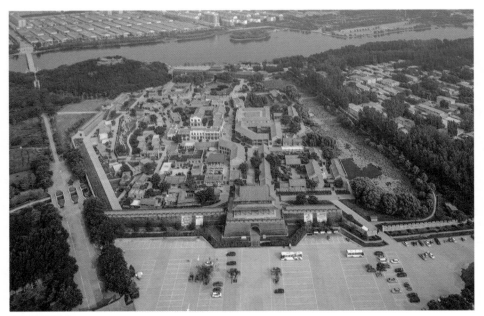

东阿阿胶城

《茶魂》《铁血将军》等影视剧的拍摄，曾被著名导演郭宝昌赞为"江北第一影视基地"。二期将以民国风情、阿胶养生为主题，引进阿胶养生、休闲餐饮、特色购物、娱乐互动等业态，如福寿宫、沐风里、东阿味道等特色餐饮民宿，打造休闲养生旅游目的地。

东阿药王山位于"中国阿胶之乡"——东阿县，坐落在东阿曹植公园内，西临东阿阿胶城，东望800亩水域洛神湖，现为国家AAAA级景区。它因山上建有药王庙而得名。根据史料记载及民间记忆，东阿药王庙始建于元代，在清末毁于战乱，现在的东阿药王庙及药王山是应大宅门系列电视剧的拍摄需要，同时为了弘扬中医药养生文化而重建的。

药王山文物众多，文化底蕴深厚。山上有药王殿、药王亭、万寿路、钟鼓二楼、福寿台等景观，药王故事栏板、福寿文化栏板、阿胶文化碑廊等各类石雕艺术作品322块，其中在万寿路栏板上，景区用精美的曲阳石雕展示了一百幅历史上药王传承医德的故事。山上种植有连翘、牡丹、芍药等300多种药用植物和观赏植物，具有很强的观赏性和科普性。石雕、

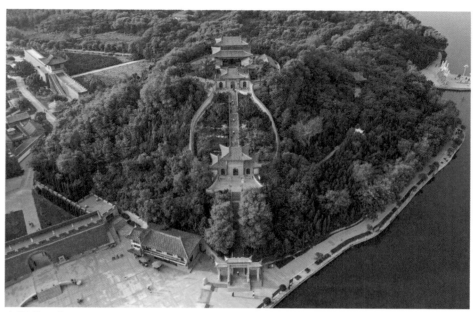

东阿药王山

神像、药材、楹联、匾额，被誉为东阿药王山"五绝"。

中国毛驴博物馆于 2018 年 9 月 9 日正式开馆，是由中国农业大学、清华美院共同策划设计的国内首座以毛驴文化为主题的博物馆，共分为序厅、远古走来、驴背之上、济世之驴、艺术之驴五个展厅。展厅面积达1220 平方米，主要从事征集、典藏、陈列毛驴文化艺术品等工作，借助场景塑造、多媒体设备等科普设施，讲述毛驴在历史长河中，由奇畜到役用家畜的历史角色转变。中国毛驴博物馆为众多游客提供探寻毛驴起源、纵览毛驴历史、领略毛驴精神、品味毛驴文化的平台与途径。

国际良种驴繁育中心是国家发改委、农业农村部支持，山东省、聊城市、东阿县重点扶持的高新技术畜牧业试验开发基地。基地以"把毛驴当药材养"为理念指导，以"毛驴活体循环开发"为支撑，由 14 所高校院所、华大基因、驴产业研究院、法国农科院、意大利卡梅里诺大学等 20 个国家科研机构合作组成的毛驴产业技术创新联盟，为全球唯一的良种驴种源及繁育和尝试开发研究基地，包括万头东阿黑毛驴研究院、繁育基地、毛

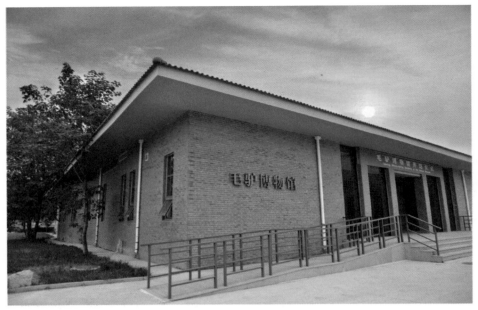

毛驴博物馆

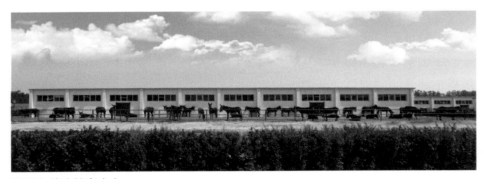

国际良种驴繁育中心

驴博物馆。中心通过国际合作，启动世界首例驴基因组测序项目，完成首例驴胚胎移植，在驴奶、孕驴血、驴胎盘活体循环和驴肉、饮料营养开发等方面取得重大突破，使毛驴价值提升 6.8 倍，成为覆盖全球的"农、工、商、产、学、研"六位一体国际合作平台。

继往开来

自刘延波于嘉庆年间创立同兴堂以来，东阿阿胶制作工艺的传承已历八代。山东东阿阿胶股份有限公司作为东阿阿胶的传承和弘扬者，在继承传统制胶工艺的基础上，积极探索，不断革新，使阿胶保持了"黑如翳漆、光透如琥珀"的优良品质。

近年来，随着人民对美好生活需求的扩大，健康产业蓬勃发展，中药、保健食品需求激增。这正是阿胶产业最好的时代。山东东阿阿胶股份有限公司作为全国最大的阿胶及系列产品生产企业，拥有中成药、保健品、生物药3大主导产业，100余个品规。东阿阿胶连续3年居全国补益中药之首，在国内十大补血品牌中第一提及率、最常服用率、尝试率、品牌忠诚度等7项指标高居榜首。复方阿胶浆为全国医药行业十大名牌产品、全国十大畅销中药。

"东阿"牌阿胶通过阿胶国家原产地标记注册。"东阿"牌阿胶荣获首批300家"全国重点保护品牌""中国科技名牌500强""最受消费者信赖保健品品牌""最具放心企业和最具放心品牌"，5次入围"中国500最具价值品牌"，为"中国最具价值的六大保健品品牌"之冠。如今的东阿阿胶股份有限公司，是东阿阿胶制作技艺代表性传承人企业和生产性保护示范基地，也是全国阿胶行业唯一的道地药材生产示范基地。

面对未来发展，东阿阿胶集中优势和资源，聚焦阿胶主业，做大阿胶品类，实施主业导向型的单焦点多品牌发展战略，打造阿胶高端品牌形象，回归阿胶上品价值、回归主流人群、延伸产业链条，通过继承、创新引领阿胶行业发展，推动产品现代化、市场国际化和资源全球化进程，实现从优秀到卓越的跨越。

我们相信以东阿阿胶股份有限公司为代表的中国阿胶企业的前景将愈加光辉明亮，中国的中医药文化必将发扬光大，惠及子孙后代与世界人民！

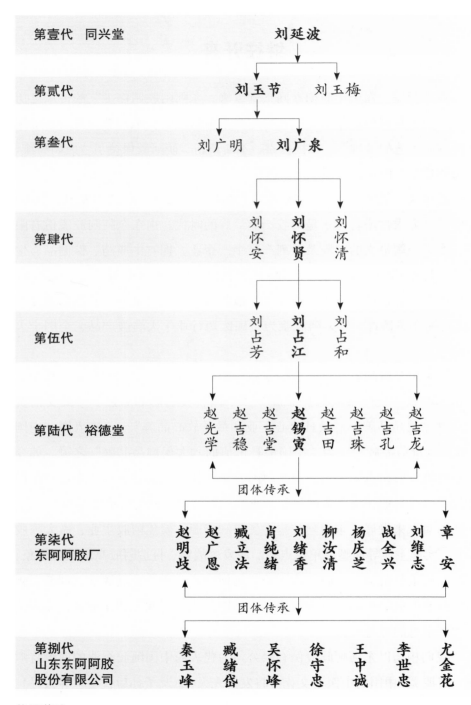

第壹代 同兴堂	刘延波
第贰代	刘玉节　刘玉梅
第叁代	刘广明　刘广泉
第肆代	刘怀安　刘怀贤　刘怀清
第伍代	刘占芳　刘占江　刘占和
第陆代 裕德堂	赵光学　赵吉稳　赵吉堂　赵锡寅　赵吉田　赵吉珠　赵吉孔　赵吉龙

团体传承

| 第柒代 东阿阿胶厂 | 赵明歧　赵广恩　臧立法　肖纯绪　刘绪香　柳汝清　杨庆芝　战全兴　刘维志　章安 |

团体传承

| 第捌代 山东东阿阿胶股份有限公司 | 秦玉峰　臧绪岱　吴怀峰　徐守忠　王中诚　李世忠　尤金花 |

传承谱系

参考文献

古籍类

（汉）许慎撰，（清）段玉裁注：《说文解字》，上海：上海古籍出版社，2006 年。

（清）孙诒让撰，王文锦、陈玉霞点校：《周礼正义》，北京：中华书局，1987 年。

（清）阮元校刻：《十三经注疏》，北京：中华书局，2009 年。

（清）陈立：《公羊义疏》，北京：中华书局，2017 年。

（北魏）郦道元：《水经注》，成都：巴蜀书社，1985 年。

（唐）李泰等：《括地志辑校》，北京：中华书局，1980 年。

（唐）李吉甫：《元和郡县图志》，北京：中华书局，1983 年。

（唐）杜佑：《通典》，北京：中华书局，1984 年。

（唐）令狐德棻等撰：《周书》，北京：中华书局，1997 年。

（唐）李肇撰，聂清风校注：《唐国史补校注》，北京：中华书局，2021 年。

（宋）王存撰，魏嵩山等校：《元丰九域志》，北京：中华书局，1984 年。

（宋）乐史：《太平寰宇记》，北京：中华书局，2008 年。

（元）脱脱等撰：《金史》，北京：中华书局，1975 年。

（元）脱脱等撰：《宋史》，北京：中华书局，1977 年。

（元）马端临：《文献通考》，北京：中华书局，2011 年。

（元）于钦：《齐乘》，济南：济南出版社，2016 年。

（明）陆钋：嘉靖《山东通志》，济南：齐鲁书社，1996 年。

（明）李贤等撰，方志远点校：《大明一统志》，成都：巴蜀书社，2017 年。

（清）包世臣：《中衢一勺》，合肥：黄山书社，1993 年。

（清）顾祖禹：《读史方舆纪要》，北京：中华书局，2005 年。

（清）穆彰阿等撰：《大清一统志》，上海：上海古籍出版社，2008年。

（清）顾炎武：《肇域志》，上海：上海古籍出版社，2012年。

（清）徐松辑，刘琳等点校：《宋会要辑稿》，上海：上海古籍出版社，2014年。

（清）苏日增等撰：康熙《东阿县志》，"中国地方志集成"山东府县志辑，南京：凤凰出版社，2004年。

（清）徐宗干等撰：道光《兖州府志》，"中国地方志集成"山东府县志辑，南京：凤凰出版社，2004年。

（清）吴怡等撰：道光《东阿县志》，"中国地方志集成"山东府县志辑，南京：凤凰出版社，2004年。

靳维熙等撰：民国《东阿县志》，"中国地方志集成"山东府县志辑，南京：凤凰出版社，2004年。

（三国）吴普等述，（清）孙星衍、孙冯翼撰，戴铭等点校：《神农本草经》，南宁：广西科学技术出版社，2016年。

（晋）葛洪撰，古求知等校注：《肘后备急方校注》，北京：中医古籍出版社，2015年。

（北魏）贾思勰：《齐民要术》，北京：中国书店，2018年。

（梁）陶弘景集，尚志钧辑校：《名医别录》，北京：人民卫生出版社，1986年。

（梁）陶弘景撰，尚志钧、尚元胜辑校：《本草经集注》，北京：北京科学技术出版社，2019年。

（唐）孙思邈撰，彭建中、魏嵩有点校：《千金翼方》，沈阳：辽宁科学技术出版社，1997年。

（唐）陈藏器撰，尚志钧辑释：《本草拾遗辑释》，合肥：安徽科学技术出版社，2002年。

（唐）苏敬等撰，尚志钧辑校：《新修本草》，合肥：安徽科学技术出版社，2005年。

（唐）孙思邈：《备急千金要方》，太原：山西科学技术出版社，2010年。

（唐）段成式撰，许逸民校笺：《酉阳杂俎校笺》，北京：中华书局，2015年。

（宋）王怀隐：《太平圣惠方》，北京：人民卫生出版社，1958年。

（宋）李昉等撰：《太平御览》，北京：中华书局，1960年。

（宋）唐慎微：《重修政和经史证类备用本草》，北京：人民卫生出版社，1982年。

（宋）太平惠民和剂局编，刘景源点校：《太平惠民和剂局方》，北京：人民卫生出版社，1985年。

（宋）陈衍撰，郑金生辑校：《宝庆本草折衷》，北京：人民卫生出版社，1991年。

（宋）苏颂撰，尚志钧辑校：《本草图经》，合肥：安徽科学技术出版社，1994年。

（宋）吴彦夔撰，臧守虎校注：《传信适用方》，上海：上海科学技术出版社，2003年。

（宋）郭思纂集，李玉清点校：《千金宝要》，上海：上海科学技术出版社，2003年。

（宋）许叔微撰，刘景超、李具全编纂：《许叔微医学全书》，北京：中国中医药出版社，2006年。

（宋）王继先撰，尚志钧校注：《绍兴本草》，北京：中医古籍出版社，2007年。

（宋）沈括：《梦溪笔谈》，上海：上海古籍出版社，2015年。

（元）王好古：《汤液本草》，北京：中华书局，1991年。

（明）朱橚等编：《普济方》，北京：人民卫生出版社，1982年。

（明）江瓘撰，潘桂娟、侯亚芬校注：《名医类案》，北京：中国中医药出版社，1996年。

（明）龚居中撰，傅国志等点校：《痰火点雪》，北京：人民卫生出版社，1996年。

（明）李时珍撰，刘衡如、刘山永校注：《本草纲目》，北京：华夏出版社，1998 年。

（明）李中梓撰，包来发、郑贤国校注：《删补颐生微论》，北京：中国中医药出版社，1998 年。

（明）刘文泰等撰，曹晖校注：《御制本草品汇精要》，北京：华夏出版社，2005 年。

（明）倪朱谟撰，戴慎等点校：《本草汇言》，上海：上海科学技术出版社，2005 年。

（明）陈嘉谟撰，张印生等校注：《本草蒙筌》，北京：中医古籍出版社，2009 年。

（明）王伦撰，张瑞贤等校注：《本草集要》，北京：学苑出版社，2011 年。

（明）贾所学撰，李延昰补订，杨金萍校注：《药品化义》，北京：中国中医药出版社，2015 年。

（明）卢之颐撰，刘更生等校注：《本草乘雅半偈》，北京：中国中医药出版社，2016 年。

（明）黄承昊撰，刑玉瑞、乔文彪校注：《医宗撮精 折肱漫录》，北京：中国中医药出版社，2016 年。

（清）罗国纲：《罗氏会约医镜》，北京：人民卫生出版社，1965 年。

（清）胡廷光：《伤科汇纂》，北京：人民卫生出版社，1981 年。

（清）金埴撰，王湜华点校：《巾箱说》，北京：中华书局，1982 年。

（清）凌奂：《本草害利》，北京：中医古籍出版社，1982 年。

（清）王士禛：《皇华纪闻》，扬州：江苏广陵古籍刻印社，1984 年。

（清）程林删定：《圣济总录纂要》，合肥：安徽科学技术出版社，1992 年。

（清）张璐撰，赵小青、裴晓峰校注：《本经逢原》，北京：中国中医药出版社，1996 年。

（清）吴仪洛撰，郭薇、赵秋玉整理：《本草从新》，北京：红旗出版社，1996 年。

（清）陈其瑞撰，陈蕙亭辑：《本草撮要》，上海：上海科学技术出版社，2000 年。

（清）曹炳章增订，刘德荣点校：《增订伪药条辨》，福州：福建科学技术出版社，2004 年。

（清）孙一奎撰，许霞、张玉才校注：《孙文垣医案》，北京：中国中医药出版社，2009 年。

（清）王应奎：《柳南续笔》，上海：上海古籍出版社，2012 年。

（清）王翊撰，叶新苗校注：《握灵本草》，北京：中国中医药出版社，2012 年。

（清）顾元交撰，刘更生校注：《本草汇笺》，北京：中国中医药出版社，2015 年。

（清）赵其光撰，朱蕴菡、王旭东校注：《本草求原》，北京：中国中医药出版社，2016 年。

（清）张志聪、叶天士、陈修园注，叶磊、高亚慧点校：《本草三家合注》，郑州：河南科学技术出版社，2017 年。

（北周）庾信撰，（清）倪璠注：《庾子山集注》，北京：中华书局，1980 年。

（唐）元稹：《元氏长庆集》，上海：上海古籍出版社，1994 年。

（清）孙星衍：《岱南阁集》，北京：中华书局，1985 年。

专著类

张秉承：《本草便读》，上海：上海卫生出版社，1958 年。

江苏新医学院：《中药大辞典》，上海：上海科学技术出版社，1977 年。

马王堆汉墓帛书整理小组：《五十二病方》，北京：文物出版社，1979 年。

中医大辞典编辑委员会：《中医大辞典》，北京：人民卫生出版社，1982 年。

平阴县政协文史资料研究委员会：《平阴文史资料》第 2 辑，泰安：肥城县印刷厂，1985 年。

复旦大学历史地理研究所、《中国历史地名辞典》编委会编：《中国历史地名辞典》，南昌：江西教育出版社，1986 年。

中华人民共和国卫生部药政管理局：《全国中药炮制规范》，北京：人民卫生出版社，1988 年。

车吉心等主编：《齐鲁文化大辞典》，济南：山东教育出版社，1989 年。

齐保柱编著：《东昌古今备览》，济南：山东友谊出版社，1990 年。

山东省政协文史资料研究委员会、济南市政协文史资料委员会：《济南老字号》，济南：济南出版社，1990 年。

东阿县政协文史资料委员会：《东阿文史资料选辑》第 7 辑，1991 年。

张奇文主编：《山东中医药志》，济南：山东科学技术出版社，1991 年。

山东省阳谷县地方史志编纂委员会编：《阳谷县志》，北京：中华书局，1991 年。

中国人民政治协商会议山东省委员会文史资料委员会编：《山东文史资料选辑》第 30 辑，济南：山东人民出版社，1992 年。

张振东主编：《聊城地区医药志》，济南：齐鲁书社，1993 年。

马继兴主编：《神农本草经辑注》，北京：人民卫生出版社，1995 年。

全国中草药汇编编写组：《全国中草药汇编》，北京：人民卫生出版社，1996 年。

中华人民共和国卫生部药政管理局：《中药材手册》，北京：人民卫生出版社，1998 年。

孔令仁、李德征主编：《中国老字号（玖）卷》，北京：高等教育出版社，1998 年。

山东省东阿县地方史志编纂委员会编：《东阿县志》，济南：齐鲁书社，1998 年。

政协山东省平阴县委员会编：《山东平阴风物志》，北京：中国戏剧出版社，2004 年。

杨福安、王京娥：《中国阿胶》，济南：山东科学技术出版社，2004 年。

于平：《传统技艺》，济南：山东友谊出版社，2008 年。

陈可冀：《宫医案集成》，北京：科学技术出版社，2009 年。

庄维民、张全新、刘宝莅：《近代鲁商史料集》，济南：山东人民出版社，2010 年。

胡献国主编：《阿胶》，北京：人民军医出版社，2011 年。

鲁春晓、刘勇：《东阿阿胶制作技艺产业化研究》，北京：中国社会科学出版社，2012 年。

《健康中国》编委会主编：《健康中国》，北京：中医古籍出版社，2012 年。

凤凰出版社选编：《中国地方志集成·山东府县志辑》，南京：凤凰出版社，2013 年。

田景振主编：《阿胶基础研究与应用》，北京：中国中医药出版社，2015 年。

董珂、郭晓琳主编：《山东古镇古村》，济南：山东友谊出版社，2016 年。

许玉林、王剑：《阿胶是这样炼成的：一次继往开来的思考》，北京：清华大学出版社，2017 年。

宋永利、张宏图、樊云松主编：《孔孟之乡非物质文化遗产概览》，北京：北京理工大学出版社，2018 年。

邓文斌主编：《药证》，北京：中医古籍出版社，2018 年。

秦玉峰主编：《阿胶百科知识》，北京：中国中医药出版社，2019 年。

袁颖、都广礼主编：《方药学》，上海：上海科学技术出版社，2020 年。

刘建勋主编：《中药药理学》，北京：中国协和医科大学出版社，2020 年。

沈丕安：《中药药理与临床运用》，长春：吉林科学技术出版社，2020 年。

论文类

刘维铣：《阿胶与水质》，《中成药研究》1980 年第 6 期。

李贻良、张贤：《阳谷县古阿胶井今夕》，《山东医药大学学报（社会科学版）》1988 年第 2 期。

曹保明、刘德伟：《东阿阿胶与铜城古井的田野考察报告》，《民间文化论坛》2012 年第 1 期。

郭明生：《阿胶与古阿井》，《春秋》2003 年第 3 期。

赵振彪、杨亚蕾：《阿胶古今功效考证》，《中国民间疗法》2021 年第 23 期。

鲁春晓：《东阿阿胶制作技艺产业化研究》，山东大学博士学位论文，2011 年。

郭晓旭：《山东省"中华老字号"的经济史价值》，山东大学硕士学位论文，2013 年。

王金晓：《山东省鲁西北地区地下水资源评价》，中国地质大学硕士学位论文，2014 年。

高雅珍：《东阿县阿胶文化的社会空间建构》，广西师范大学硕士学位论文，2020 年。

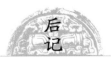

后记

　　天下阿胶出山东，山东阿胶出东阿。自汉代有阿胶之名始，阿胶与东阿便联系在一起。东阿以阿胶而名闻于世，东阿阿胶成为山东重要的特产，清代更有"山东有二宝，阳谷虎皮、东阿驴皮"之俗语。阿胶历史悠久，自汉代至于今日，其应用范围愈加广泛，大众的认可度越来越高。在漫长的历史长河中，阿胶的记载从史志与医药典籍逐渐扩展到文集、笔记、小说，乃至现代影视作品中，阿胶的文化内涵也愈加丰富，从"止黄河之浊"到"胶漆九子"，从"虎刨阿井"到"尉迟封井"，渐显阿胶文化之脉络。本书设十典，以阿胶历史文化为中心，作通典之梳理，在专门考察之外，也关注社会史、技术史、文化史等内容。

　　在本书编写前，课题组先进行了文献搜集、纲目规划等前期工作；随后，全体作者到东阿县、阳谷县、平阴县等地进行田野调查，对相关历史古迹进行实地探查；考察阿胶生产老作坊和东阿阿胶股份有限公司的现代化生产线，对传统工艺与现代工艺进行了解；走访当地文旅工作者、文史专家、制胶老师傅、企业负责人等，形成口述史材料；并参观了中国阿胶博物馆、中国毛驴博物馆等地，对阿胶文化、毛驴文化进行了解。我们力求本书内容真实可靠，全面展现阿胶历史文化。本书经全体成员分工创作，全稿二十余万字，经过课题组三审三校以及指导专家的审阅，最终定稿。

　　在本书付梓之际，我们要特别感谢山东大学孟祥才先生为本书作序，特别感谢彭门创作室杨朝明先生、孙永选先生、高尚举先生、孟继新先生、刘岩先生等诸位导师担任本书顾问并先后多次给予具体的